A Ciência por Trás do *Tapping*

Uma Técnica de Gerenciamento de Estresse Comprovada para Mente e Corpo

Dra. Peta Stapleton, Ph.D.

A Ciência por Trás do *Tapping*

Uma Técnica de Gerenciamento de Estresse Comprovada para Mente e Corpo

Tradução:
Julia Lucietto

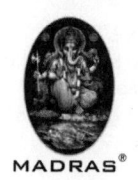

Publicado originalmente em inglês sob o título *The Science Behind Tapping*, por Hay House, Inc., USA.
© 2019, Peta Stapleton.
Todos os direitos reservados.
Direitos de edição e tradução para o Brasil.
Tradução autorizada do inglês.
© 2022, Madras Editora Ltda.

Editor:
Wagner Veneziani Costa (*in memoriam*)

Produção e Capa:
Equipe Técnica Madras

Tradução:
Julia Lucietto

Revisão da Tradução:
Selma Burghesi Moro

Revisão:
Arlete Genari
Jerônimo Feitosa

Dados Internacionais de Catalogação na Publicação
(CIP)(Câmara Brasileira do Livro, SP, Brasil)

Stapleton, Peta
A ciência por trás do tapping: uma técnica de gerenciamento de estresse comprovada para a mente e corpo/Peta Stapleton; tradução Julia Lucietto. – São Paulo: Madras, 2022.
Título original: The science behind tapping

ISBN 978-65-5620-038-5

1. Estresse – Administração 2. Mente e corpo – Terapias 3. Saúde mental 4. Técnica de libertação emocional I. Título.

22-103132   CDD-616.891

Índices para catálogo sistemático:
1. Corpo e mente: Psicoterapia: Ciências médicas 616.891
Cibele Maria Dias – Bibliotecária – CRB-8/9427

É proibida a reprodução total ou parcial desta obra, de qualquer forma ou por qualquer meio eletrônico, mecânico, inclusive por meio de processos xerográficos, incluindo ainda o uso da internet, sem a permissão expressa da Madras Editora, na pessoa de seu editor (Lei nº 9.610, de 19/2/1998).

Todos os direitos desta edição, em língua portuguesa, reservados pela

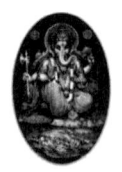

MADRAS EDITORA LTDA.
Rua Paulo Gonçalves, 88 — Santana
CEP: 02403-020 — São Paulo/SP
Tel.: (11) 2281-5555 – (11) 98128-7754
www.madras.com.br

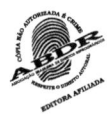

Para Megan e Elise:
Amo vocês
infinitamente.

Elogios ao Livro *A Ciência por Trás do* Tapping

"A Ciência por Trás do *Tapping*, da dra. Peta Stapleton, é uma obra de revisão e fundamentos maravilhosamente meticulosa sobre Técnicas de Libertação Emocional (EFT) e outras terapias de tapping, abrangendo pesquisas, teorias e aplicações atuais. Este livro é uma adição importante e muito necessária à literatura, bem como um recurso e uma referência úteis para profissionais, pesquisadores e consumidores."

– **Fred P. Gallo, Ph.D., DCEP**, ex-presidente do ACEP (American College of Emergency Physicians) e autor de *Energy Psychology, Energy Tapping for Trauma* e *Energy Diagnostic and Treatment Methods*

"Os milhares de pessoas em todo o mundo que já experimentaram os incríveis efeitos de libertação e cura de traumas com as terapias de EFT/tapping sabem o quanto essas técnicas são eficazes. A principal barreira para a EFT ser aceita pela medicina convencional é a falta de evidências baseadas em pesquisa. Neste livro brilhante, a Drª Stapleton usa sua extensa experiência, paixão e motivação para reunir essas informações de pesquisa tão necessárias com experiências reais de pacientes."

– **Karl Dawson**, diretor de treinamento da EFTMRA (EFT and Matrix Reimprinting Academy), fundador da EFT, autor de *Transform Your Beliefs, Transform Your Life*

"A Ciência por Trás do *Tapping* é um livro muito útil e oportuno! É um tesouro de toda a ciência e pesquisa por trás de várias técnicas de tapping, escrito em um modo fácil de entender.

Peta criou um recurso vital, com histórias de pacientes sobre as experiências vividas, que todos deveriam ler."

– **Jessica Ortner**, autora do *best-seller* do New York Times, *The Tapping Solution for Weight Loss* e *Body Confidence*

"Em tempos tão turbulentos, um livro deste porte é desesperadamente necessário à medida que trilhamos nosso caminho através de uma abundância de técnicas de autocuidado."
– **Kate Helder**, diretora do Mind Heart Connect

Nota do editor internacional:

A autora deste livro não fornece conselhos médicos ou prescreve o uso de qualquer técnica como forma de tratamento para problemas físicos, emocionais ou médicos sem o aconselhamento de um profissional, direta ou indiretamente. A intenção da autora é apenas oferecer informações de natureza geral para ajudá-lo em sua busca pelo bem-estar emocional, físico e espiritual. Caso você use qualquer uma das informações deste livro para si mesmo, a autora e a editora não assumirão responsabilidade por suas ações.

Índice

Nota da Autora 11
Prefácio do Dr. Joe Dispenza 13
Introdução 21

Capítulo 1: O que é Técnica de Libertação Emocional (EFT)? 33
Capítulo 2: Informações e História da EFT 57
Capítulo 3: Evidências Crescentes 65
Capítulo 4: EFT, Trauma e Transtorno de Estresse Pós-traumático (TEPT) 93
Capítulo 5: EFT, Estresse e Ansiedade 113
Capítulo 6: EFT e Depressão 133
Capítulo 7: EFT, Compulsões Alimentares e Problemas de Peso 147
Capítulo 8: EFT para Jovens e Estudantes 181
Capítulo 9: O Impacto da EFT em Outras Condições 211
Capítulo 10: Outras Técnicas de *Tapping* 249
Capítulo 11: Obstáculos Comuns para o Sucesso 275

Nota do Editor

A Madras Editora não participa, endossa ou tem qualquer autoridade ou responsabilidade no que diz respeito a transações particulares de negócio entre o autor e o público.

Quaisquer referências de internet contidas neste trabalho são as atuais, no momento de sua publicação, mas o editor não pode garantir que a localização específica será mantida.

Nota da Autora

Apesar de estarem recebendo cada vez mais apoio científico, as Técnicas de Libertação Emocional (EFT) e *"tapping"* ainda são consideradas de natureza experimental. Todas as informações, livros, *workshops* e treinamentos são destinados a promover conscientização sobre os benefícios do aprendizado e aplicação da EFT. No entanto, o público em geral deve assumir total responsabilidade pelo seu uso. O conteúdo deste livro é apenas para seu conhecimento geral e não substitui a atenção, o aconselhamento, a terapia ou a prescrição médica tradicionais por um profissional de saúde qualificado.

Nem a EFT nem as informações desta obra se destinam ao uso para diagnosticar, tratar, curar ou prevenir qualquer doença ou transtorno. Note que se você iniciar o *tapping* e começar a se sentir oprimido, angustiado ou lembrar-se de memórias esquecidas anteriormente, poderá precisar procurar a ajuda profissional de um praticante de EFT treinado e experiente.

A ausência de resultados ou progresso também pode significar que você precisa de assistência profissional. Se você tiver alguma preocupação com sua saúde ou estado mental, é recomendado procurar orientação ou tratamento de um profissional de saúde qualificado e licenciado. Antes de fazer qualquer alteração em sua dieta, medicação ou plano de saúde, é recomendado consultar primeiro um médico, farmacêutico ou outro profissional médico ou de saúde qualificado.

Todos os nomes e detalhes de identificação de pacientes reais foram alterados para proteger a privacidade deles.

Prefácio

Em uma era de informações, a ignorância é uma escolha. Com o advento da tecnologia, nós, como seres humanos, somos mais livres de muitas maneiras. Não precisamos mais de um professor ou de uma educação formal para obter acesso a informações que antes estavam apenas nas mãos de autoridades e especialistas. Pelos mesmos meios, pessoas de todo o mundo têm mais poder para pesquisar proativamente um diagnóstico e iniciar mudanças significativas em seu estilo de vida e até mesmo buscar tratamentos alternativos para sua condição de saúde, sem consultar um médico e ingerindo medicamentos sem prescrição, obtendo resultados consideráveis. Outras pessoas estão dedicando parte de seu tempo para se aprofundar em conhecimentos bem pesquisados sobre religiões antigas, teologia e a natureza da realidade, sem o auxílio de um padre, um ministro ou um rabino, e estão tendo experiências místicas profundas que as transformam para o resto de suas vidas. EFT (Técnicas de Libertação Emocional), ou *tapping*, tornou-se um modo através do qual as pessoas estão transformando suas crenças, suas emoções e suas vidas. As informações estão literalmente ao alcance de nossas mãos com a técnica de *tapping* autoaplicada; ela nos proporciona a capacidade de fazer escolhas novas, diferentes e melhores.

Quando você aprende uma informação, a compreensão do novo conhecimento cria maior senso de consciência sobre si mesmo, bem como a respeito do mundo ao seu redor. Ela eleva você acima do modo mundano e rotineiro de ver o mundo. Uma nova consciência sobre alguma "coisa" cria um novo nível de consciência, e quando há uma mudança na consciência, há uma mudança na energia. Como resultado, você se torna fortalecido e mais desperto pelo conhecimento, porque o conhecimento sempre é poderoso. Portanto, quando você aprende algo sobre si mesmo, está se fortalecendo. Em certo sentido, você está retomando seu poder por não crer mais que é uma vítima indefesa que acredita não ter poder para mudar; ou está deixando de ser alguém que continua fornecendo inconscientemente seu poder para (ou confiando em) alguém ou algo fazer isso por você. Estamos vivendo em uma nova era de consciência.

Do ponto de vista neurocientífico, o aprendizado estabelece novas conexões sinápticas. Toda vez que você aprende algo novo, seu cérebro reúne milhares de novos circuitos que são refletidos como padrões em sua massa cinzenta. Na verdade, a mais recente pesquisa de ciência cerebral demonstra que quando você concentra sua atenção por uma hora em um conceito ou ideia, o número de conexões em seu cérebro literalmente dobra. Essas novas projeções de consciência são a evidência física que você aprendeu interagindo com seu ambiente.

No entanto, a mesma pesquisa demonstra que, se você não pensa repetidamente sobre o que aprendeu ou não passa algum tempo revisando as novas informações diversas vezes, esses circuitos se desfazem em questão de horas ou dias. Se o aprendizado cria novas conexões sinápticas, então o ato de lembrar mantém ou sustenta essas novas conexões. O *tapping* funciona de modo semelhante. Quando a técnica de *tapping* resolver sua preocupação, ela raramente precisará ser feita novamente para o mesmo problema. As vias neurais mudam, e o velho comportamento, pensamento ou sentimento torna-se uma memória distante.

O conhecimento muda você. Com um pouco de concentração e repetição, a informação intelectual se torna gravada em sua biologia. Aprender (e lembrar) faz com que você não veja mais as coisas *como elas são, mas do jeito que você é.* É como se um novo mundo lhe fosse apresentado, com diferentes possibilidades que você desconhecia antes de sua interação com o conhecimento.

Isso acontece porque seu cérebro só enxerga do modo que seus circuitos estão programados. E isso significa que você só consegue enxergar o que conhece.

Na pesquisa que realizei com milhares de pessoas em todo o mundo, descobri que uma vez que um indivíduo compreenda uma ideia, um conceito ou uma nova informação, de tal maneira que consiga explicar essa informação para outra pessoa, ela aciona e conecta certos circuitos em seu cérebro. Esses circuitos adicionam novas peças ao quebra-cabeça tridimensional da arquitetura neural de seu cérebro, permitindo a conexão bem-sucedida dos circuitos necessários para iniciar esse novo conhecimento em uma nova experiência. Em outras palavras, quando você consegue lembrar e discutir o novo modelo de compreensão, está começando a instalar o *hardware* neurológico em preparação para uma experiência.

Quanto mais você sabe sobre o que está fazendo e por quê, o *como* se torna mais fácil. É por isso que este é um momento da história em que não basta simplesmente *saber*, é hora de *saber como*. Seu próximo trabalho é iniciar esse conhecimento aplicando, personalizando ou demonstrando o que você aprendeu teórica e filosoficamente. Isso significa que terá de fazer escolhas novas e diferentes e envolver seu corpo. E quando você conseguir alinhar seus comportamentos com suas intenções, terá uma nova experiência.

Quando você incorpora uma nova experiência, o novo evento adicionará (e aumentará ainda mais) o circuito intelectual em seu cérebro. É fato que a experiência enriquece as conexões sinápticas. No momento em que esses circuitos se organizam em novas redes, o cérebro produz substâncias químicas. O efeito dessas substâncias químicas no corpo é chamado de sentimento ou emoção. Isso significa que, no instante em que você sente liberdade, completude ou alegria a partir desse novo evento, você está ensinando seu corpo a entender quimicamente o que sua mente entendeu intelectualmente. Nesse momento, novas informações estão chegando ao seu corpo, não apenas à sua mente, e mudando seu estado de ser. Muitas vezes, esse é o motivo pelo qual as pessoas dizem que se sentem calmas, em paz e até mesmo extremamente felizes depois de terem usado o *tapping*; o cérebro muda, e os estudos de acompanhamento de longo prazo mostram que ele *permanece* alterado.

Então, é apropriado dizer que o conhecimento é voltado à mente, e a experiência, ao corpo. Nesse momento, você está começando a *incorporar a verdade* dessa filosofia. Ao fazer isso, estará reescrevendo seu programa biológico e sinalizando novos genes de uma maneira nova. Isso porque novas informações estão vindo do ambiente. Como sabemos da epigenética, se o ambiente sinaliza novos genes, e o produto final de uma experiência no ambiente é uma emoção, você está literalmente sinalizando os novos genes de uma nova maneira. Nesse momento, você está começando a instruir seu corpo a entender quimicamente o que sua mente entendeu teoricamente. E como todos os genes produzem proteínas, e as proteínas são responsáveis pela estrutura e função do seu corpo (a expressão das proteínas é a expressão da vida), você está literalmente mudando seu destino genético. Isso sugere que é muito possível que seu corpo possa ser curado em um momento.

Se você puder criar uma experiência uma vez, poderá fazer isso novamente. Quando você conseguir reproduzir qualquer experiência repetidas vezes, acabará condicionando neuroquimicamente sua mente e seu corpo para começar a trabalhar como um só. Quando você faz algo tantas vezes que o corpo passa a saber como fazê-lo, assim como a mente, isso se torna automático, natural e fácil; simplificando, torna-se uma habilidade ou um hábito. Ao ter alcançado esse nível, você não precisará mais pensar conscientemente em fazê-lo. É quando a habilidade ou o hábito se torna o estado de ser subconsciente. Nesse momento, isso se torna inato e você começa a *dominar essa filosofia*. Você se torna esse conhecimento.

É assim que pessoas comuns em todo o mundo estão acordando e começando a fazer – o que tem sido considerado há milhares de anos – o incomum. Elas estão no processo de transição do filósofo para o aprendiz e para o mestre; do conhecimento para a experiência e para a sabedoria; da mente para o corpo e para a alma; do pensar para o fazer e para o ser, e do aprendizado com a cabeça para a prática e para o conhecimento decorado. A beleza disso é que todos nós temos o maquinário biológico e neurológico para fazer isso.

O efeito secundário de seus esforços repetidos não apenas mudará quem você é, mas deve criar ainda mais possibilidades em sua vida como reflexo de seus esforços. Por qual outro motivo você faria isso? O que quero dizer com possibilidades? Estou falando de curar doenças e desequilíbrios tanto do corpo quanto da mente, criando uma vida melhor, deixando de fazer as mesmas escolhas inconscientes que foram programadas em decorrência de traumas passados. O resultado pode ser um novo emprego, um novo relacionamento, uma nova oportunidade e novas aventuras na vida; bem como uma recuperação completa de vícios antigos, compulsões subconscientes e hábitos autodestrutivos.

E é disso que este poderoso livro trata. *A Ciência por Trás do Tapping* é seu guia pessoal para provar a si mesmo o quão poderoso você realmente é quando aplica o que está prestes a aprender. Ele foi escrito para você não apenas entender intelectualmente seu conteúdo, mas para usar consistentemente as práticas e aplicá-las à sua vida, a fim de obter as recompensas de seus esforços não apenas para você, mas também para sua família e seus amigos.

Não é fácil obter financiamento para fazer pesquisas, especialmente aquelas que não envolvam a criação de um novo medicamento para fins lucrativos. É igualmente desafiador desenvolver uma hipótese de trabalho sólida e realizar pesquisas adequadas do tipo padrão-ouro usando a tecnologia cerebral funcional e outras medidas objetivas para testar eficácia. São necessárias horas de investigação, avaliações e preparação para criar um modelo científico de compreensão que comprove que nossa mente e nosso corpo funcionam como um só. E é preciso quase um esforço hercúleo para organizar, divulgar e encontrar significado nos resultados de uma ampla gama de descobertas científicas; imagine escrever um livro sobre isso! No entanto, minha querida amiga e colega Peta Stapleton assumiu essa tarefa nesta obra fantasticamente escrita.

Conheci, Peta em uma conferência de pesquisa que ela estava realizando em Gold Coast, na Austrália, em 2017. Fui informado por meus colegas que ela era uma excelente cientista empírica. Disseram-me que ela tinha padrões rígidos de pesquisa investigativa. Eu estava apresentando minha pesquisa em sua conferência e, é claro, estava um pouco receoso sobre o que esperar. Pensei: *Eu deveria me preparar para o pior? Se for questionado sobre minha pesquisa, como irei defendê-la?* A ciência pode representar um jogo cruel de egos.

Quando conheci a Peta, vi que ela não era nada do que eu tinha imaginado. Nós tivemos uma conexão instantânea. Ela é inteligente, carismática, centrada, amável, alegre, gentil, cooperativa, amigável e comunica-se muito bem. A Peta ama o conhecimento e certamente não tem medo de investigar e defender informações que fogem da convenção; ela é esperta o suficiente para provar que tais informações estão corretas (ou incorretas). Como cientista, ela foi pioneira no gênero Psicologia Energética antes de ele se tornar convencional.

A Peta é um recurso de conhecimento e experiência, e, como você acabou de aprender, isso leva à sabedoria. Ela é a principal especialista na arte, na ciência e na filosofia da EFT. Passou muitos anos fazendo as perguntas certas e depois encontrando as melhores respostas. Ela conhece muito bem seu material.

Peta e eu compartilhamos a mesma paixão: entender e saber mais sobre quem realmente somos e o que é possível para os seres humanos, especialmente durante esses tempos modernos. Seu trabalho e sua pesquisa mudaram direta e indiretamente milhares de vidas.

Adorei ler este livro porque ele apresentou respostas para algumas das minhas perguntas pessoais sobre a relação entre a mente e o corpo. Aprendi novos conceitos e isso me ajudou a ver o mundo de uma forma diferente. Tornei-me outra pessoa após ler esta obra. Na verdade, pratiquei o *tapping* para todos os tipos de coisas o tempo todo em que estava estudando. Eu estava profundamente envolvido com o livro em um voo de dez horas de Londres a Los Angeles; acho que apliquei o *tapping* para pelo menos 50 itens diferentes e fiquei intrigado com o quão diferente eu me sentia. Pensei: *Funciona! Eu me sinto diferente.* Sorri porque estava literalmente incorporando o conhecimento como verdade.

É minha esperança que, não somente esta obra-prima de conhecimento e experiência mude você, mas também o ajude a enxergar o mundo de uma forma diferente e o inspire a aplicar os princípios, a fim de expressar a verdade do que é possível para você em sua vida.

Você está prestes a aprender com alguém que saiu do campo da filosofia para iniciar a jornada rumo à maestria.

Peta Stapleton é uma mestra em seu ofício.

Dr. Joe Dispenza, autor do best-seller do New York Times:
You Are the Placebo: Making Your Mind Matter

Introdução

O *"tapping"* foi introduzido como um elemento-chave de uma abordagem de autoajuda nos anos 1970. Desde então, a popularidade dessa ferramenta fácil de aplicar e incrivelmente eficaz para a regulação do estresse e transformação pessoal só tem crescido. Lançada originalmente como uma técnica psicoterapêutica para abordar problemas emocionais, seu formato mais utilizado e melhor pesquisado é conhecido como Técnicas de Libertação Emocional, ou simplesmente EFT.

Com raízes nas filosofias orientais, particularmente na acupuntura, nossa compreensão de como funciona a EFT tem progredido rapidamente. Embora as explicações iniciais tenham focado no sistema de meridianos do corpo, agora entendemos que a EFT tem efeitos profundos no sistema nervoso, na produção de hormônios relacionados ao estresse (particularmente o cortisol), na regulação do DNA e na ativação cerebral.

Simplificando, nós percorremos um longo caminho.

Este livro foi criado para revisar toda a pesquisa, que começou na década de 1990, e apresentá-la em uma forma fácil de ler. Ele também descreve claramente o que acontece quando você usa EFT. O EFT Universe, um dos vários sites de EFT em todo o mundo, é o centro de mais de 5 mil estudos de caso individuais; porém, agora temos muito mais do que apenas relatos pessoais demonstrando a eficácia da EFT. Atualmente, outras evidências da eficácia podem ser encontradas em mais de 100 estudos de resultados, relatórios clínicos, artigos de revisão, estudos clínicos randomizados, estudos comparativos com terapias padrão-ouro, e o mais atual no campo de pesquisas, as metanálises. Uma revisão abrangente da pesquisa sobre *tapping* concluiu que investigações independentes em mais de uma dúzia de países demonstraram, consistentemente, fortes resultados positivos após relativamente poucas sessões de tratamento. As condições que responderam bem incluíram: fobias, ansiedade, depressão e transtorno de estresse pós-traumático (TEPT).

Como uma das principais técnicas da EFT é estimular pontos selecionados no rosto e na parte superior do corpo por meio de leves batidas, a EFT é comumente chamada de *"tapping"* (palavra em inglês que significa "dar pequenas batidas"). Por esse motivo, você perceberá que muitos pesquisadores, inclusive eu, usam alternadamente os termos EFT e *tapping*. De fato, a palavra *tapping* tornou-se uma explicação fácil de compreender a EFT, popularizada por Nick Ortner e Jessica Ortner da The Tapping Solution (www.thetappingsolution.com).

Mas, vamos começar do início: Como eu, uma psicóloga clínica e de saúde convencional, comecei a utilizar essa ferramenta nos anos 1990? Por que comecei a fazer pesquisas em um campo tão novo e diferente?

MINHA HISTÓRIA

Como uma pessoa naturalmente ouvinte, eu me senti atraída à área da psicologia, com o objetivo de ajudar os outros. Depois de me graduar em psicologia tradicional, senti que estava no topo do mundo. Comecei a me especializar em transtornos alimentares, como anorexia e bulimia nervosa. Eu estava conduzindo grupos de apoio semanais gratuitos e sessões individuais, e comecei a dar aulas em uma universidade local. Mas algo estava faltando.

Não importava o método utilizado em minha prática clínica, meus pacientes não melhoravam rápido o suficiente para sua (ou minha) satisfação. Eu comecei a me sentir um fracasso. Claro, ainda era jovem e iniciante como terapeuta, mas estava desiludida e começando a entrar em pânico por essas pessoas estarem sendo deixadas de lado porque nada funcionava para elas. Foi nessa época que um colega entrou em contato. Ele estava navegando na internet e se deparou com algo que considerou útil para mim.

Quando falou sobre isso comigo, ele disse: "Encontrei uma técnica que acho que pode funcionar, mas ela é um pouco estranha". Não aceitei bem a ideia. Eu era uma psicóloga séria, não aplicaria "técnicas estranhas" em meus pacientes! Porém, o desespero exige medidas desesperadas e, por isso, convidei-o para ir a um dos grupos de apoio para transtornos alimentares. Durante aquela sessão em particular, uma das jovens participantes começou a ter um ataque de pânico. Meu colega gesticulou que ele a levaria para outra sala para ajudá-la a se acalmar enquanto eu continuava com a sessão. Menos de 15 minutos depois, ambos estavam de volta. A jovem tinha passado do estado de pânico e hiperventilação para a calma e compostura. Meus olhos se arregalaram.

Após o término da sessão e todos terem ido embora, eu estava ansiosa para descobrir o que ele havia feito. Ele disse: "Eu fiz aquele *tapping* estranho que tinha lhe falado". Claro que eu precisava saber mais!

Ao longo daquele ano, comecei a aprender sobre a EFT. Assim como fazemos quando estamos animados com uma nova descoberta, passei a usá-la com amigos e familiares e, é claro, em mim mesma. Participei de um treinamento prático e utilizei a técnica em minha compulsão por chocolate. Atualmente, 20 anos depois, ainda não tenho vontade de comer chocolate. Eu costumava comê-lo diariamente para ter mais energia à tarde, então essa mudança não era algo fácil. Ainda posso comer chocolate (o *tapping* não altera seu livre-arbítrio), mas não sinto mais o prazer de antes; raramente como mais do que uma mordida.

Quando a descrição do meu trabalho mudou na minha universidade em torno do início dos anos 2000, encontrei-me em uma posição em que precisava conduzir pesquisas. Eu ainda trabalhava na área de transtornos alimentares e, nessa época, já usava a EFT com sucesso há muitos anos. Eu não divulgava muito essa técnica; no entanto, meus pacientes estavam se recuperando! Então, compartilhei a ideia de pesquisar a EFT para distúrbios alimentares com meu supervisor muito conservador na época, um médico. Ele disse: "Parece interessante, mas acho que ninguém participará do estudo".

Decidi seguir em frente de qualquer forma. Resolvemos usar a técnica para compulsões alimentares em participantes adultos com sobrepeso, uma vez que a epidemia de obesidade na Austrália naquela época era alarmante. (Também pensamos que mais pessoas participariam dessa categoria do que de anorexia ou bulimia nervosa. Em estudos clínicos, o tamanho da amostra é muito importante para estabelecer a significância das descobertas.) Recebemos uma pequena doação da Association for Comprehensive Energy Psychology in the United States (Associação para Psicologia Energética Global nos Estados Unidos), um grande ato de fé, já que o comitê não sabia nada sobre mim ou minha equipe e provavelmente se perguntou quem nós éramos! Também entrei em contato com um programa de televisão nacional sobre assuntos atuais e dei uma entrevista a respeito da história do estudo. Estávamos oferecendo um programa gratuito de oito horas em quatro semanas para aprender a EFT voltada a compulsões alimentares, e demonstrei a técnica no ar com o entrevistador e seu *muffin* de chocolate.

Bem, a resposta foi extraordinária. Recebemos mais de 4.500 telefonemas e *e-mails* de todo o país de pessoas que gostariam de participar do estudo. (Meu gestor não podia acreditar!) Eu sabia que poderíamos estar dando início a algo grande.

O resto é história. Continuamos a conduzir esse estudo com 120 adultos. Durante a década seguinte, estendemos nossa pesquisa comparando a EFT com as terapias padrão-ouro estabelecidas e a adaptamos para jovens e outras populações e condições. Aproximadamente três anos depois do primeiro programa de assuntos atuais, liguei para aquele repórter e ofereci a história do acompanhamento do estudo. Todas as nossas avaliações haviam mudado com a EFT e, um ano depois, as melhoras persistiam! (Consulte o Capítulo 7 para ver nossos resultados.)

Ele me disse: "Não sei o que você fez naquele dia, há três anos, mas ainda não tenho vontade de comer *muffin* de chocolate". Não aguentei e ri.

Então, continuei a testar essa técnica interessante e relativamente nova em estudos de pesquisa. Atualmente, também estamos avaliando a EFT para dor crônica, depressão grave, medo de fracasso em estudantes com alto desempenho, tabagismo e a eficácia de prestar serviços de EFT *on-line*. Para ser clara, sei que muitas terapias tradicionais funcionam. Sou professora associada de uma universidade e diretora de programas no programa de mestrado em psicologia clínica, e, nas minhas aulas, ensino todas as terapias convencionais baseadas em evidências sobre as quais você lê. Mas, e existe um *porém*, até mesmo as abordagens que são apoiadas em pesquisa não têm a qualidade de "tamanho único" que a EFT dispõe.

É claro que uma afirmação como essa precisa ser validada por meio de pesquisa. A evidência anedótica pode ser poderosa se você confia em seu vizinho que sugere uma abordagem em particular, mas nossos pacientes precisam saber se a terapia que eles estão considerando foi empiricamente testada e sua eficácia estabelecida. As perguntas sobre a EFT mais interessantes para mim, como psicóloga, são se a EFT funciona e se ela funciona para uma ampla variedade de indivíduos e condições, como suponho. Também estamos curiosos para saber se os resultados clínicos encorajadores que temos observado podem ser desorrentes de outros fatores diferentes do *tapping*.

Atualmente, tornei-me a principal pesquisadora da EFT da Austrália e continuo espantada com a rapidez com que a vida dos nossos participantes melhora. Acredito que ensinaremos essa ferramenta clínica como uma técnica convencional em nível universitário em futuro não tão distante, e realmente anseio por esse dia.

Então, isso nos leva a esta pergunta: Onde se encaixa a EFT em relação às terapias tradicionais e por que o mundo a adotaria?

A QUARTA ONDA!

Considera-se que a psicoterapia individual se desenvolveu em três grandes ondas. Tudo começou com a psicanálise. Você talvez esteja familiarizado com os gigantes pioneiros desse movimento, como Sigmund Freud e Carl Jung. Eles enfatizaram conflitos inconscientes, experiências precoces e a "transferência" de sentimentos da infância do paciente para o terapeuta. A seguir, surgiram pesquisadores e proponentes da modificação do comportamento. Os primeiros líderes, como Edward Thorndike, Joseph Wolpe e B. F. Skinner, basearam-se na teoria da aprendizagem para formular estratégias para mudar comportamentos indesejáveis. Usando reforçadores positivos e negativos (chamados de contingências), eles foram capazes de aumentar de forma mensurável os comportamentos desejáveis e extinguir padrões comportamentais autodestrutivos em seus pacientes.

Emergindo da psicanálise e de terapias comportamentais surgiram dois movimentos, e cada um se intitulou a "terceira onda". A psicoterapia humanista ou experimental desafiou os princípios fundamentais da psicanálise e do behaviorismo, como a ideia de que cada evento é determinado por uma cadeia ininterrupta de ocorrências anteriores. Em vez disso, enfatizava a bondade inerente de cada indivíduo e a possibilidade de alcançar esse potencial, apoiando qualidades como livre-arbítrio, criatividade, autoestima, amor e autonomia.

Embora o movimento humanista não seja mais uma força importante na área, ele deixou sua marca na maioria das abordagens psicoterapêuticas contemporâneas.

Enquanto isso, a terapia cognitiva ou a terapia cognitivo-comportamental (já que se baseia na terapia comportamental) emergiu como outra "terceira onda", e agora se tornou a força dominante na psicoterapia. A terapia cognitiva tem como alvo os pensamentos e as interpretações de situações pelo paciente, pois eles podem resultar em estados emocionais negativos. Os pioneiros nessa área incluem Aaron Beck e Judith Beck, Albert Ellis e David Burns. Um desenvolvimento recente dentro da terapia cognitiva tem sido uma mudança da ênfase nos sintomas causados por avaliações cognitivas falhas (o modo que você pensa) para mudanças mais profundas nos processos de pensamento por meio do testemunhar, aceitar e estar com o fluxo contínuo da experiência interna. Essas novas abordagens incluem *mindfulness* (atenção plena), terapia de aceitação e compromisso, terapia comportamental dialética e combinações como a terapia cognitivo-comportamental integrada à *mindfulness*.

Historicamente, a psicoterapia é um processo muito longo. Mas a necessidade de tratamentos mais rápidos está sendo impulsionada por motivos econômicos óbvios, de modo que a ampla variedade de pessoas que poderia se beneficiar da psicoterapia possa ter uma chance de recebê-la. Os planos de seguro e tratamentos subsidiados, como o Medicare dos Estados Unidos, muitas vezes têm limitações em relação ao número de sessões que podem ser utilizadas por ano. Isso resultou em um aumento de pesquisas sobre abordagens mais breves, que geralmente são consideradas terapias que exigem mais de duas e menos de dez sessões.

Muitos dos modelos de tratamento breve de maior sucesso utilizam intervenções somáticas, incluindo movimento, estimulação sensorial e integração, ou a ativação de áreas na pele, como acupontos (áreas importantes na acupuntura), que colocam em movimento os processos neurológicos desejados. As psicoterapias breves emergentes que incluem um componente somático atualmente são consideradas a quarta onda da psicoterapia. Por exemplo, a Dessensibilização e Reprocessamento por Movimentos Oculares (Eye Movement Desensitization and Reprocessing, EMDR) é reconhecida como um tratamento empiricamente validado para trauma, ansiedade e depressão.[1] Considero a EFT a mais promissora das psicoterapias que investiguei da quarta onda.

COMO ESTE LIVRO ESTÁ ORGANIZADO

A Ciência por Trás do Tapping foi desenvolvido para uma ampla gama de leitores. Aqueles que estão interessados em EFT para autoajuda e curiosos para aprender o que é realmente conhecido sobre o método encontrarão uma abundância de informações autoritativas atuais. Os médicos e pesquisadores que desejam consultar as evidências de eficácia do método e como as descobertas das pesquisas podem orientar sua prática descobrirão que as informações e as alegações aqui apresentadas são respaldadas por estudos informativos relevantes.

Muitos estudos de caso estão incluídos em cada capítulo para que você possa "ouvir" dos próprios pacientes. A experiência vivida dos pacientes não deve ser subestimada com qualquer abordagem terapêutica e, muitas vezes, nos informa sobre como melhorar.

Antes de falar sobre como tirar o máximo proveito deste livro, apresento a seguir uma visão geral de cada capítulo e o que será abordado.

O Capítulo 1 explora o que a EFT realmente é e por que a chamamos de *tapping*. Discutimos a EFT em termos de ferramenta de redução de estresse ou uma técnica de autoajuda que acalma sua mente. (Quando falo na mídia, costumo dizer que a EFT é semelhante à "acupuntura psicológica".) Esse capítulo também mostra

---

1. Shapiro, Francine. *Eye Movement Desensitization and Reprocessing (EMDR): Basic Principles, Protocols, and Procedures.* 2ª ed. New York: The Guilford Press, 2001.

um guia para iniciantes sobre a EFT e explica como usá-la. Mais informações sobre esse capítulo estão disponíveis no meu site: www.petastapleton.com.

O Capítulo 2 discorre por que você consideraria usar a EFT. Ele discute brevemente a história da técnica, as diferentes versões que existem e por que, na verdade, tendemos a investigar apenas a EFT clínica nos estudos que realizamos.

O Capítulo 3 é iniciado com o número crescente de pesquisas por trás da EFT em várias áreas. Note que nem todos os estudos de EFT realizados estão incluídos neste livro. Apresento principalmente as pesquisas mais confiáveis e com maior impacto na área, com o objetivo de fornecer a melhor imagem dos resultados. Esse capítulo considera os estudos de caso únicos que iniciaram o processo e como eles se transformaram em estudos clínicos e, agora, em metanálises (isso significa que muitos estudos foram conduzidos em uma área, possibilitando o desenvolvimento de uma única conclusão com maior poder estatístico). Embora os estudos psicológicos usem tipicamente medidas de autorrelato, em que um participante indica subjetivamente seu estado de humor e assim por diante por meio de um questionário, os estudos de *tapping* atualmente se expandiram para medir alterações fisiológicas, como níveis de cortisol e expressão de DNA. Também temos os primeiros mapeamentos cerebrais neurais do tratamento com EFT, e mais desses estudos estão em andamento.

O Capítulo 4 tem como foco a EFT e o TEPT. Esse é um capítulo empolgante porque, até o momento, essa área provavelmente concentra a maioria das pesquisas de EFT realizadas. É sugerido que oito em cada 100 pessoas apresentarão TEPT em algum momento de suas vidas; essa taxa é maior entre os servidores militares.[2] Analiso os sintomas e as causas do TEPT e os efeitos que ele exerce sobre o cérebro em várias idades. Como algumas pesquisas se concentraram nas alterações fisiológicas após o *tapping* para o TEPT, eu exploro esses estudos, bem como os benefícios psicológicos relatados. Atualmente, sabemos que os genes das pessoas com TEPT podem

---

2. How Common Is PTSD?" PTSD: *National Center for PTSD*.
   Departamento de Assuntos de Veteranos dos EUA. 3 de outubro de 2016. https://www.ptsd.va.gov/public/ptsd-overview/basics/how-common- is-ptsd.asp.

ser transformados por meio da EFT, e essas alterações são duradouras. Esse capítulo também oferece exemplos de casos de participantes que se beneficiaram com o *tapping*.

O Capítulo 5 explora EFT, estresse e ansiedade. Nos Estados Unidos, a ansiedade afeta aproximadamente 18% da população, mas apenas cerca de um terço desses indivíduos recebe algum tipo de tratamento.[3] E isso ocorre apesar do fato de esta ser considerada uma condição altamente tratável. A Organização Mundial de Saúde informou que entre 1990 e 2013, o número de pessoas que sofre de depressão e/ou ansiedade aumentou em quase 50%. Além disso, os transtornos mentais são responsáveis por 30% da carga global de doenças não fatais.[4] Com isso em mente, esse capítulo descreve as pesquisas que investigam o efeito da EFT sobre o estresse e a ansiedade. São apresentados estudos de casos reais, notas de profissionais e pesquisas em áreas específicas.

O Capítulo 6 investiga usando a EFT para depressão. Essa condição é considerada a principal causa de problemas de saúde e incapacidade em todo o mundo, com mais de 300 milhões de pessoas vivendo com essa condição debilitante e um aumento de mais de 18% entre 2005 e 2015.[5] É vital que tenhamos um alcance mais amplo de soluções baseadas em evidências. Esse capítulo não apenas discute os estudos de pesquisa e seus resultados, mas também mostra como o uso da EFT para outras condições (por exemplo, compulsão alimentar) também reduz os sintomas depressivos. Histórias de participantes e dicas práticas são apresentadas em todo o capítulo.

O Capítulo 7 resume como o *tapping* pode ser usado para compulsão alimentar e problemas de peso. Temos mais de uma década de estudos clínicos que mostram claramente a eficácia do *tapping* para reduzir a compulsão alimentar em adultos com sobrepeso e

---

3. "About ADAA: Facts & Statistics." Associação de Ansiedade e Depressão da América. https://www.adaa.org/about-adaa/press-room/facts-statistics.
4. "Investing in Treatment for Depression and Anxiety Leads to Fourfold Return." Organização Mundial de Saúde. 13 de abril de 2016. http://www.who.int/mediacentre/news/releases/2016/ depression-anxiety-treatment/en.
5. "'Depression: Let's Talk' Says WHO, as Depression Tops List of Causes of Ill Health." Organização Mundial de Saúde. 30 de março de 2017. http://www.who.int/news-room/detail/30-03-2017-depression-let-s-talk-says-who-as-depression-tops-list-of- causes-of-ill-health.

obesidade, levando à perda de peso ao longo do tempo. Esses estudos têm um mínimo de um ano de acompanhamento, o que significa que é mais fácil visualizar a eficácia duradoura ao longo do tempo. Essa é a única área em que temos varreduras cerebrais neurais que mostram a diferença na atividade do cérebro antes e depois de um programa de tratamento com EFT, e os resultados são extraordinariamente empolgantes. (Até mesmo o radiologista da equipe não conseguia acreditar!) Como essa é minha área específica de pesquisa, há muitas histórias de participantes e recomendações concretas para uso com pacientes ou com você mesmo.

O Capítulo 8 aborda como usar o *tapping* em crianças e adolescentes e os resultados das pesquisas até o momento. Essa é uma área de crescente interesse de pesquisa e se estende aos problemas escolares e acadêmicos; portanto, esse capítulo explora os problemas mais comuns dos alunos (por exemplo, perfeccionismo, ansiedade de prova), bem como dificuldades de aprendizagem. Apresento como o *tapping* pode ser efetivamente usado em uma sala de aula e no ambiente doméstico, com histórias de profissionais e participantes. A próxima geração pode realmente se beneficiar dessa ferramenta de redução de estresse; seu uso como uma opção diária no ambiente escolar é uma adição valiosa a qualquer currículo. Os estudos clínicos estão demonstrando resultados sólidos para crianças e adolescentes; essa será uma área empolgante a ser observada no futuro.

O Capítulo 9 examina outras condições que têm sido o foco de pesquisas e testes, incluindo fobias, transtorno obsessivo-compulsivo, dor crônica e fibromialgia, problemas físicos e emocionais, vícios e várias condições médicas, como câncer de mama e lesão cerebral. Diversos profissionais compartilham sessões práticas ao longo desse capítulo, para oferecer uma visão de como a vida das pessoas é transformada com o *tapping*.

O Capítulo 10 destaca outras técnicas de *tapping* utilizadas nos estudos de pesquisa. Elas incluem o precursor da EFT, a Terapia do Campo do Pensamento, um híbrido chamado Matrix Reimprinting e outras técnicas de *tapping* para trauma. Essas abordagens usam os componentes-chave da EFT, mas podem ter aspectos adicionais. Vários tópicos estão incluídos nesse capítulo, de TEPT a falar em público.

O Capítulo 11 resume as informações desta obra com uma discussão sobre os obstáculos comuns ao seu sucesso com a EFT. Embora a pesquisa ofereça evidências claras da eficácia do *tapping*, em um mundo *on-line* conturbado, ainda pode haver relatos de por que a EFT não funciona ou não funcionou para alguém. Esse capítulo explora por que isso acontece e o que fazer se o *tapping* parecer não estar funcionando. Ele também apresenta um resumo dos erros comuns de novatos. A última seção desse capítulo descreve como discutir sobre a EFT de uma forma científica e baseada em evidências com novatos na técnica ou colegas profissionais, e até mesmo a mídia. Após 20 anos na área, aprendi o que funciona e o que não funciona, e como fazer uma ligação com o conhecimento existente.

COMO TIRAR O MÁXIMO PROVEITO DESTE LIVRO

Se você é novo na EFT e está começando agora, recomendo a leitura deste livro do começo ao fim. Ele oferece um relato sólido sobre essa técnica e como usá-la, e também evidências dos estudos.

Se você é um profissional ou pesquisador atuante e muito familiarizado com a aplicação prática do *tapping*, então pode ser interessante para você começar a leitura a partir do Capítulo 3. Isso contribuirá para o seu conhecimento sobre os estudos empiricamente validados e destacará a eficácia da EFT para abordagens psicológicas padrão-ouro semelhantes e existentes.

Se você tem um interesse particular em um tópico, pode ir direto a esse capítulo.

Vamos começar.

Capítulo 1

O Que é Técnica de Libertação Emocional (EFT)?

Embora a EFT possa abordar vários desafios emocionais complexos, o protocolo básico é muito simples e surpreendentemente fácil de aprender. Ela o orienta em apenas duas atividades: *o que você diz ou pensa* e *onde você aplica o tapping*. É uma forma poderosa de resolver problemas não resolvidos da infância, mudar respostas indesejadas a vários gatilhos emocionais, transformar crenças que não servem para você e reprogramar-se para obter mais felicidade e sucesso.

O que você diz ou pensa durante uma sessão de EFT envolve o foco em mudança constante em (1) sua preocupação inicial, (2) suas raízes em sua história, (3) os sentimentos e sensações que ela cria em seu corpo e (4) autossugestões ou afirmações sobre o que você quer mudar.

Onde você aplica o tapping é baseado no antigo sistema de acupuntura. Certos acupontos (áreas importantes na acupuntura) mostraram ter um forte impacto na forma como o cérebro responde ao estresse e a forma como ele processa informações.

Observe que a técnica descrita neste capítulo representa a EFT clínica. Essa é a versão mais testada em estudos de pesquisa. (Pesquisadores de todo o mundo tendem a usar apenas a EFT clínica em seus estudos, porque é destinada ao estabelecimento de evidências para um protocolo definido que poderá ser ampliado para versões mais breves ou adaptadas.)

COMO APLICAR O *TAPPING*

Os acupontos no rosto e na parte superior do corpo são estimulados na EFT usando dois dedos, geralmente o indicador e o médio. Durante o *tapping*, deve ser aplicada uma força considerável, porém sempre confortável. Você pode sentir uma ressonância na área adjacente do seu corpo a partir do ponto em que está aplicando o *tapping*; porém, mesmo que não a sinta, ela ainda estará ocorrendo. Algumas instruções sugerem que você deve aplicar o *tapping* em cada ponto aproximadamente sete vezes antes de passar para o próximo, mas você não precisa contar, já que vai aplicar o *tapping* pelo tempo necessário para dizer a frase que formula para cada ponto.

O *tapping* pode ser usado para alterar sentimentos angustiantes ou negativos e pensamentos ou comportamentos autolimitantes, bem como para instilar estados emocionais, crenças ou objetivos mais positivos. Normalmente, você elimina quaisquer aspectos negativos ou angustiantes com o *tapping* antes de usá-lo para obter mais possibilidades positivas nessa área.

OS PASSOS

Aqui estão os cinco passos básicos da EFT:

1. Primeiro, reconheça o que você deseja mudar e avalie seu desconforto em relação a essa área da sua vida em uma escala de 0 a 10 (10: desconforto extremo; 0: sem desconforto). Isso é chamado de classificação de "unidades subjetivas de desconforto" (SUD). É uma avaliação interna sobre a intensidade de seus sentimentos em torno do problema; e tudo bem se isso parecer apenas um palpite. Sua intuição o guiará. O objetivo é aplicar o *tapping* até você se sentir mais calmo(a) em relação ao problema, e geralmente o número cai para 0 ou 1. Você também pode parar com uma classificação de SUD mais alta se a mudança alcançada parecer suficiente para aquela sessão de EFT específica.

2. Em seguida, você captura o problema em uma *afirmação de configuração* (consulte a próxima seção), a qual declara enquanto aplica o tapping no *ponto da lateral da mão* (consulte a Figura 1A). Embora você possa afirmar isso em sua mente, é mais provável que desvie o foco em seus pensamentos. Além

disso, dizer em voz alta envolve você de forma mais plena com a afirmação.

3. Em seguida, aplique o *tapping* em todos os oito pontos de EFT no rosto e na parte superior do corpo (consulte a Figura 1B), enquanto diz uma *frase de lembrete* curta para manter sua mente envolvida. Geralmente, é uma palavra ou uma frase curta que descreve seu sentimento em relação à afirmação de configuração. Aplicar o *tapping* nos oito pontos é chamado de uma *rodada* na EFT.

4. Respire fundo e reavalie seu desconforto entre 0 e 10 na escala de SUD. Lembre-se de que isso pode ser um palpite subjetivo e intuitivo. É melhor usar o primeiro número que vem à sua mente do que ponderar por muito tempo.

5. Continue aplicando o *tapping* nas rodadas adicionais (usando os pontos do rosto e da parte superior do corpo) até a classificação de SUD cair para um valor muito baixo, 1 ou 0.

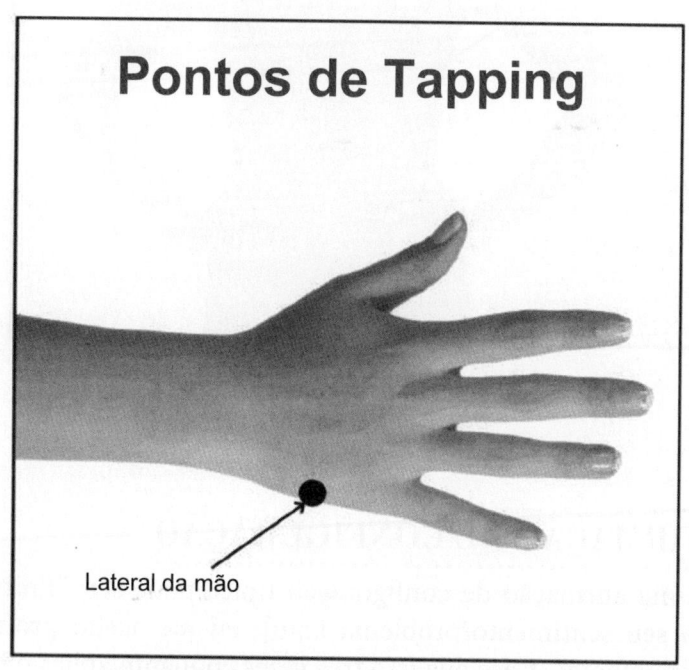

Figura 1A: Ponto de tapping na lateral da mão

Pontos de Tapping

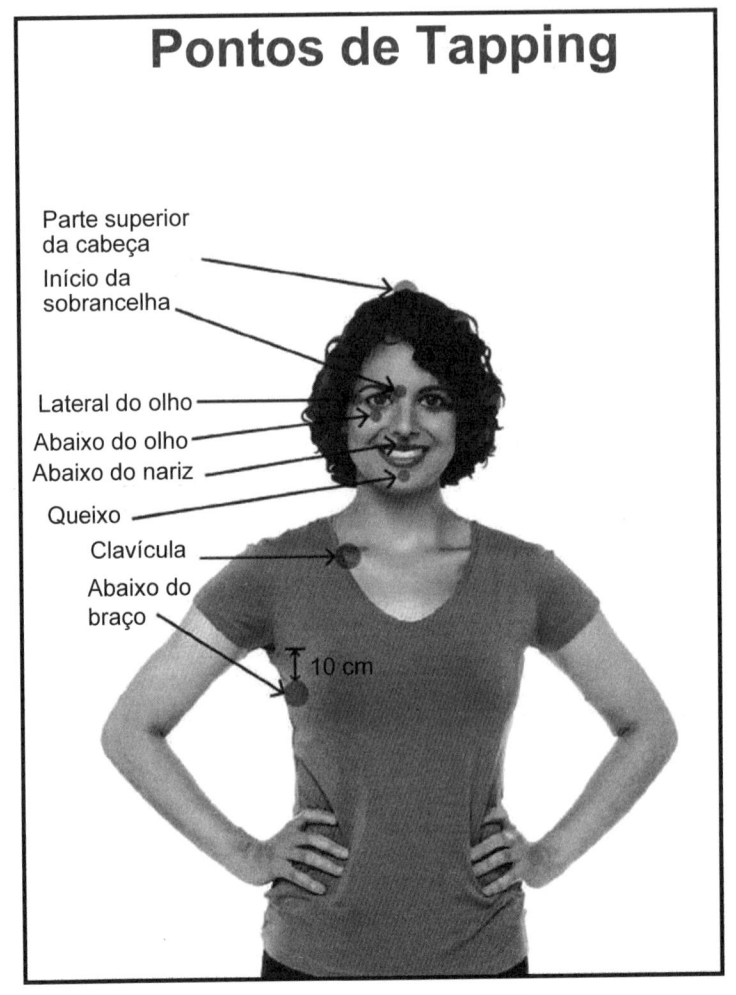

- Parte superior da cabeça
- Início da sobrancelha
- Lateral do olho
- Abaixo do olho
- Abaixo do nariz
- Queixo
- Clavícula
- Abaixo do braço

10 cm

Figura 1B: Os oito pontos de EFT no rosto e na parte superior do corpo

A AFIRMAÇÃO DE CONFIGURAÇÃO

Uma afirmação de configuração típica pode ser: "Embora eu [insira seu sentimento/problema aqui], eu me aceito profunda e completamente". Você fala isso três vezes enquanto aplica o *tapping* no ponto da lateral da mão. Há um ditado em psicoterapia que afirma que você não pode mudar uma qualidade pessoal a menos que você a aceite primeiro, e a combinação do seu problema com uma afirmação de aceitação ajuda a construir essa autoaceitação. Como você está se concentrando no seu sentimento, a afirmação de configuração o mantém no momento presente.

Embora você possa alterar o final da afirmação de configuração, ela deve realizar duas coisas:

- Indicar o problema ou sentimento real.
- Expressar a aceitação de que é assim que você se sente *agora* (mesmo que esteja com o objetivo de mudar o sentimento ou a situação que evoca o sentimento).

Com isso em mente, você pode dizer qualquer um dos itens a seguir no final da afirmação de configuração:

- Embora eu... , eu aceito que tenho este problema.
- Embora eu... , eu ainda sou uma boa pessoa.
- Embora eu... , eu estou assumindo o controle agora.
- Embora eu... , eu quero mudar isso.
- Embora eu... , eu me aceito completa e sinceramente.
- Embora eu... , eu me amo completa e sinceramente.
- Embora eu... , eu me amo profunda e completamente e me aceito de qualquer maneira.
- Embora eu... , eu me perdoo profunda e completamente.
- Embora eu... , eu me amo profunda e completamente e aceito meus sentimentos.
- Embora eu... , eu escolho me amar e me aceitar.
- Embora eu... , eu escolho estar aberto(a) a este processo.
- Embora eu... , eu estou bem e aberto(a) ao processo.
- Embora eu... , aqui e agora, eu estou seguro(a).

Em resumo, a parte inicial da afirmação de configuração inclui uma breve descrição do problema ou seus sentimentos sobre ele. Então, na segunda parte, você está se dando uma afirmação ou autossugestão de que reconhece e aceita *o que é*. Esse foco em "o que é" é uma característica da técnica de *mindfulness* (atenção plena), que provou ser uma prática altamente eficaz quando introduzida no plano de terapia. Enquanto isso, aplicar o *tapping* nos acupontos ajuda a acalmar o cérebro, tornando ainda mais fácil permanecer no momento presente.

A ênfase em aceitar o problema e seus sentimentos em relação a ele podem parecer contraintuitivos. Você pode se perguntar: *por que não se concentrar apenas nas mudanças desejadas?* No entanto, abordagens de autoajuda e terapêuticas que começam "atacando" o problema ou os padrões de pensamento e emoção tendem a trazer resistência interna, o que enfraquece a abordagem.

Usando afirmações do tipo "Eu escolho"

Dra. Patricia Carrington foi pioneira nas afirmações do tipo "Eu escolho", para ajudar a fazer as mudanças benéficas da EFT se tornarem permanentes e generalizá-las para muitos aspectos de sua vida.[6] Tente isso adicionando "Eu escolho" ao final da afirmação de configuração. Aqui estão alguns exemplos de como elas podem ser incluídas:

- "Embora eu sinta que minha mãe nunca me amou, eu escolho me amar de qualquer maneira."
- "Embora eu me sinta restringido(a) quando não como chocolate, eu escolho estar em forma e saudável."
- "Embora eu esteja nervoso(a) em dar essa palestra na terça-feira, eu escolho ficar calmo(a) e confiante."

---

6. Energy Healing with Dr. Patricia Carrington. https://pat carrington.com.

Então, por que afirmamos o negativo?

Essa é uma pergunta comum, pois muitas terapias procuram reformular o problema de uma pessoa ou simplesmente aprender a aceitá-lo. O *tapping* não afirma ou implanta um problema; no entanto, na superfície, pode parecer assim. O processo tem alguém que declare a *verdade* do que está acontecendo para ele ou ela e reconheça isso. Na verdade, estamos engajando a amígdala (o centro de estresse) e o sistema límbico (emoções) no cérebro e no corpo com essa técnica.

É como se estivéssemos nos envolvendo com esses sentimentos negativos ou sensações apenas o tempo suficiente para senti-los; então, apertamos o botão de excluir ao aplicar o *tapping*.

É o processo de *tapping* que acalma a resposta fisiológica do corpo. Uma vez libertadas, mudanças (ou reformulações) cognitivas podem surgir naturalmente.

Se aplicarmos o *tapping* com uma afirmação positiva primeiro (tentando tirar o foco do problema), isso poderá resultar apenas em uma mudança pequena. É como tentar tapar o sol com a peneira. Precisamos aplicar o *tapping* no problema real e reduzir a intensidade antes de aplicar o *tapping* em algo positivo; há mais informações sobre como aplicar o *tapping* no lado positivo mais adiante neste capítulo.

A chave na EFT é realmente aplicar o *tapping* enquanto você reconhece seu problema e o declara em voz alta. É o aspecto somático que altera a resposta, e não apenas declarar seu problema. Foram realizados vários estudos de comparação do componente ativo da EFT, muitas vezes por pesquisadores que não usam a técnica, e isso é discutido no Capítulo 3. Basicamente, agora sabemos que o *tapping* é um componente ativo fundamental no funcionamento do processo, e apenas declarar seu problema com um elemento de aceitação pode não resultar na mudança.

FRASE DE LEMBRETE

A frase de lembrete curta que você diz ao aplicar o *tapping* em cada acuponto captura o sentimento principal ou estado negativo que você deseja alterar (por exemplo, "irritado(a)" ou "triste").

Suponha que você ministrará uma palestra na semana que vem, e está nervoso com isso. Para aplicar a EFT, você começaria com uma afirmação de configuração como esta:

"Embora eu esteja me sentindo ansioso(a) e nervoso(a) com a palestra que tenho que dar, eu aceito que é assim que eu me sinto agora."

Sua frase de lembrete pode ser "nervoso(a)" ou "ansioso(a)". Esse é o sentimento com o qual você avalia inicialmente a intensidade de 0 a 10, e avalia novamente após cada rodada de *tapping*. Isso oferece um *feedback* instantâneo sobre o que está acontecendo como resultado dessa rodada de *tapping*.

Normalmente, você perceberá que a classificação de SUD caiu, mas às vezes ela poderá aumentar. Isso em geral significa que você se sintonizou com o problema mais profundamente, e não que o *tapping* não funcionou. Quando isso ocorre, a classificação de SUD verdadeira sempre foi o número mais alto, e você continua de lá.

O ideal é que você continue aplicando o *tapping* enquanto sua classificação de SUD ainda for maior que 1. Você pode ajustar a frase de lembrete se pensar em uma descrição melhor enquanto aplica o *tapping*. Por exemplo, pode começar usando "irritado(a)" como seu sentimento principal, mas depois de algumas rodadas de *tapping*, você pode perceber que a sensação agora é de desapontamento. Então, "desapontado(a)" se torna sua frase de lembrete.

EXEMPLO DE SESSÃO DE *TAPPING*

Aqui está um exemplo de como eu poderia realizar uma sessão de *tapping* se estivesse com dor de cabeça.

Primeiro, reconheço minha dor de cabeça e classifico a dor latejante como 9 de 10 na escala de SUD.

Então, aplico o *tapping* na lateral da minha mão usando dois dedos da outra mão (veja a Figura 1A) enquanto falo: "Embora eu tenha dor de cabeça em ambas as têmporas e me sinta mal, eu aceito que tenho essa dor de cabeça". Faço isso três vezes enquanto aplico o *tapping* no ponto da lateral da mão.

Então eu começaria a aplicar o *tapping* pelos oito pontos (veja a Figura 1B) e falaria: "Essa dor de cabeça" ou "eu me sinto mal". Também poderia usar palavras descritivas, como "dor latejante".

Eu repetiria as rodadas de *tapping* até sentir uma mudança ou diferença, geralmente indicada por um número de SUD baixo. Então, a sessão estaria completa.

TAPPING POSITIVO

Embora a maioria das pessoas aplique o *tapping* apenas quando descobre um sentimento negativo que gostaria de reduzir ou alterar, você pode usar o *tapping* para afirmações positivas. Faça isso somente depois de ter reduzido qualquer sentimento negativo associado a uma lembrança, pensamento ou sentimento. Você pode então fazer rodadas de *tapping* positivo para introduzir qualquer sentimento ou crença nova que gostaria de ter.

Por exemplo, depois de aplicar o *tapping* para ansiedade sobre o discurso da próxima semana, você pode fazer uma rodada de *tapping* para: "Embora eu estivesse realmente nervoso(a) em dar essa palestra na semana que vem, agora me sinto calmo(a) e confiante". (Você pode usar "calmo(a) e confiante" como sua frase de lembrete.

Depois de ter aplicado o *tapping* para reduzir a dor de cabeça, você pode fazer uma rodada para: "Embora eu estivesse com aquela dor de cabeça por dias, agora me sinto bem e focado(a)". (A frase de lembrete é "bem e focado(a)").

Estudo de caso: Vício em cigarros

Eu estava trabalhando com um jovem que queria parar de fumar cigarros. Ele tinha várias crenças que limitavam sua capacidade de desistir com sucesso. Elas incluíam: "Meus amigos não vão gostar se eu parar" e "Não vai durar, nunca dura". A crença mais forte era relacionada à sua família e ao fato de ninguém ter conseguido parar com sucesso; isso realmente influenciou sua própria autoeficácia.

As afirmações de configuração que usamos incluíram esta: "Embora eu não consiga parar de fumar, pois ninguém da minha família conseguiu, eu aceito essa crença". Ele classificou essa crença como bastante forte, um 9 de 10 na SUD.

Ele também acreditava que era seu destino ser um fumante e isso o deixou com raiva de si mesmo (pelo menos um 9 de 10). Esta se tornou a afirmação de configuração: "Embora eu ache que é meu destino ser um fumante, e isso me deixa com raiva, eu aceito que é assim que me sinto agora".

Estas são algumas frases de lembrete que ele usou nos acupontos:

- "Eu não consigo parar."
- "Ninguém na minha família conseguiu parar."
- "Este é o meu destino."
- "Eu estou preso nele."
- "Eu sinto raiva."

Depois de aplicar o *tapping* para várias rodadas sobre essas crenças, o jovem tornou-se mais aberto à ideia de parar de fumar. Ele começou a se sentir menos irritado e mais positivo que, talvez, parar fosse possível. Não estávamos tentando encontrar uma solução, nem debater diferentes estratégias para parar de fumar. Nós estávamos apenas reconhecendo os sentimentos que ele tinha e a força das crenças que pareciam ser um obstáculo.

Depois de mais conversas e *tapping*, o jovem estava se sentindo bastante positivo. Sua preocupação com seus amigos era baixa na escala de SUD, e ele começou a verbalizar que não precisava copiar os padrões de sua família. Terminamos essa sessão e marcamos um horário duas semanas depois para conversarmos novamente.

Nas duas semanas intermediárias, o paciente respondeu às perguntas a seguir para desenvolver afirmações de configuração para a próxima sessão:

- Identifique momentos problemáticos que desencadeiam compulsões de fumar.
- Como você se sente quando vê outras pessoas fumando?
- Como você se sente quando sente o cheiro de cigarro?
- Com que frequência você pensa/fica obcecado com o ato de fumar?
- Como você se sente sendo um fumante?

- Como você se sentiria se alguém tirasse seus cigarros de você?
- Imagine-se com apenas um cigarro para a semana inteira. Como você se sente?
- Imagine-se fumando meio cigarro e deixando o resto; como você se sente?
- Imagine-se jogando fora um maço de cigarros inteiro. Como você se sente?

Quando ele retornou, relatou que os sentimentos que surgiram dessas questões incluíram "privado", "triste", "solitário" e "entediado". Eles foram incluídos nas afirmações de configuração, e nós trabalhamos progressivamente com eles com rodadas de *tapping*.

Outras duas semanas depois, o jovem relatou que havia diminuído significativamente o número de cigarros fumados para pelo menos meio maço na maioria dos dias. Ele disse que não estava usando sua força de vontade; simplesmente não tinha vontade de fumar.

O estágio final do processo se concentrou em imaginar-se no futuro como um não fumante. Isso realmente o fez se sentir muito positivo. Ele imaginou a si mesmo em lugares onde não poderia fumar nenhum cigarro (por exemplo, dentro de um avião ou restaurante), e nós aplicamos o *tapping* para o desconforto leve que emergiu disso. Ele se imaginou não fumando por um dia inteiro e não teve nenhuma ansiedade sobre isso. Na verdade, ele se sentiu "livre".

Tive notícias desse jovem cerca de três meses depois. Ele disse que continuou a fumar três ou quatro cigarros por dia depois da nossa última sessão, mas na semana seguinte teve vários dias em que não fumou nenhum. Ele ficou surpreso ao perceber que havia realmente esquecido de fumar!

Em mais algumas semanas, os poucos cigarros restantes que ele fumou pareciam ser sempre de manhã, junto com o café. Ele reconheceu isso e mudou sua rotina para beber uma bebida gelada em vez de fumar. Por fim, ele se esqueceu do cigarro.

Perguntei como seus amigos e familiares haviam reagido a isso, já que era uma preocupação no começo. Ele riu e disse que eles não tinham notado a princípio, e não o trataram de forma diferente quando iam fumar e ele não. Quando finalmente perceberam que ele não estava mais fumando, vários deles perguntaram como ele havia conseguido, pois também queriam parar!

Claro que ele falou sobre o *tapping*. Muitos anos depois, ele ainda é um não fumante e não teve recaídas, e vários membros da família aprenderam a aplicar o *tapping* e também pararam de fumar. É sempre uma boa história quando várias pessoas se beneficiam!

ENTÃO, COMO A EFT FUNCIONA?

A EFT parece afetar a amígdala (o centro de estresse no cérebro) e o hipocampo (o centro de memória), que atuam no processo de decisão sobre o que representa uma ameaça. Também foi demonstrado que a EFT reduz os níveis de cortisol, que é o hormônio do estresse. O excesso de cortisol pode resultar em diminuição da função imunológica e, por fim, afetar nossa saúde física (por exemplo, doenças por fadiga). Tudo isso será discutido nos capítulos posteriores.

Acredita-se que a estimulação de acupontos como os usados na EFT envia um sinal para o sistema límbico ou emocional do corpo e reduz sua excitação.[7] É por isso que você tende a se sentir mais calmo(a) depois de aplicar o *tapping*. É também por isso que algumas pessoas bocejam durante o *tapping*!

A EFT também pode diminuir a atividade da amígdala, que é parte da via de estimulação do cérebro.[8] E estudos com pontos de acompanhamento de longo prazo estão mostrando que as mudanças são duradouras; portanto, pode haver mudanças nas vias neurais do cérebro ao longo do tempo.[9]

Portanto, em última análise, temos essa ferramenta de gerenciamento de estresse, uma forma de acalmar o corpo e o cérebro. Isso pode permitir pensamentos mais claros e melhor tomada de decisão.

No estudo de caso do jovem que aplicou o *tapping* para suas crenças e sentimentos sobre parar de fumar, nós nos concentramos

---

7. Feinstein, David. "Acupoint stimulation in treating psychological disorders: Evidence of efficacy." *Review of General Psychology* 16 (2012): 364–380.
8. Dhond, R., Kettner, N. e Napadow, V. "Neuroimaging acupuncture effects in the human brain." *The Journal of Alternative and Complementary Medicine* 1, nº 6 (2007): 603–616.
9. Feinstein, David. "Rapid treatment of PTSD: Why psychological exposure with acupoint tapping may be effective." *Psychotherapy: Theory, Research, Practice, Training* 47, nº 3 (2010): 385–402.

principalmente em como ele se sentia. Ao aplicar o *tapping* para a ansiedade sobre estar com amigos ou familiares sem estar fumando e para a raiva que ele sentia por acreditar que não seria capaz de parar (porque a família não conseguiu), ele conseguiu se sentir mais calmo.

Foi então que ele começou a pensar em opções que poderiam ajudá-lo a parar. Não utilizamos maneiras novas e inovadoras de parar de fumar; nós apenas aplicamos o *tapping* para os sentimentos angustiantes, a fim de ajudá-lo a alcançar um estado calmo. Quando seus níveis de estresse ficavam baixos, ele era mais criativo.

Nas primeiras sessões, aplicamos o *tapping* para a compulsão que ele tinha de manhã ou durante uma pausa programada no trabalho, quando todos os outros fumavam. (Isso é abordado nos Capítulos 7 e 9.) Quando a amígdala está calma, a resposta fisiológica de uma compulsão (chocolate, cigarros, álcool e muito mais) diminui. É por isso que ele relatou que se esqueceu de fumar e não estava usando sua força de vontade.

Cada sessão se concentrava em ser muito específica para sua própria experiência e prestar atenção exatamente em como ele se sentia ou o que ele estava pensando. Esse é um componente-chave no sucesso da EFT, e é abordado a seguir.

A IMPORTÂNCIA DE SER ESPECÍFICO

O *tapping* funciona melhor quando você é muito específico. Aplicar o *tapping* com afirmações gerais como "Sempre estou atrasado" pode não resultar em muita mudança no seu comportamento. É melhor escolher memórias exatas de atrasos e aplicar o *tapping* para o que aconteceu e em como você se sentiu.

Escolha a memória mais antiga possível, pois isso pode estar mais próximo da origem do comportamento/padrão. Você também pode tentar lembrar-se de quando aprendeu um comportamento/padrão específico quando era muito pequeno (por exemplo, observando um membro da família). Você pode ter sentimentos/crenças que adotou ao observar outra pessoa, em vez de experimentá-los por conta própria (a seção do neurônio espelho a seguir explica por que isso pode acontecer). Você ainda pode aplicar o *tapping* para esses momentos em que aprendeu um padrão ou comportamento observando outra pessoa.

ASPECTOS

Quando aplicamos o *tapping* para uma situação, evento ou memória que nos causou algum desconforto, geralmente procuramos aspectos. Esses são as partes de um evento ou memória que podem incluir sons, paladar, olfato, sentimentos, sensações físicas e pensamentos ou crenças. Alguns eventos podem não ter todos esses aspectos presentes, mas é importante procurá-los durante o *tapping*.

O medo de voar pode incluir os seguintes aspectos:
- O medo da turbulência ou perda de controle
- O medo de falha da aeronave ou do piloto
- O medo de terrorismo
- O medo de espaços apertados (claustrofobia)
- O medo de altura
- O medo do desconhecido
- Uma memória antiga relacionada a um voo onde algo deu errado
- Histórias de familiares sobre outras pessoas voando, em que algo deu errado
- Ansiedade física e outras sensações corporais
- Ausência de pensamentos ou confusão mental
- Sensações de terror e medo intenso e pensamentos de morte

Uma compulsão alimentar também pode ter muitos aspectos:
- O cheiro da comida
- O gosto da comida em sua boca
- A sensação corporal/na boca enquanto come a comida (por exemplo, salivação)
- Memórias passadas dessa comida ou algo semelhante
- Memórias gerais de comida que são muito positivas e emotivas
- A imagem desse alimento
- O som da comida ao desembrulhá-la

Como descrito, os aspectos podem ser um pensamento, um sentimento, uma sensação corporal, um som, um cheiro e qualquer outra coisa em que você pense. Nós pensamos neles como peças de quebra-cabeças que se juntam para formar um estado ou memória. Em um momento de desconforto, eles tendem a se misturar e pode se tornar mais difícil se lembrar do que realmente aconteceu.

No entanto, o *tapping* ajuda a separá-los e, às vezes, você começa a perceber diferentes aspectos durante o *tapping*. Quando alguém, em um momento atual de sua vida, sente um cheiro ou ouve um som e é transportado de volta no tempo para uma memória, isso pode ser um aspecto da memória original. Eles podem experimentar os mesmos sentimentos agora, no presente, que os daquela época. (Isso é discutido com o TEPT no Capítulo 4, pois isso pode ser debilitante se a memória for perturbadora). O gatilho para esse cheiro ou som transporta alguém de volta no tempo, porque foi armazenado como um aspecto há muito tempo.

Pode ser necessário aplicar o *tapping* para muitos aspectos para que um problema seja resolvido. No entanto, isso pode ser rápido. A EFT pode funcionar de uma forma surpreendentemente rápida. Vamos ver como isso pode acontecer.

TAMPO E PERNAS DA MESA

Muitas vezes usamos uma analogia de uma mesa ao discutir como a EFT pode funcionar rapidamente. O tampo da mesa, na comparação, muitas vezes representa um problema geral na vida, e as pernas da mesa simbolizam os momentos da vida que reforçaram esse problema. Cada uma das pernas e memórias terão seus próprios aspectos.

Vamos considerar um padrão de comportamento comum: a procrastinação. Imagine alguém que faz isso o tempo todo. Mesmo quando os indivíduos tentam ser organizados e eficientes, eles seguem um padrão de procrastinação.

Nesse exemplo, o tampo da mesa é a procrastinação. É o grande problema geral, e aplicar o *tapping* apenas para a "procrastinação" pode não mudar o comportamento. As pernas da mesa são os eventos, memórias e momentos da vida das pessoas em que eles *procrastinaram*; e alguns deles serão mais significativos do que outros (por exemplo, se houve uma consequência negativa da procrastinação, pode ter sido mais impactante).

Será importante aplicar o *tapping* para todos esses eventos específicos com todos os aspectos. No entanto, você não precisa aplicar o *tapping* para todas as vezes que procrastinou. (Quase deu para ouvir seu suspiro de alívio agora.) Parece ser importante aplicar o *tapping* apenas para *memórias realmente significativas* que você tenha sobre o assunto. A mesa de procrastinação aqui colapsará quando as maiores pernas forem removidas. A mesa cairá mesmo que várias permaneçam pernas.

A Figura 1C oferece um exemplo visual de um tampo da mesa de alguém que acredita que não é bom o suficiente. Você pode ver as pernas da mesa incluindo exemplos de momentos específicos da vida dessa pessoa onde ela sentiu que não era boa o suficiente (e cada um deles pode ter suas próprias pernas também). A ideia é aplicar o *tapping* para essas memórias individuais (pernas) à medida que você se torna consciente delas e, com o tempo, a crença de "Eu não sou bom o suficiente" mudará, e você experimentará uma realidade diferente. Você não precisará aplicar o *tapping* para cada memória.

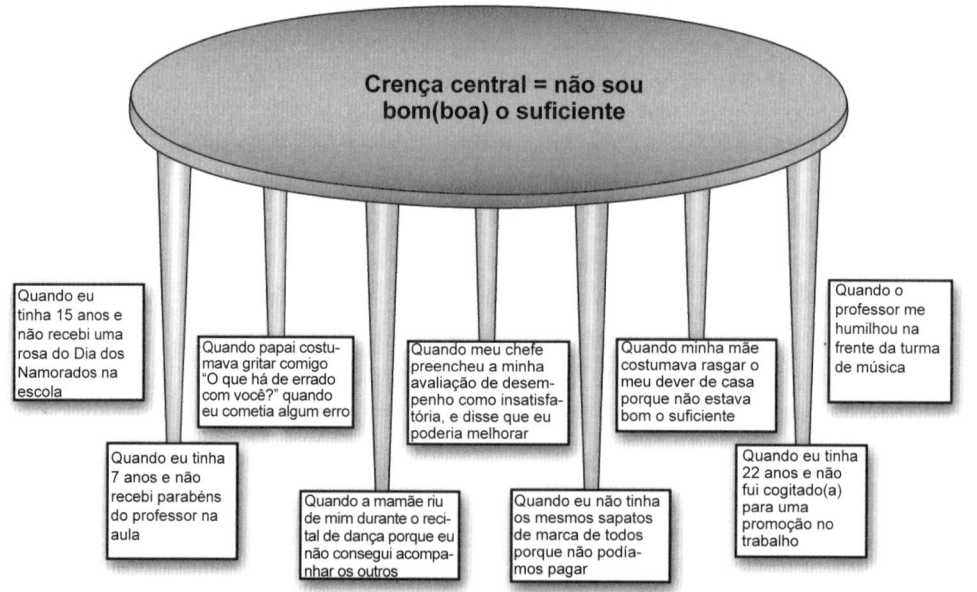

Figura 1C: Exemplo de tampo e pernas da mesa

BENEFÍCIOS EMPRESTADOS NA EFT

Algo único ocorre quando se observa outras pessoas aplicando o *tapping*, e chamamos isso de "benefícios emprestados". Isso se refere à ideia de que simplesmente observar outra pessoa aplicando o *tapping* para seus problemas, ao mesmo tempo em que aplica o *tapping* em si, pode ajudar a reduzir a intensidade emocional de seus próprios problemas. Como isso pode ser possível?

O Dr. Jack Rowe, quando era professor da Universidade A&M do Texas, foi o primeiro a perceber isso em um *workshop* de EFT de três dias para 102 pessoas.[10] Os participantes preencheram uma lista de verificação de sintomas psicológicos um mês antes do evento, imediatamente antes de começar, um mês após e seis meses depois. Não houve mudanças imediatas; mas, um e seis meses depois, eles melhoraram consideravelmente, embora tivessem assistido às sessões realizadas no palco. Suas melhorias na classificação de desconforto psicológico geral foram mantidas na marca dos seis meses.

Parece que os neurônios espelho podem explicar os benefícios emprestados. Um neurônio espelho é um neurônio que é ativado tanto quando uma pessoa age quanto quando ela observa a mesma ação realizada por outra pessoa. Assim, o neurônio "espelha" o comportamento do outro, como se o próprio observador estivesse agindo. Esses neurônios também foram notados diretamente em outras espécies de primatas.

Um exemplo pode ser quando você vê uma pessoa acidentalmente bater o dedão e você imediatamente se encolhe, como se também tivesse se machucado. Ou percebe que alguém faz uma expressão de nojo ao comer algo e, de repente seu próprio estômago reage à ideia de comer essa comida também.

De fato, o psicólogo Dr. V. S. Ramachandran chamou a descoberta dos neurônios espelho de uma das "histórias mais importantes não divulgadas da década."

Portanto, a lição a aprender aqui é que, se você está aplicando o *tapping* em alguém (ou seja, como um profissional), pode ser que qualquer coisa em sua vida que se assemelhe à história dessa outra pessoa também melhore à medida que você aplica o *tapping* com ela.

---

10. Rowe, Jack. "The effects of EFT on long-term psychological symptoms." *Counseling and Clinical Psychology Journal* 2, nº 3 (2005): 104.

IDEIAS PARA APLICAR O *TAPPING* A PARTIR DE UMA MEMÓRIA: A TÉCNICA DO FILME

A importância de memórias e eventos passados no *tapping* está se tornando clara. Eles fazem parte da experiência que você tem atualmente. Então, nós os buscamos durante o *tapping*. Você pode estar ciente deles no início do *tapping*, porém, em outras vezes que está aplicando o *tapping*, um pensamento fugaz passa pela sua mente, às vezes relacionado ao problema, outras vezes não. Muitas vezes isso faz parte da sua mente inconsciente, permitindo que você tome conhecimento de uma memória que pode ser importante.

O processo delineado a seguir é chamado de Técnica do Filme e é uma forma de usar o *tapping* para memórias passadas. Aqui estão os passos.

1. Imagine o filme ou a memória e primeiro dê um título a ele. Torne esse título algo bastante neutro, como "O dia em que essa coisa aconteceu". Isso permite que você mantenha certa distância, caso seja algo desconfortável. Em seguida, dê ao título do filme uma classificação de SUD de 10 (10: maior desconforto e 0: sentimento de completa calma ou neutro). Aplique o *tapping* com a técnica padrão apenas para aquele SUD no título do filme, até que sua intensidade diminua, antes de ir para o segundo passo.

2. Depois que a classificação de SUD no título da memória chegar a um 0 ou 1, você começará a pensar no evento passado como um filme. Você pode fechar os olhos ou mantê-los abertos, se preferir olhar para um ponto fixo, enquanto imagina. Pode ajudar imaginar que a memória está sendo exibida em uma tela de cinema e você está em um dos assentos. É importante que assista a si mesmo no filme em uma idade mais jovem. Em nenhum momento você estará no filme, *sempre* estará assistindo de longe. Escolha um ponto neutro no tempo para ser o ponto de partida para o filme, antes de qualquer acontecimento na memória. Isso pode ser uma hora antes do acontecimento, ou até mesmo no dia anterior.

3. Reproduza a memória do filme muito lentamente a partir do ponto neutro e pare o filme quando notar qualquer pensamento, sensação negativa ou desconfortante ou qualquer outro sentimento. Nesse ponto, pare o filme e dê a essa intensidade uma classificação de SUD de 10. Você pode abrir os olhos nesse momento.
4. Use os passos padrão: diga sua afirmação de configuração para esse sentimento e aplique o *tapping* até que a classificação de SUD seja 0 ou 1. Quando você se sentir calmo(a) em relação a esse primeiro sentimento, feche os olhos novamente e rebobine o filme de memória até o começo. Reproduza-o do ponto inicial neutro em sua mente e verifique se esse sentimento inicial ainda está em baixa intensidade. Se estiver, continue a reprodução do filme até perceber outra preocupação. Lembre-se de que pode ser um pensamento, sentimento ou sensação corporal. Pare o filme e repita o processo acima. Avalie o nível de intensidade como 10, crie uma afirmação de configuração e aplique o *tapping* nos pontos pelo número de rodadas necessário até que a intensidade caia para 0 ou 1. Se o primeiro sentimento para o qual você aplicou o *tapping* ainda parecer alto na escala de SUD ao assistir ao filme, continue a aplicar o *tapping* para ele antes de continuar o filme. Às vezes, há um aspecto diferente que precisa ser tratado antes de você se sentir realmente calmo(a).
5. Continue o mesmo processo de parar o filme quando notar qualquer intensidade, usando uma afirmação de configuração para reconhecê-la e aplicando o *tapping* nos oito pontos até que o SUD caia para 0 ou 1. Eventualmente, você conseguirá assistir ao filme inteiro no cinema, em sua imaginação, e se sentir neutro(a) ou calmo(a). Algumas vezes, as pessoas descrevem que se sentem mais distantes do filme e, embora o evento tenha ocorrido no passado, agora elas têm maior perspectiva.

A Técnica do Filme não altera suas memórias, mas liberta qualquer carga emocional que ainda possa existir.

Se você sentir desconforto ao praticar essa técnica, é importante *continuar com o* tapping. É o processo de *tapping* que acalma o sistema límbico e o ajudará a se sentir relaxado (e a parar de chorar). Entretanto, se lembranças desconfortáveis vierem à tona e forem perturbadoras, é sempre altamente recomendável procurar a ajuda de um profissional de EFT treinado para ajudar você a processá-las.

PERGUNTAS FREQUENTES SOBRE O *TAPPING* PARA PRINCIPIANTES

P: *Quando posso começar a aplicar o tapping sozinho(a)?*

Você pode começar a usar a técnica sozinho(a) assim que entender os conceitos deste capítulo. Não há necessidade de adiar o uso da técnica. Entretanto, tenha sempre em mente que você também pode procurar a assistência e o apoio de profissionais da área.

P: *Eu me preocupo em errar a configuração ou o tapping. A EFT precisa ser feita de forma precisa e perfeita?*

Não, não existe EFT perfeita. Por exemplo, pessoas com lesão cerebral significativa relataram benefícios em fazer sua versão de EFT que é um pouco diferente de como foram ensinadas.[11] O que importava era que conseguissem entender o conceito da EFT; e, como seu cérebro inconsciente entendia a intenção, elas conseguiram obter benefícios da maneira como fizeram.

Se você está realmente preocupado(a) em acertar (e sem a ajuda de um profissional), aplique o *tapping* com a afirmação de configuração "Embora eu esteja preocupado(a) em errar as palavras, e isso pode não funcionar, eu me aceito de qualquer maneira" (a frase de lembrete seria "preocupado(a)").

P: *Posso piorar se não aplicar o tapping como foi ensinado?*

Não, você não irá piorar, basta seguir os passos básicos. Se acha que não concluiu o processo porque não alcançou um SUD de 0 ou 1, retorne a ele outra vez. É sempre

---

11. Craig, Gary *et al.* "Emotional Freedom Techniques (EFT) For Traumatic Brain Injury." *International Journal of Healing and Caring* 9, nº 2 (maio de 2009): 1-12.

melhor aplicar o *tapping* até se sentir calmo(a), ou ainda poderá haver aspectos a abordar. Procure o apoio de um profissional de EFT certificado, se precisar de ajuda.

P: *Não tenho certeza se estou aplicando o tapping nos locais certos. É importante aplicar nos pontos exatos?*

Não, não se preocupe em encontrar o ponto exato. Usar dois ou mais dedos pode oferecer uma melhor cobertura dos pontos.

Você também pode comprar detectores ou canetas que medem a resistência elétrica da pele para localizar com precisão os acupontos do corpo humano. Quando você escaneia seu corpo com a caneta de acupontos, ela emite um sinal sonoro para indicar a localização exata do ponto. Essa técnica permite que até pessoas leigas localizem os pontos relevantes.

P: *Se eu perder um ponto, isso afetará a rodada?*

Não, você não afetará a rodada se perder um ponto de vez em quando. Se desejar, sempre pode voltar para um ponto perdido e aplicar o *tapping* nele.

P: *Preciso usar a mesma frase de lembrete para cada ponto em uma rodada?*

Ajuda usar a mesma frase quando você começa a aplicar a técnica e nas primeiras rodadas; mas assim que sentir mais confiança, poderá alterar a frase de lembrete. Você vai descobrir que isso muda naturalmente. Se surgir um novo pensamento/sentimento, utilize-o.

P: *Como sei para qual sentimento aplicar o tapping?*

Seja qual for o principal sentimento indesejado nesse momento, é para ele que você configura e aplica o *tapping*.

P: *Posso trocar de mãos ao aplicar o tapping?*

Sim, você pode usar qualquer uma das mãos ou até as duas. Algumas pessoas gostam de utilizar as duas mãos enquanto aplicam o *tapping*, para que ambos os lados do rosto e do corpo recebam o *tapping* ao mesmo tempo. Porém, não é preciso fazer isso. Todos os estudos de pesquisa usam apenas um lado do corpo.

P: *E se houver muitos sentimentos e eu me sentir confuso(a) ou sobrecarregado(a)?*
Avalie, configure e aplique o *tapping* para o fato de se sentir confuso(a) ou sobrecarregado(a). Comece assim.

P: *O que faço se um sentimento forte diferente (talvez associado a um pensamento ou memória) aparecer enquanto estou aplicando o* tapping?
Termine a rodada para a afirmação de configuração que você iniciou. Em seguida, avalie imediatamente o novo sentimento/memória/pensamento, faça uma configuração e aplique o *tapping* para ele. A maneira de aplicar o *tapping* para uma memória está descrita na Técnica do Filme.

P: *Se eu estiver em uma situação em que me sinto desconfortável para dizer as frases de lembrete e configuração em voz alta, poderei dizê-las a mim mesmo(a)?*
Sim, isso funcionará. Se você estiver confuso(a) e não conseguir manter o foco, poderá continuar em outro momento em que possa dizer as frases em voz alta novamente.

P: *Se eu estiver em uma situação em que me sentir constrangido(a) ou desconfortável para aplicar o* tapping, *o que devo fazer?*
Você pode aplicar o *tapping* discretamente nos pontos que puder e deixar os outros para quando você tiver a oportunidade de aplicar o *tapping* em particular. Além disso, considere aplicar o *tapping* para o sentimento de estar constrangido(a) ou desconfortável nas situações em questão.

P: *Se eu não tiver um sentimento em especial e disser a afirmação de configuração e aplicar o* tapping *com alguém que tenha esse sentimento, isso me causará o sentimento indesejado?*
Não, você não sentirá o desconforto de outra pessoa. Aplicar o *tapping* com outra pessoa para o desconforto

dela pode lhe dar uma consciência de um aspecto similar que você possa ter. Dessa forma, você pode obter "benefícios emprestados" ao aplicar o *tapping* com outra pessoa e reduzir seu próprio desconforto.

••

Agora que aprendemos os fundamentos da EFT, vamos discutir a história da EFT e os diferentes tipos (geralmente chamados de híbridos) que existem. Lembre-se de que a técnica descrita neste capítulo representa a EFT clínica, que é a versão geralmente testada em estudos de pesquisa.

Capítulo 2

Informações e História da EFT

As origens das técnicas de *tapping* estão na medicina tradicional chinesa, especificamente no desenvolvimento da acupuntura. A acupuntura é um sistema de cura que utiliza agulhas finas que são inseridas na pele em pontos específicos ao longo de traçados imaginários, que são chamados de linhas de energia ou meridianos.[12] (Quando os pontos são estimulados com pressão em vez de agulhas, essa técnica é referida como acupressura). Nessa abordagem, o fluxo dessas energias rege a saúde e a doença, e a estimulação de pontos de acupuntura específicos pode aumentar o fluxo de energia de maneira a facilitar a cura.

Na medicina ocidental, a acupuntura é mais usada para o manejo da dor, como complemento à anestesia, ou para aumentar o conforto dos pacientes antes e depois de cirurgias.[13,14] No entanto, descobriu-se que o método é eficaz no tratamento de uma ampla gama de doenças físicas e mentais.

O Projeto de Evidências de Acupuntura de 2017 baseou-se em duas revisões abrangentes anteriores da literatura: uma conduzida para o Departamento de Assuntos de Veteranos da Austrália em 2010, e o outro conduzido para o Departamento de Assuntos

---

12. Keown, Daniel. *The Spark in the Machine: How the Science of Acupuncture Explains the Mysteries of Western Medicine.* London: Singing Dragon, 2014.
13. Lin Y-C. "Perioperative usage of acupuncture." *Pediatric Anesthesia* 16, nº 3 (2006): 231–235.
14. Santa Ana, C. F. "The adoption of complementary and alternative medicine by hospitals: A framework for decision making." *Journal Healthcare Management*, 46 (2001): 250–60.

de Veteranos dos Estados Unidos em 2013.[15] Eles avaliaram os estudos existentes usando os níveis de critérios de evidência do Conselho Nacional de Saúde e Pesquisa Médica da Austrália (NHMRC) e o sistema Cochrane GRADE para avaliar o risco de viés do estudo.[16,17] O objetivo foi apresentar o estado atual das evidências e determinar como a qualidade e a quantidade mudaram de 2005 para 2016.

Das 122 condições médicas e psiquiátricas revisadas em 14 amplas áreas clínicas, a pesquisa apoiou a eficácia da acupuntura em 117 delas, com a evidência de que 46 delas apresentavam "qualidade moderada ou alta". Apenas 5 das 122 condições foram classificadas como "sem evidência de efeito." Uma tendência importante identificada na revisão foi que o nível de evidência aumentou para 24 condições durante o período de 11 anos de investigação.[18]

Em resumo, nossas evidências científicas mais contemporâneas apoiam a eficácia do antigo sistema de cura da acupuntura. Então, como surgiu a técnica de *tapping* nos acupontos para tratar problemas psicológicos?

TERAPIA DO CAMPO DO PENSAMENTO (TFT)

Dr. George Goodheart, um quiroprático americano, parece ser o primeiro ocidental envolvido no uso de métodos de *tapping* modernos. (O *tapping* pode, no entanto, ser encontrado dentro da técnica de acupressura, que, como a acupuntura, existe há pelo menos 5 mil anos). Goodheart ficou intrigado com a acupuntura na década de 1960 e introduziu uma variação em seu próprio trabalho como parte de um novo método que estava desenvolvendo, chamado "cinesiologia aplicada", que usa testes musculares para determinar como as

---

15. McDonald, John e Stephen Janz. *The Acupuncture Evidence Project: A Comparative Literature Review (Revised Edition)*. Brisbane: Australian Acupuncture and Chinese Medicine Association Ltd, 2017. http://www.acupuncture.org.au.
16. Conselho Nacional de Saúde e Pesquisa Médica da Austrália. *NHMRC additional levels of evidence and grades for recommendations for developers of guidelines*. Australia: Conselho Nacional de Saúde e Pesquisa Médica da Austrália, 2009.
17. Balshem, H. et al. "GRADE guidelines: 3. Rating the quality of evidence." *Journal of Clinical Epidemiology* 64, nº 4 (2011): 401–6.
18. McDonald, John e Stephen Janz. *The Acupuncture Evidence Project: A Comparative Literature Review (Revised Edition)*. Brisbane: Australian Acupuncture and Chinese Medicine Association Ltd, 2017. http://www.acupuncture.org.au.

energias nos meridianos estão fluindo e se uma determinada intervenção foi eficaz.

Goodheart substituiu a pressão manual das agulhas de acupuntura por pequenas batidas (*tapping*) nos acupontos e observou benefícios equivalentes aos da acupuntura. Por causa da natureza não ameaçadora e não invasiva de suas técnicas, Goodheart descobriu que seus pacientes estavam muito abertos a elas.

Avancemos para a década de 1970. Um psiquiatra australiano, Dr. John Diamond, criou uma variação do método de Goodheart e a denominou "cinesiologia comportamental". Diamond fez com que seus pacientes usassem afirmações (autoafirmações ou pensamentos positivos) para problemas emocionais ao mesmo tempo em que aplicavam o *tapping* em acupontos selecionados.

No início dos anos 1980, o psicólogo americano Dr. Roger Callahan estudou cinesiologia aplicada e aprendeu sobre o sistema de meridianos da acupuntura. Ele aprendeu a aplicar esse conhecimento no tratamento de condições psicológicas, como transtornos de ansiedade e fobias.

Callahan entrou em contato com esses conhecimentos depois de trabalhar por dois anos com uma paciente, "Mary", que tinha um medo intenso de água. (Ela não conseguia nem mesmo entrar em uma banheira sem ter um ataque de ansiedade.) Callahan tinha um escritório em sua casa, onde havia uma piscina que Mary tinha que atravessar para chegar ao escritório; então, o gatilho de Mary era acionado sempre que ela chegava para uma sessão. Um dia, depois que ela descreveu a náusea e o medo intenso que sentia em seu estômago, e como nada até aquele momento havia funcionado, Callahan pediu para ela aplicar o *tapping* em um acuponto que fica diretamente abaixo do olho. Este ponto está, de acordo com a acupuntura tradicional, ligado ao meridiano do estômago. Parecia ser algo difícil de se conseguir, mas ele decidiu arriscar, pois pensou que isso talvez ajudasse a acalmar a náusea e o desconforto estomacal.

Porém, algo notável aconteceu. Depois de aplicar o *tapping* nesse ponto por um tempo, Mary anunciou que seu medo de água havia desaparecido. Ela correu para fora, em direção à piscina, e jogou água em seu rosto. Ela nunca havia chegado perto de uma piscina antes, de forma totalmente voluntária. Parecia que aplicar o *tapping* no ponto relacionado ao estômago, enquanto ela pensava e falava sobre o medo da água, havia eliminado o medo. Mais de 30 anos depois, Mary relatou que ainda estava livre dessa fobia.

Callahan continuou a aplicar o *tapping* enquanto os pacientes se concentravam simultaneamente no problema em questão. Ele começou a usar sequências diferentes de pontos de acupontos para distintos problemas emocionais, desenvolvendo sequências de *tapping* prescritas (que ele chamou de "algoritmos") para condições específicas.

Esse método foi eventualmente chamado Terapia do Campo do Pensamento (TFT), e incluiu testes musculares. Os estudos que investigaram essa forma inicial de *tapping* para superar problemas psicológicos são impressionantes e são apresentados no Capítulo 10.

TÉCNICAS DE LIBERTAÇÃO EMOCIONAL (EFT)

Alguns dos primeiros alunos do Callahan se perguntaram se um único algoritmo funcionaria tão bem quanto as sequências personalizadas para problemas diferentes, uma espécie de abordagem "tamanho único". Descobriu-se que sim.

Depois de estudar com Callahan, Gary Craig, um engenheiro formado em Stanford que se tornou *coach* de desempenho pessoal, desenvolveu a EFT, que, como vimos, utiliza um único conjunto de pontos de *tapping*, independentemente da condição. Esse método de algoritmo único tornou-se o mais conhecido protocolo de *tapping* e é o formato utilizado na maioria dos estudos clínicos que investigaram abordagens de *tapping*.

Em 1995, Craig montou e lançou seu primeiro curso de treinamento em vídeo, intitulado *The EFT Course*, e o ainda famoso guia para o público em geral, *The EFT Manual*.[19] No momento em que Craig anunciou sua aposentadoria em 2010, esse guia gratuito para EFT havia sido baixado em sua versão em inglês mais de 2 milhões de vezes, e estava disponível em outros 20 idiomas. Craig também ensinou seu método simplificado em *workshops* públicos, tornando a missão de sua vida compartilhar a técnica com o mundo. Após sua aposentadoria, ele contribuiu passando os nomes registrados EFT e Técnicas de Libertação Emocional para o domínio público.

Na época da aposentadoria de Craig, o Dr. Dawson Church criou o EFT Universe, que é um grande programa de treinamento e

---

19. Craig, Gary. *The EFT Manual*. 2ª ed. Santa Rosa, CA: Energy Psychology Press, 2011.

certificação de EFT. Church é o autor do *best-seller* e premiado livro científico *The Genie in Your Genes*, assim como da última edição do *The EFT Manual*.[20] A EFT International é uma das outras grandes associações de educação, treinamento e desenvolvimento profissional dedicadas ao avanço da EFT.

SEMELHANÇAS E DIFERENÇAS DE TFT E EFT

Enquanto seus protocolos divergem de várias maneiras, a TFT e a EFT também compartilham alguns dos principais recursos. Ambas as técnicas envolvem o *tapping* em acupontos específicos enquanto se concentra em uma emoção ou problema-alvo. Os acupontos usados por ambas as técnicas se sobrepõem consideravelmente.

No entanto, a TFT usa apenas um subconjunto desses pontos, com uma sequência especificada (o algoritmo) para cada uma das categorias de problema que pode abordar (como raiva, culpa, ansiedade, depressão), enquanto a EFT usa todos os seus pontos de *tapping* para todos os problemas. Apesar dessa e de outras diferenças em seus procedimentos, a pesquisa de resultados mostra que ambas as abordagens são extraordinariamente rápidas e eficazes. O *tapping* em acupontos é a característica distintiva compartilhada por ambos os métodos, e dá suporte à posição de que o *tapping* em acupontos melhora os resultados clínicos. O capítulo seguinte apresenta uma visão geral da pesquisa sobre EFT. O Capítulo 10 examina os estudos que investigam a TFT.

UMA OBSERVAÇÃO SOBRE OS DIFERENTES TIPOS DE *TAPPING*

Uma rápida pesquisa na internet sobre o *tapping* em acupontos ou o *tapping* energético trará centenas de sites. Você também encontrará muitas variações de *tapping* e centenas de livros na Amazon. Não é tão incomum que uma abordagem de autoajuda tenha um apelo popular e gere muita atenção e interesse. A aceitação de uma inovação terapêutica pelas comunidades clínicas e científicas, no entanto, requer evidências e pesquisas confiáveis.

---

20. Church, Dawson. *The EFT Manual*. 3ª ed. Fulton, CA: Energy Psychology Press, 2013.

Embora muitos híbridos ou variações da EFT possam ser encontrados, o termo "EFT Clínica" surgiu para se referir aos protocolos de *tapping* de EFT que foram validados por pesquisa, juntamente com a base de conhecimento que se desenvolveu a partir de investigações desses procedimentos no tratamento de várias populações e condições.

Os padrões para os estudos que compõem a EFT Clínica são normatizados após critérios originalmente desenvolvidos pela Força Tarefa da Divisão 12 da Associação Americana de Psicologia (APA) sobre tratamentos empiricamente validados.[21] Um dos sete critérios essenciais é que o método seja descrito em um manual. A EFT Clínica baseia-se no método definido no *The EFT Manual*, e a maioria das pesquisas publicadas da EFT foi guiada por esse manual. Ao definir uma modalidade terapêutica de acordo com um conjunto uniforme de procedimentos, os pesquisadores podem ter certeza de que as conclusões de uma série de estudos são baseadas em comparações significativas. O fato de as técnicas apresentadas em um estudo coincidirem com o que é prescrito no manual é chamado de "fidelidade do tratamento" e é essencial para a pesquisa dentro de uma área emergente da prática clínica.

Como pesquisadora e acadêmica, muitas vezes me pedem para conduzir estudos de pesquisa para testar a eficácia das variações da EFT Clínica. Eu geralmente recuso, e por um motivo muito simples em termos do surgimento da EFT como uma área. Como com qualquer nova abordagem, uma base precisa ser estabelecida. Se a comunidade acadêmica e geral aceitar a eficácia e os mecanismos de um método original, conclusões precisas ou mesmo exatas não poderão ser alcançadas se as evidências misturarem coisas diferentes.

Nos Capítulos 3 a 9, a pesquisa que exploraremos é geralmente baseada na EFT Clínica. Nem todo estudo que já foi publicado será considerado, mas farei recomendações de como encontrar repositórios de pesquisa se você quiser se aprofundar. O Capítulo 10 analisa as

---

21. Church, Dawson *et al.* "Empirically supported psychological treatments: The challenge of evaluating clinical innovations." *Journal of Nervous and Mental Disease* 202, nº 10 (2014): 699–709.

evidências, examinando várias outras técnicas de *tapping*, incluindo a TFT. Embora exista relativamente pouca pesquisa sobre as variações e híbridos da EFT, aguardo ansiosamente o dia em que as evidências da EFT Clínica se tornem tão convencionais que possamos mudar nossos focos para as inovações dentro desse grande avanço clínico.

Capítulo 3

Evidências Crescentes

A pergunta que mais se faz na área de psicoterapia é: "Qual terapia funciona melhor?". As opiniões divergem de maneira veemente, com a maioria dos terapeutas compreensivelmente favorecendo fortemente a abordagem que usam. As evidências de pesquisa não fornecem uma resposta decisiva. Reconhecendo esse impasse, em 1936, o psicólogo americano Saul Rosenzweig usou a expressão do "veredito do pássaro Dodo", em homenagem ao personagem de *Alice no País das Maravilhas*, de Lewis Carroll, que declarou, após uma corrida: "*Todo mundo* ganhou, e todos devem ganhar prêmios".

Rosenzweig estava propondo que todas as terapias são iguais em sua eficácia. Sua crença era de que os fatores comuns entre as terapias (a atenção e o cuidado do terapeuta, o foco na solução dos problemas do paciente e assim por diante) tiveram muito mais impacto do que as diferenças entre as abordagens. O cômico veredito do pássaro Dodo, de Rosenzweig, é que todas as terapias são vencedoras, produzindo resultados positivos aproximadamente equivalentes.

Essa conclusão ainda é mantida por muitos pesquisadores. Uma revisão de mais de 200 estudos, publicada em 1997, deu a ele mais apoio.[22] Embora o artigo estabelecesse que a psicoterapia é claramente melhor do que nenhum tratamento, descobriu-se que quando as psicoterapias baseadas em princípios sólidos foram administradas por médicos devidamente treinados, todas funcionaram muito bem. Essa conclusão foi baseada em uma metanálise, uma

---

22. Wampold, Bruce. *The Great Psychotherapy Debate: Model, Methods, and Findings*. Mahwah, NJ: Lawrence Erlbaum Associates, 2001.

ferramenta estatística para extrair inferências válidas de um grande corpo de dados, de modo que carregava mais peso do que apenas a opinião do autor.

Se todas as terapias são iguais, no entanto, por que surgiram mais de 500 abordagens de psicoterapia?[23] Por que a maioria dos médicos está convencida de que seus métodos funcionam melhor que os outros? Por que, por falar nisso, a psicoterapia ainda não segue os métodos originais de Freud?

O psicólogo que fez a pesquisa que apoia o veredito do pássaro Dodo, Bruce Wampold, pensou profundamente sobre essa questão fundamental, enquadrando-a em um influente livro intitulado *The Great Psychotherapy Debate*.[24] Ele identificou três fatores que são comuns e compartilhados em todas as psicoterapias bem-sucedidas:

1. O terapeuta e o paciente têm um vínculo forte e uma relação de trabalho eficaz (geralmente denominada relação terapêutica).
2. O terapeuta e o paciente têm expectativa de que a terapia será bem-sucedida.
3. A abordagem terapêutica inclui o paciente envolvido em ações benéficas para a promoção da saúde.

É em torno desse terceiro ponto que recai o debate sobre a eficácia relativa dos diferentes tipos de terapias. Basicamente, um conjunto de "ações de promoção da saúde" significativo tem um impacto maior do que outro? Ou será que o veredito do pássaro Dodo é válido desde que todos os três elementos da psicoterapia de sucesso tenham sido implementados adequadamente, como sugere o estudo de Wampold?

TODAS AS TERAPIAS FORAM CRIADAS IGUALMENTE?

Quando em nossa Introdução eu descrevi a EFT como representante da quarta onda na evolução da psicoterapia, eu estava me baseando em uma afirmação ousada sobre o poder que o estímulo de

---

23. Arkowitz, Hal e Scott O. Lilienfeld. "Psychotherapy on Trial." *Scientific American Mind* 17, nº 2 (abril/maio de 2006): 42–49.
24. Wampold, Bruce. "How important are the common factors in psychotherapy? An update." *World Psychiatry* 14, nº 3 (2015): 270–277. doi:10.1002/wps.20238

acupontos demonstrou de mudar rapidamente a atividade cerebral. Essa é a "ação benéfica" que as terapias de primeira, segunda e terceira ondas também não conseguem fazer. A pesquisa que compara a EFT com outras abordagens ainda está em um estágio muito inicial, então não podemos dizer definitivamente que se a metanálise de Wampold tivesse incluído terapias de *tapping* os resultados teriam demonstrado que, de fato, nem todas as terapias são iguais. Porém, temos algumas evidências sugerindo que as terapias que incorporam o *tapping* em acupontos têm uma vantagem distinta sobre as que foram incluídas no estudo de Wampold. O veredito do pássaro Dodo não pode se sustentar com as terapias de quarta onda.

A EFT possui três características que a distinguem como terapia de quarta onda: é uma verdadeira abordagem mente-corpo, na medida em que inclui intervenções diretas em nível corporal; ela muda a atividade cerebral muito rapidamente; e tem vantagens especiais em mudar rápida e permanentemente aprendizagens emocionais desatualizadas.[25] Vamos examinar esses recursos em profundidade.

- **Uma intervenção somática.** Os terapeutas eficientes no trabalho com pessoas traumatizadas reconhecem há muito tempo que as terapias de conversa não são suficientes para curar o dano causado por abuso e catástrofe. O título de um influente artigo e subsequente livro, *The Body Keeps the Score*, do Dr. Bessel van der Kolk, destaca esse ponto. As alterações fisiológicas no corpo e no cérebro após o trauma tornam-se "codificadas nas vísceras" e exigem tratamentos que "envolvam o sistema de segurança do cérebro antes de tentar promover novas formas de pensar". As terapias eficazes para traumas graves devem dirigir-se tanto ao corpo quanto à mente, e isso é um grande avanço das terapias somáticas.

    Não é apenas aplicar o *tapping* sobre a pele que faz da EFT uma intervenção somática. O *tapping* inicia uma série de eventos em cascata no cérebro e no corpo que, como você verá a seguir, produzem hormônios importantes, ondas cerebrais, fluxo sanguíneo no cérebro e expressão genética de modo a melhorar a saúde emocional. E aplicar o *tapping*

---

25. Feinstein, David. "Energy Psychology: Efficacy, speed, mechanisms." Explore: *The Journal of Science and Healing* (2018): doi:10.1016/j.explore.2018.11.003.

tem esse impacto não apenas no tratamento de traumas, mas também na abordagem da ansiedade, de perturbações e dos objetivos do dia a dia.

- **Resultados rápidos.** Um programa de pesquisa de uma década na Harvard Medical School, analisando o que acontece no corpo quando vários acupontos são estimulados, descobriu que certos pontos diminuem quase instantaneamente a ativação da resposta ao estresse no cérebro. Essa pesquisa é descrita em mais detalhes a seguir, mas é suficiente dizer que como as respostas ao estresse elevado fazem parte de muitos transtornos emocionais, a capacidade de reduzi-los rapidamente é fundamental na velocidade e eficácia da EFT. Você também verá que a EFT parece exigir menos sessões do que as terapias convencionais para obter resultados equivalentes.

- **Processamento aprimorado de informações.** O artigo de David Feinstein, "How Energy Psychology Changes Deep Emotional Learnings", baseia-se no modo como a velocidade com que o *tapping* (uma característica central da "psicologia energética") envia sinais de desativação para o cérebro.[26] Essa resposta rápida é combinada com a capacidade do cérebro de reprogramar-se por meio de um processo chamado "reconsolidação de memória". O resultado é que respostas não saudáveis aos gatilhos, como o tom da voz de seu chefe, podem ser rápida e permanentemente eliminadas. Como grande parte da experiência humana envolve responder aos desafios da vida, ser capaz de fazer mudanças que promovam respostas e comportamentos emocionais mais saudáveis ajuda a superar um amplo espectro de problemas emocionais e também ajuda a viver uma vida mais bem-sucedida e satisfatória.

Essas três qualidades se juntam para tornar a EFT incomumente rápida e eficaz em comparação com as terapias de primeira, segunda e terceira ondas. No restante deste capítulo, examinaremos as evidências que sugerem que a EFT se destaca em todas essas três áreas. Listarei também as condições e populações para as quais os

---

26. Feinstein, David. "How energy psychology changes deep emotional learnings." *The Neuropsychotherapist* 10 (janeiro de 2015): 1–11.

estudos clínicos de EFT têm sido promissores, discutirei algumas das controvérsias em torno da EFT, examinarei uma delas em profundidade (é o *"tapping"* que torna a EFT eficaz ou é outro fator, como o relacionamento terapêutico ou a crença do paciente na terapia?), e encerraremos com algumas informações para ajudar a compreender as pesquisas apresentadas no restante do livro.

EFT COMO TERAPIA SOMÁTICA

O Dr. Bessel van der Kolk, diretor médico do Trauma Center, em Massachusetts, ex-presidente da Sociedade Internacional para Estudos do Estresse Traumático e professor de psiquiatria da Escola de Medicina da Universidade de Boston, é taxativo em sua crítica aos princípios da psicoterapia tradicional.[27] E, paralelamente a isso, tornou-se um defensor público das abordagens somáticas. De fato, os primeiros estudos de neuroimagem da TEPT mostraram que, durante a exposição a uma situação traumática, houve diminuição da capacidade funcional na área de Broca (área do cérebro responsável pela fala) e aumento da ativação de áreas do hemisfério direito relacionadas à emoção. Van der Kolk propôs que indivíduos traumatizados não conseguiam verbalizar precisamente o que estavam vivenciando, particularmente quando eram estimulados emocionalmente. Eles estariam muito estimulados para se comunicar, ainda mais para processar alguma coisa. Simplificando, talvez a terapia por si só, mesmo no contexto de um relacionamento terapêutico caloroso e de apoio, não seja suficiente para reverter as profundas condições físicas e emocionais em pessoas com histórico de trauma.

De acordo com Van der Kolk, dar sentido a uma experiência traumática geralmente não é suficiente para processá-la. As pessoas precisam ter experiências que *contradizem* diretamente os estados traumáticos de impotência emocional e paralisia física. Elas devem reviver o evento sem se sentirem impotentes, e é exatamente isso que a EFT promove. A EFT faz parte de um grupo de terapias corporais mais recentes (outra é a Dessensibilização e reprocessamento por meio dos movimentos oculares, EMDR) que todos

---

27. Van der Kolk, Bessel. "Posttraumatic stress disorder and the nature of trauma." *Dialogues in Clinical Neuroscience* 2, nº1 (2000): 7–22.

procuram para dessensibilizar os pacientes sem precisar que eles se envolvam totalmente em uma revivência verbal da experiência traumática. E os resultados são notáveis. Essas terapias somáticas estão produzindo benefícios que as terapias tradicionais orientadas para o *insight* não estão. Embora a EFT tenha o foco da pessoa direcionado para o desconforto (mesmo que seja uma sensação física ou um pensamento), é o aspecto somático do *tapping* que cria a diminuição da atividade da amígdala e do cortisol, resultando na calma. Esse estado de calma é um estado contraditório ao do desconforto ou trauma.

O que quer que tenha causado excesso de cortisol no corpo (por exemplo, um trauma), a elevação desse hormônio pode levar a: problemas de concentração, desequilíbrios nos níveis de glicose no sangue, distúrbios de sono, diminuição da massa muscular, pressão arterial mais alta, menor função imunológica (pode deixar você mais suscetível a resfriados) e aumento da gordura abdominal ("barriga"). No entanto, descobriu-se que o cortisol responde rapidamente à aplicação da EFT.

Em um estudo, 83 adultos foram distribuídos aleatoriamente (isso significa que eles não puderam escolher a opção de tratamento) para um grupo de EFT que recebeu uma hora da terapia, um grupo de psicoterapia que recebeu uma entrevista de apoio (SI) ou um grupo sem tratamento (NT) que apenas descansou.[28] Todos os participantes tiveram seu cortisol testado (medido na saliva) imediatamente antes e 30 minutos após a intervenção.

O grupo de EFT exibiu uma melhora clínica e estatisticamente significativa na ansiedade (aproximadamente 58%) e depressão (melhora de 49%). Eles também relataram uma redução geral na gravidade dos sintomas (em 50%) e no alcance de seus sintomas (em 42%, p = 0,001).

Não houve mudanças significativas nos níveis de cortisol entre o grupo que recebeu a entrevista de apoio e o grupo sem tratamento (repouso), porém, o cortisol no grupo de EFT caiu 24%, um valor significativo. Vale lembrar que o tratamento foi de apenas uma hora, então a velocidade com que a EFT funciona é surpreendente. O mais extraordinário é que as melhorias nos sintomas de saúde mental após a terapia também se refletiram nos níveis reduzidos de cortisol.

---

28. Church, Dawson, Yount, Garret e Brooks, Audrey. "The effect of emotional freedom techniques on stress biochemistry: A randomized controlled trial." *Journal of Nervous and Mental Disease* 200 (2012): 89–896.

Isso nos mostra que a mente e o corpo estão definitivamente sintonizados e interconectados.

EFT e Claustrofobia

As pesquisas sobre como a EFT e o *tapping* somático modificam o cérebro estão apenas começando. Um pequeno estudo com quatro pessoas com claustrofobia (medo de ficar fechado em um espaço pequeno ou sem escape) mostrou que, juntamente com reduções nos sintomas de ansiedade, uma sessão de *tapping* de 30 minutos causou diminuição nos níveis elevados de ondas cerebrais teta naqueles quatro participantes de controle não clínico.[29] Eles também apresentaram reduções significativas nas pontuações de ansiedade.

Uma observação rápida sobre ondas cerebrais: Temos cinco tipos diferentes de padrões elétricos ou "ondas cerebrais": gama, beta, alfa, teta e delta. Elas podem ser observadas com um EEG (eletroencefalograma), o mesmo que foi usado no estudo. Cada padrão elétrico tem um propósito para nos auxiliar a lidar com várias situações. As ondas teta estão envolvidas em sonhar acordado e dormir, o que resulta em sentir-se verdadeiramente restaurado. Muita atividade teta pode fazer as pessoas se sentirem deprimidas, mas também pode ajudar a melhorar a intuição e a criatividade.

EFT e Sintomas de Trauma

Em 2004, os pesquisadores analisaram os padrões de EEG após a técnica de *tapping* em dez pessoas que se envolveram em acidentes de carro e ainda estavam sofrendo com sintomas de trauma.[30] Seus cérebros foram mapeados no início do estudo e elas também preencheram questionários sobre sua ansiedade, depressão e comportamentos de evitação em dirigir de veículos. Todas receberam duas sessões de EFT e completaram as mesmas avaliações, incluindo o mapeamento cerebral.

---

29. Lambrou, P. T., Pratt, G. J. e Chevalier, G. "Physiological and psychological effects of a mind/body therapy on claustrophobia." *Subtle Energies & Energy Medicine* 14, nº 3 (2003): 239–251.
30. Swingle, P. G., Pulos, L. e Swingle, M. K. "Neurophysiological indicators of EFT treatment of post-traumatic stress." *Subtle Energies & Energy Medicine* 15, nº 1 (2004): 75–86.

Todos os participantes relataram mudanças positivas após as sessões de EFT, embora quatro tenham mostrado alterações negativas ou nenhuma mudança quando seus cérebros foram mapeados novamente. Aqueles que melhoraram exibiram aumento da regulação do córtex sensório-motor, diminuição da estimulação do córtex pré-frontal direito e mais mudanças na área occipital do cérebro. Os pesquisadores acreditam que as pessoas que melhoraram foram aquelas que estavam em mais conformidade com o tratamento. Esse primeiro estudo de mapeamento cerebral mostrou que a EFT foi capaz de produzir alterações cerebrais, embora não em todas as pessoas.

EFT e Compulsões Alimentares

A imagiologia cerebral é uma técnica poderosa que agora está aprimorando a pesquisa em neurociência. Isso é feito de duas maneiras: por meio da ressonância magnética funcional (RMf) e da tomografia por emissão de pósitrons (PET). Ambas foram investigadas pela Harvard Medical School há mais de dez anos para a acupuntura. Seus experimentos mostraram consistentemente que a inserção de agulhas nos acupontos resultam em diminuições na ativação da amígdala, do hipocampo e de outras áreas cerebrais associadas ao medo e à dor.[31,32]

Atualmente, estão surgindo estudos usando a RMf, amplamente utilizada para mapear a atividade cerebral, mostrando as mudanças do cérebro após a EFT. (Eu conduzi um deles, e as varreduras são apresentadas no Capítulo 7.) Um resumo sobre os resultados: Havia 15 adultos obesos no total; 10 foram distribuídos a um grupo de tratamento com EFT e 5 a um grupo de controle (onde não receberam nenhuma intervenção para suas compulsões). Todos tiveram seus cérebros mapeados usando RMf antes e depois de uma fase de tratamento com EFT de quatro semanas. Enquanto eles estavam na máquina de ressonância, mostramos imagens de alimentos altamente calóricos (por exemplo, biscoitos de chocolate, hambúrgueres e batatas fritas, sorvetes) e registramos quais partes de seus cérebros eram ativadas.

---

31. Fang, J. *et al.* "The salient characteristics of the central effects of acupuncture needling: Limbic-paralimbic-neocortical network modulation." *Human Brain Mapping* 30 (2009): 1196–1206. doi:10.1002/hbm.20583.
32. Napadow, V. *et al.* "Hypothalamus and amygdala response to acupuncture stimuli in carpal tunnel syndrome." *Pain* 130 (2007): 254–266.

Após o tratamento com EFT de quatro semanas, todos os adultos foram mapeados novamente e as mesmas imagens de alimentos foram mostradas para descobrir se algo havia mudado. Observamos uma diminuição significativa na ativação cerebral nos participantes do grupo de EFT e, em alguns deles, não houve ativação alguma! Isso foi incrível, mesmo para nós. O grupo de controle ainda apresentava ativação das partes do cérebro associadas à recompensa e perda. O Capítulo 7 explica em detalhes o que fizemos e também mostra as varreduras.[33]

EFT e Expressão Genética

Finalmente, a EFT foi pesquisada em um nível fisiológico, incluindo seus efeitos nos genes. Um estudo piloto comparou uma sessão de EFT de uma hora a uma sessão de placebo (em que os participantes pensaram estar recebendo um tratamento, mas não havia um componente ativo) em quatro participantes.[34] O que esse pequeno estudo descobriu foi incrível. Após a sessão de EFT, houve expressão diferencial em 72 genes associados à supressão de tumores cancerígenos, proteção contra radiação ultravioleta, regulação da resistência à insulina do diabetes tipo 2, imunidade a infecções oportunistas, atividade antiviral, conectividade sináptica entre neurônios, síntese tanto de glóbulos vermelhos quanto de brancos, aumento da fertilidade masculina, construção de matéria branca no cérebro, regulação metabólica, plasticidade neural, reforço das membranas celulares e redução do estresse oxidativo. Esse foi um resultado profundo e o primeiro desse tipo nessa área.

Desde então, houve outro estudo que examinou a regulação de seis genes associados à inflamação e à imunidade após o tratamento com EFT.[35] Em um estudo de 16 veteranos de guerra com TEPT que receberam sessões de EFT de dez horas de duração, as interleucinas, responsáveis pela regulação da resposta inflamatória

---

33. Stapleton, Peta et al. "Neural Changes in Overweight Adults with Food Cravings after Emotional Freedom Techniques Treatment: A Feasibility Study." *OBM Integrative and Complementary Medicine* (2018), em revisão.
34. Maharaj, M. E. "Differential gene expression after Emotional Freedom Techniques (EFT) treatment: A novel pilot protocol for salivary mRNA assessment." *Energy Psychology: Theory, Research, and Treatment* 8, nº1 (2016): 17–32. doi:10.9769/ EPJ.2016.8.1.MM.
35. Church, Dawson et al. "Epigenetic effects of PTSD remediation in veterans using Clinical Emotional Freedom Techniques: A randomized controlled pilot study." *American Journal of Health Promotion* 32, nº 1 (2018):112–122. doi:10.1177/0890117116661154.

do corpo, mudaram significativamente na expressão. E os genes "bons", associados ao melhor funcionamento do sistema imunológico, também foram alterados. Houve ainda uma associação significativa entre a melhora dos sintomas de saúde mental dos veteranos e as mudanças positivas na expressão de seus genes relacionados aos hormônios do estresse.

EFT e Sistema Nervoso Central

Uma empolgante pesquisa de EFT foi conduzida sobre a variabilidade da frequência cardíaca e da coerência cardíaca, o sistema circulatório usando a pulsação em repouso e a pressão sanguínea, o sistema endócrino usando cortisol e o sistema imunológico usando imunoglobulina A salivar.[36]

Tudo isso somado a ser uma medida extensiva do sistema nervoso central (SNC). Este controla a maioria das funções do corpo e da mente e é composto por duas partes: o cérebro e a medula espinhal. Então, basicamente, esse estudo analisou o impacto da EFT em todos esses sistemas, bem como as mudanças nos sintomas psicológicos de ansiedade, depressão, TEPT, dor, compulsões e felicidade.

Os 31 participantes estavam em um *workshop* de cinco dias e aprenderam 16 módulos de EFT em um grupo, com 12 horas de prática. Todas as medições mencionadas foram realizadas no início e no final do evento, e os participantes relataram reduções nessas áreas:

- Ansiedade (39%)
- Depressão (46%)
- TEPT (32%)
- Dor (66%)
- Compulsões alimentares (80%)

Eles também relataram aumento na felicidade (em 13%), assim como aumento em seu sistema imunológico (em 61%). Eles apresentaram melhorias significativas na frequência cardíaca de repouso (em 8%), nos níveis de cortisol (hormônio do estresse) (em 49%), na

---

36. Bach, Donna *et al.* "Clinical EFT (Emotional Freedom Techniques) Improves Multiple Physiological Markers of Health." (2018), *Journal of Evidence-Based Integrative Medicine*, in press.

pressão arterial sistólica (em 6%) e na pressão arterial diastólica (em 11%). A pressão arterial sistólica refere-se à pressão dentro de suas artérias quando o coração está bombeando; a pressão diastólica é a pressão dentro das artérias quando o coração está em repouso, entre as batidas.

Esses foram alguns impressionantes ganhos ao longo dos cinco dias. Uma tendência decrescente foi observada para a variabilidade da frequência cardíaca, juntamente com uma tendência ascendente para a coerência cardíaca, sugerindo uma melhoria na saúde e na função cardiovascular. Embora a tendência não tenha sido estatisticamente significativa, os autores determinaram que 13 participantes adicionais teriam impactado a significância estatística dessas medições. O empolgante foi que 60 dias depois, quando os pesquisadores acompanharam os participantes, todos indicaram que mantiveram os ganhos em suas melhorias de sistemas psicológicos.

> ### Há necessidade de fazer lição de casa?
>
> Uma estratégia comum nas terapias cognitivas e comportamentais de padrão-ouro são as "lições de casa" como um mecanismo para produzir e fortalecer os resultados benéficos do tratamento. Praticar habilidades fora da sessão de terapia para mudanças permanentes e de longo prazo é considerado essencial. De fato, o envolvimento em atividades fora da sessão para produzir resultados positivos na terapia foi examinado em metanálises e os resultados indicam que uma maior adesão a essas "lições de casa" está associada a resultados mais benéficos do tratamento.[37,38] Os tipos de atividades podem incluir listas de verificação de frequência, registros de sintomas, diários autorreflexivos e atividades estruturadas, como exposição.

---

37. Kazantzis, N., Deane, F. P. e Ronan, K. R. "Homework assignments in cognitive and behavioral therapy: A meta-analysis." *Clinical Psychology: Science & Practice* 7, nº 2 (2000):189–202. doi:10.1093/clipsy/7.2.189.
38. Mausbach, Brent T. *et al.* "The relationship between homework compliance and therapy outcomes: An updated meta-analysis." *Cognitive Therapy and Research* 34, nº 5 (2010): 429–438.

No entanto, um dos principais motivos citados para o insucesso terapêutico na terapia cognitivo-comportamental é o *não cumprimento* de tais atividades fora da sessão.[39] Em pacientes adultos, as taxas de não adesão variam de 20% a 50%.[40] Se as atividades fora da sessão do paciente são essenciais para a obtenção de resultados positivos, isso representa um enorme problema para as três condições anteriores serem atendidas se os pacientes não seguirem adiante. Não é o objetivo aqui apresentar os motivos pelos quais as pessoas não aderem ao tratamento e, independentemente de serem conduzidas interna ou externamente, o que fica evidente é que os resultados da terapia parecem seriamente afetados por essa questão problemática.

Como mencionado, o componente somático da EFT é mais do que aplicar o *tapping* sobre a pele. Isso resulta em alterações no cérebro, expressão de DNA, produção de hormônios, ondas cerebrais e fluxo sanguíneo; e é incrivelmente rápido. Esse componente somático é, de fato, uma "atividade promotora de saúde" que não depende necessariamente de "lições de casa" praticadas fora da sessão de *tapping*.

A EFT PRODUZ RESULTADOS RÁPIDOS

Uma característica distintiva das psicoterapias somáticas é que se acredita que elas produzam resultados positivos com relativamente poucas sessões. Embora programas breves de tratamento com EFT possam não ser apropriados para todas as condições, a realidade é que eles podem alcançar resultados muito rapidamente.

Uma revisão inicial de 51 artigos revisados por pares que investigaram resultados clínicos após um processo de *tapping* identificou 18 estudos controlados randomizados.[41] Esses estudos foram então

---

39. Helbig, S. e Fehm, L. "Problems with homework in CBT: Rare exception or rather frequent?" *Behavioral and Cognitive Psychotherapy* 32, nº 3 (2004): 291-301. doi:10.1017/S1352465804001365.
40. Kazantzis, N., Lampropoulos, G.K. e Deane, F. P. "A national survey of practicing psychologists' use and attitudes toward homework in psychotherapy." *Journal of Consulting and Clinical Psychology* 73, nº 4 (August 2005): 742-748.
41. Feinstein, David. "Acupoint stimulation in treating psychological disorders: Evidence of efficacy." *Review of General Psychology* 16, nº 4 (2012): 364–380. doi:10.1037/a0028602.

avaliados criticamente em relação à qualidade do desenho, e o autor Dr. David Feinstein relatou que eles demonstraram consistentemente fortes tamanhos de efeito e outros resultados estatísticos positivos que excederam o acaso. Também foi observado que esses resultados ocorreram após relativamente poucas sessões de tratamento.

Desde então, mais estudos controlados randomizados demonstraram que a EFT efetivamente trata fobias e certos transtornos de ansiedade em uma única sessão. Resultados extraordinários ocorreram com sessões únicas, incluindo reduções significativas no cortisol e normalização das frequências do EEG associadas ao estresse. Embora condições como o TEPT comórbido e complexo normalmente exijam maior tempo de resposta, a EFT resultou em alívio para alguns pacientes após uma única sessão.[42] Vários estudos também indicaram redução significativa nos sintomas e, muitas vezes, ausência de diagnóstico de TEPT após seis horas de tratamento com EFT.[43,44] As terapias padrão-ouro geralmente recomendam de 12 a 18 sessões para condições como o TEPT. Quando a EFT alcança o mesmo resultado em consideravelmente menos sessões, isso levanta a questão sobre se todas as terapias são realmente iguais.

Duração e Resultados do Tratamento com EFT em Comparação com Outras Terapias

Muitos estudos de pesquisa já compararam a EFT a abordagens tradicionais e padrão-ouro. Invariavelmente, os tratamentos com EFT alcançam resultados semelhantes ou idênticos em menos sessões.

Um estudo em larga escala de 5 mil pacientes em busca de tratamento para ansiedade distribuiu os pacientes a um grupo de terapia

---

42. Church, Dawson. "Clinical EFT (Emotional Freedom Techniques) as single session therapy: Cases, research, indications, and cautions." In M. Hoyt and M. Talmon, eds., *Capturing the Moment: Single Session Therapy and Walk-in Service*. Bethel, CT: Crown House, 2013.
43. Church, D., Geronilla, L. e Dinter, I. "Psychological symptom change in veterans after six sessions of EFT (Emotional Freedom Techniques): An observational study." *International Journal of Healing and Caring* 9, nº 1 (2009): 1–13.
44. Geronilla, L. *et al.* "EFT (Emotional Freedom Techniques) remediates PTSD and psychological symptoms in veterans: A randomized controlled replication trial." *Energy Psychology: Theory, Research, and Treatment* 8, nº 2 (2016): 29–41.

cognitivo-comportamental (TCC) que incluiu medicação, se necessário, ou um grupo de tratamento por acupontos (Terapia do Campo do Pensamento, precursor da EFT) sem medicação.[45] A remissão completa foi relatada por 76% dos pacientes no grupo de acupontos e 51% no grupo de TCC (p < 0,0002). Alguma melhora até a remissão completa foi relatada por 90% dos pacientes no grupo de acupontos e 63% no grupo de TCC (p < 0,0002). Esses 90% dos pacientes do grupo de acupontos melhoraram *em uma média de três sessões*, em comparação com uma média de 15 sessões para os pacientes no grupo de TCC.

Um estudo piloto de ansiedade de prova em estudantes universitários comparou a EFT a um híbrido holístico derivado de EMDR e EFT (chamado WHEE) e à TCC, e reduções significativas na ansiedade de prova foram observadas para todos os três tratamentos. No entanto, os benefícios mais rápidos foram observados nos tratamentos experimentais (WHEE e EFT): tanto WHEE quanto EFT alcançaram em duas sessões os mesmos benefícios da TCC em cinco, sugerindo que EFT e WHEE têm efeitos de tratamento mais rápidos.[46] (Isso é discutido em mais detalhes no Capítulo 8.)

Isso levanta a questão: como a EFT pode alcançar os mesmos resultados que outras abordagens em menor tempo? O aspecto somático do *tapping* é a resposta clara. Mencionei brevemente que a Harvard Medical School conduziu pesquisas durante um período de mais de dez anos sobre os mecanismos da acupuntura.[47] Foram esses estudos que indicaram que o estímulo de acupontos selecionados envia sinais

---

45. Andrade, J. e Feinstein, D. "Energy psychology: Theory, indications, evidence." In David Feinstein, *Energy Psychology Interactive* (Appendix, 199–214). Ashland, OR: Innersource, 2004.
46. Benor, Dan *et al.* "Pilot study of Emotional Freedom Technique (EFT), Wholistic Hybrid derived from EMDR and EFT (WHEE) and Cognitive Behavioral Therapy (CBT) for treatment of test anxiety in university students." *Explore: The Journal of Science and Healing* 5, nº 6 (2009): 338–340.
47. Hui, K. K. S. *et al.* "Acupuncture modulates the limbic system and subcortical gray structures of the human brain: Evidence from fMRI studies in normal subjects." *Human Brain Mapping* 9 (2000): 13–25. doi:10.1002/(SICI)1097-0193(2000)9:1<13::AID-HBM2>3.0.CO;2-F.

de desativação para a amígdala. Os estudos de Harvard incluíram imagiologia cerebral e indicaram que a estimulação de certos pontos com agulhas de acupuntura produziu consistentemente diminuições proeminentes na atividade da amígdala, no hipocampo e em outras áreas cerebrais associadas ao medo. Se alguém está estimulado ou angustiado e se envolve repetidamente em uma atividade somática, como a EFT, enquanto pensa sobre isso, há o envio de um sinal conflitante para as áreas límbicas. A resposta ao estresse torna-se permanentemente alterada quando um processo como o *tapping* desativa os centros emocionais do cérebro. Isso, então, resulta em um estado calmo durante qualquer lembrança daqueles pensamentos anteriormente desconfortáveis, o que explica por que a mudança é duradoura.

EFT COMO UMA FERRAMENTA PODEROSA PARA MUDAR A APRENDIZAGEM EMOCIONAL PROFUNDA

Com base em um mecanismo especial para promover a reconsolidação da memória, um recurso exclusivo da EFT é que os benefícios parecem ser duradouros sem tratamento adicional. Normalmente, poderíamos supor que quando expostos à mesma situação no futuro (por exemplo, ver uma aranha), teríamos que aplicar o *tapping* novamente para enviar mais uma vez o sinal de desativação ao cérebro. O Dr. Feinstein propôs corretamente que a crença comum entre os neurocientistas é que, uma vez que um novo aprendizado é consolidado na memória de longo prazo, ele é implantado permanentemente. Ele pode, por exemplo, responder ao treinamento de extinção, mas, no final, está sempre em risco de reativação.[48]

Entretanto, novas pesquisas sobre a reconsolidação de memória mostram que, apesar de uma vida inteira de aprendizados emocionais profundos, o cérebro tem um mecanismo para "atualizar os aprendizados existentes pelos novos",[49] e as crenças fundamentais da infância podem ser modificadas, fortalecidas, alteradas ou mesmo

---

48. Feinstein, David. "How energy psychology changes deep emotional learnings." *The Neuropsychotherapist* 10 (janeiro de 2015), 1–11.
49. Ecker, B., Ticic, R. e Hulley, L. *Unlocking the Emotional Brain: Eliminating Symptoms at Their Roots Using Memory Reconsolidation*. New York: Routledge, 2012.

apagadas![50] As vias neurais parecem capazes de mudar, e três condições foram propostas para facilitar esse processo:

1. A memória emocional ou o aprendizado deve ser acessado com clareza.
2. O paciente deve experimentar tanto a situação que quer mudar quanto o sentimento que deseja sentir. Isso é chamado de "experiência de justaposição".
3. O pareamento de justaposição deve ser repetido várias vezes.

Na EFT, o passo 1 ocorre quando a pessoa declara sua preocupação na afirmação de configuração. O *tapping* geralmente resulta em uma expressão do problema ao nível de pensamento, sentimento ou sensação corporal. Contribuições históricas para o problema podem vir à mente, como memórias do passado, dando acesso à causa raiz.

No passo 2, o *tapping* somático reduz o desconforto emocional, e o cérebro, portanto, experimenta uma situação contraditória. Uma imagem ou pensamento que anteriormente era desconfortável agora não é mais, os sentimentos em relação a ela/ele mudaram e, assim, o caminho neural que mantém o antigo aprendizado aparece transformado pela nova experiência.

O passo 3, a fase de repetição, é vital para que a fase de contradição se torne permanente. Na EFT, as rodadas repetidas de *tapping* servem para identificar aspectos adicionais do problema e processar contribuições históricas.

Em nenhum momento é sugerido que o *tapping* muda ou apaga qualquer aprendizado. Nem transforma o que realmente aconteceu. Mas o sinal de desativação que ele envia para os centros emocionais do cérebro permite que alguém se lembre do que aconteceu sem desconforto. E as pesquisas indicam que essas mudanças são duradouras.

Portanto, pode ser que nem todas as terapias sejam criadas igualmente e não exista um pássaro Dodo. Mas há uma quarta onda, e ela pode ser um *tsunami*. Antes de discutir a melhor forma de compreender as pesquisas, vamos considerar brevemente as populações e as condições em que a EFT foi estudada.

---

50. Nader, Karim. "Memory traces unbound." *Trends in Neurosciences* 26, nº 2 (2003): 65–72.

As populações que foram estudadas com a EFT incluem:
- Estudantes universitários
- Veteranos
- Pacientes com dor
- Adultos com excesso de peso
- Pacientes hospitalares
- Atletas
- Profissionais de saúde
- Alunos superdotados
- Pacientes quimioterápicos
- Portadores de fobias

Os transtornos e condições que foram estudados com a EFT:
- Ansiedade geral
- Ansiedade de prova
- Fobias
- Transtorno obsessivo-compulsivo
- TEPT
- Trauma geral
- Estresse
- Depressão
- Vício
- Dor, incluindo fibromialgia e dores de cabeça tensionais
- Ombro congelado
- Psoríase
- Insônia
- Transtornos convulsivos
- Desempenho esportivo/atlético
- Dificuldades de aprendizagem/desafios educacionais
- Funcionamento epigenético e fisiológico
- Funcionamento psicológico geral

A Força Tarefa da Divisão 12 da Associação Americana de Psicologia sobre tratamentos empiricamente validados criou padrões para avaliar as terapias psicológicas. Embora tenham sido revisados recentemente, os padrões que estavam em vigor enquanto a maioria dos estudos de *tapping* foi conduzida, foram resumidos e incluem estes requisitos:[51,52]

- Que um tamanho de amostra suficiente seja usado para efeitos estatisticamente significativos (p <0,05 ou melhor)
- Que ferramentas de avaliação válidas e confiáveis sejam usadas para medir a mudança
- Que as amostras de tratamento sejam avaliadas ou diagnosticadas por médicos qualificados
- Que a distribuição aleatória aos grupos de tratamento ativo e de controle seja usada
- Que os entrevistadores estejam em caráter cego para a distribuição aos grupos nos estudos que utilizam entrevistas para a seleção de participantes
- Que manuais de tratamento sejam utilizados ou, no caso de tratamentos simples, sejam fornecidas descrições completas dentro do estudo
- Que informações suficientes sejam incluídas para que as conclusões do estudo possam ser revisadas quanto à adequação, incluindo o tamanho das amostras, o uso de ferramentas de avaliação para identificar os resultados desejados e a magnitude da significância estatística[53]

Um artigo publicado em 2014 pelos pesquisadores da EFT Dr. Dawson Church e colegas revelou que mais da metade dos estudos de EFT publicados na época atendiam a esses critérios.[54]

---

51. Church, Dawson. *The EFT Manual*. 3ª ed. Fulton, CA: Energy Psychology Press, 2013.
52. Feinstein, David. "Acupoint stimulation in treating psychological disorders: Evidence of efficacy." *Review of General Psychology* 16 (2012): 364–380. doi:10.1037/a0028602.
53. APA Presidential Task Force on Evidence-Based Practice. "Evidence-based practice in psychology." *American Psychologist* 61 (2006): 271-285. https://www.div12.org/psychological-treatments.
54. Church, Dawson *et al.* "Empirically supported psychological treatments: The challenge of evaluating clinical innovations." *Journal of Nervous and Mental Disease* 202, nº 10 (2014): 699–709.

Os próximos capítulos deste livro desmembrarão várias áreas importantes nas quais a EFT tem mais pesquisas e ficará evidente como os estudos atenderam aos critérios anteriores. Como mencionado, você pode continuar lendo capítulo por capítulo ou ir diretamente para um que interesse mais a você e conferir os resultados. Porém, por enquanto, também consideramos melhor as principais críticas à EFT.

DIFERENÇAS DE OPINIÃO

Como qualquer outra técnica nova, o surgimento e a investigação de EFT resultaram em muitas críticas. E, como estamos prestes a explorar os resultados das pesquisas existentes, é importante considerar o que os críticos têm a dizer.

A crítica em si não é incomum. Afinal, qualquer coisa nova pode ameaçar um *status quo*. E a EFT é diferente das tradicionais "terapias de conversa". Ela envolve o elemento somático de aplicar o *tapping* nos acupontos, o que pode não ser visto como algo convencional. A maioria dos críticos à EFT argumenta que todas as mudanças que ocorreram nos estudos clínicos são por causa da relação entre o paciente e o terapeuta (como mencionado no início deste capítulo), ou outros fatores, como a personalidade do paciente, ou mesmo o efeito placebo.

Placebo, latim para "agradar", refere-se a qualquer tratamento médico que não tenha propriedades ativas (por exemplo, uma pílula de açúcar). Ele não precisa ser uma pílula, no entanto; pode ser qualquer tratamento "fictício" também. O *efeito placebo* é o efeito positivo na saúde de uma pessoa (física ou psicológica) experimentada depois de tomar um placebo. Ele é desencadeado pela *crença no benefício* do tratamento e na expectativa de se sentir melhor. Os placebos são frequentemente usados em estudos clínicos para novos tratamentos e aparentemente evocam reações neurobiológicas complexas que incluem desde aumentos nos neurotransmissores do bem-estar, como endorfinas e dopamina, até maior atividade em certas regiões cerebrais ligadas ao humor, reações emocionais e *insight*.

Portanto, os críticos à EFT alegarão isso e dirão que as expectativas de uma pessoa de que a EFT funcionará é o motivo pelo qual elas melhoram. No entanto, na forma mais elevada de estudo clínico (estudo clínico randomizado), as pessoas são distribuídas aleatoriamente aos grupos de tratamento (grupo de EFT, grupo de controle que não recebe tratamento ou grupo de uma terapia diferente), sem permissão para escolher. Então, isso elimina o viés que poderia existir caso essas pessoas realmente quisessem aprender a EFT, e o relato que ela funciona.

A distribuição aleatória dos participantes garante que, em média, os grupos de tratamento serão bem equilibrados e garantirão uma estimativa imparcial do efeito do tratamento. Geralmente, isso é feito com um programa de computador, para que os pesquisadores não estejam envolvidos no processo de decisão.

Quando estudos randomizados mostram resultados significativos, isso é uma forte indicação de que o tratamento funcionou e funciona para grupos de pessoas. Quando um estudo é replicado por diferentes pesquisadores e ainda alcança resultados iguais ou semelhantes, isso também aponta para a ideia de que é o tratamento que deu certo, não o terapeuta que o aplicou, nem nada relacionado às pessoas daquele grupo em particular.

Outra área de crítica envolve os acupontos verdadeiros e qual é realmente o componente ativo da EFT. São as palavras proferidas ou o *tapping*? Eles funcionariam tão bem separados? Há alguns estudos que tentaram explorar essas ideias, e eles tendem a abordar a questão do placebo também.

Finalmente, há o que é chamado de "lacuna translacional", em que qualquer nova terapia leva algum tempo antes de ser considerada um tratamento padrão. O American Institute of Medicine (Divisão de Saúde e Medicina da Academia Nacional de Ciências, Engenharia e Medicina dos Estados Unidos) diz que isso leva cerca de 17 anos, e apenas 20% das novas terapias são aceitas como convencionais.[55]

---

55. Institute of Medicine. *Crossing the quality chasm: A new health system for the 21st century/Committee on Quality Health Care in America*. Washington, D.C.: The National Academies Press, 2001. https://www.nap.edu/read/10027/chapter/1#ii.

> **Replicação**
>
> Uma das medições de pesquisa sólida é quando outros pesquisadores independentes replicam um estudo e alcançam os mesmos resultados. A replicação tende a seguir exatamente os mesmos protocolos do estudo original; e se alcançar os mesmos resultados, isso sugere que os resultados originais eram confiáveis e válidos. Em outras palavras, sugere que o viés do pesquisador provavelmente não está presente.

O QUE FAZ A EFT FUNCIONAR? ESTUDOS DE COMPARAÇÃO

Estudos de comparação são aqueles que separam diferentes aspectos de uma estratégia para ver qual é o verdadeiro componente ativo. Eles frequentemente substituem um componente ativo por um ausente, eliminando a possibilidade de que o componente ausente esteja contribuindo para o resultado do tratamento (por meio de um efeito placebo). Com a EFT, muitas vezes os críticos estão interessados em tratamentos por acupontos fictícios, e é aí que esses estudos se concentram. O primeiro estudo de comparação feito para EFT comparou grupos de pontos da EFT, pontos fictícios e de aplicação do *tapping* em um boneco, e também incluiu um grupo de controle que não fez nada.[56] Havia 119 estudantes universitários distribuídos para todas essas quatro condições, e todos foram avaliados quanto aos níveis de medo e ansiedade.

Os autores relataram reduções significativas no medo autorreferido para todos os três grupos de *tapping*, mas não para o grupo de controle. Eles afirmaram que qualquer efeito da EFT foi por causa da distração ou dessensibilização, em vez do efeito do *tapping* nos acupontos. Mas houve alguns problemas.

Nos grupos de pontos fictícios e aplicação do *tapping* no boneco, os estudantes usaram o dedo indicador, o que inadvertidamente

---

56. Waite, L. W. e Holder M. D. "Assessment of the emotional freedom technique: An alternative treatment for fear." *The Scientific Review of Mental Health Practice* 2, nº 1 (2003): 20–26.

estimulou um acuponto. Os grupos foram eficazes, mas, no final, todos estavam usando a estimulação de acupontos. Os autores não utilizaram avaliações válidas em suas medidas nem a randomização completa aos grupos. No grupo de EFT, eles usaram acupontos nem mesmo incluídos no processo padrão e omitiram outros. É difícil tirar conclusões sólidas sobre esse estudo, mas ele iniciou o processo.

O próximo estudo a comparar os aspectos da EFT randomizou estudantes universitários a um grupo de EFT ou um grupo de controle que recebeu exercícios respiratórios de atenção plena em vez do *tapping*.[57] Os alunos que aplicaram a EFT relataram aumentos mais significativos no prazer, esperança e orgulho e diminuições mais significativas na raiva, ansiedade e vergonha do que o grupo de controle respiratório. O único problema com esse estudo foi que o grupo de controle de respiração com atenção plena não usou a configuração de EFT ou as afirmações de lembrete; portanto, enquanto o *tapping* real foi a principal diferença do grupo de controle, ele não foi a única diferença.

O próximo estudo envolveu 56 estudantes universitários que foram avaliados para sintomas de estresse e distribuídos aleatoriamente a um grupo de EFT ou a um grupo de controle que aplicaram o *tapping* em pontos fictícios.[58] Os alunos do grupo de EFT relataram uma redução de 39,3% nos sintomas de estresse, enquanto o grupo de *tapping* em pontos falsos expôs uma redução de apenas 8,1%. Embora esse estudo apoie a EFT, ele foi limitado, porque o questionário de estresse usado não foi validado, e um dos pesquisadores liderou os grupos experimental e de controle, possivelmente contaminando os resultados.

Um estudo de 2015 envolveu 126 professores de escolas (avaliados para o risco de esgotamento) e é possivelmente o estudo de comparação mais eficaz até o momento.[59] Os autores usaram duas

---

57. Fox, L. "Is acupoint tapping an active ingredient or an inert placebo in Emotional Freedom Techniques (EFT)? A randomized controlled dismantling study." *Energy Psychology: Theory, Research, and Treatment* 5, nº 2 (2013): 15–28.
58. Rogers, R. e Sears, S. R. "Emotional Freedom Techniques for stress in students: A randomized controlled dismantling study." *Energy Psychology: Theory, Research, and Treatment* 7, nº 2 (2015): 26–32.
59. Reynolds, A. E. "Is acupoint stimulation an active ingredient in Emotional Freedom Techniques (EFT)? A controlled trial of teacher burnout." *Energy Psychology: Theory, Research, and Treatment* 7, nº 1 (2015): 14–21. doi:10.9769/EPJ.2015.07.01.AR.

escolas diferentes que eram demograficamente semelhantes, para minimizar qualquer contaminação, e distribuíram os professores a um grupo de EFT ou a um grupo de controle que aplicou o *tapping* em pontos fictícios no corpo em um protocolo idêntico. Todos eles foram orientados a se concentrar em situações que contribuíram para o esgotamento e o estresse durante o *tapping*. O grupo de controle aplicou o *tapping* no antebraço esquerdo, cerca de um centímetro acima do pulso, com a parte inferior dos dedos da mão direita aberta. Isso foi importante, porque a ponta dos dedos não foi utilizada ou ativada involuntariamente (como no primeiro estudo discutido). Todo o restante era idêntico.

Os resultados mostraram que o grupo de EFT foi superior ao grupo de pontos fictícios nos três indicadores de esgotamento rastreados (exaustão emocional, despersonalização e realização pessoal). E isso foi estatisticamente significativo.

Em 2018, uma metanálise analisou se o componente de acupressura da EFT (o *tapping* real) era um componente ativo no sucesso da terapia.[60] Seis estudos que incluíram 403 adultos com sintomas psicológicos ou físicos diagnosticados ou autoidentificados foram comparados. Os grupos de acupressura exibiram resultados moderadamente mais fortes do que os controles, e a metanálise indicou que o componente de acupressura era um componente ativo. Em outras palavras, os resultados não se deviam apenas ao placebo, aos efeitos inespecíficos de qualquer terapia ou aos componentes diferentes de acupressura.

Então, em resumo, um dos estudos de comparação não usou uma avaliação confiável e válida, o outro não forneceu informações suficientes para obter um tamanho de efeito (para significância clínica), um não aderiu ao protocolo de EFT em manual e os outros não randomizaram os grupos. O único estudo que foi bem desenhado e executado mostrou que a EFT é superior aos pontos fictícios. É claro que há necessidade de mais estudos, considerando a natureza e a localização dos acupontos no corpo, mas a metanálise de 2018

---

60. Church, D., Stapleton, P., Yang, A. e Gallo, F. "Is tapping on acupuncture points an active ingredient in emotional freedom techniques? A systematic review and meta-analysis of comparative studies." *The Journal of Nervous and Mental Disease* 206, nº 10 (2018): 783–93. doi:10.1097/ NMD.0000000000000878.

indicou que o aspecto do *tapping* é, de fato, um componente ativo na técnica.

> ## Como entender a pesquisa
>
> Antes de mergulhar nos estudos de pesquisa, esta seção destaca o que esses estudos significam e exatamente o que eles medem. Você notará que a realidade nem sempre é o que parece quando se trata de estudos de pesquisa!
>
> - Estudos de resultado: Esses estudos geralmente comparam dois grupos diferentes de pessoas com a mesma condição (por exemplo, dor lombar) e relatam como elas estavam antes e depois da EFT. Eles são frequentemente chamados de estudos clínicos ou estudos controlados randomizados (RCTs) e são o padrão-ouro de pesquisa.
>
> - Relatórios clínicos: Às vezes, eles são apresentados como um estudo de caso único (uma única pessoa) e normalmente investigam condições não tão comuns ou populações mais raras ou difíceis de incluir em estudos maiores (por exemplo, epilépticos ou prisioneiros). Na pesquisa médica, é muito comum a leitura de casos únicos em tipos novos ou inovadores de cirurgia.
>
> - Artigos de revisão: Geralmente são chamados de metanálises e examinam muitos estudos em uma área (por exemplo, ansiedade). Eles são considerados muito importantes para a pesquisa porque combinam os resultados de muitos estudos. Esses artigos comumente procuram tendências ou resultados semelhantes em uma única condição. Geralmente são uma avaliação de um grupo de estudos publicados por diferentes autores, não relacionados uns aos outros. Isso ajuda com o viés.
>
> As pesquisas tendem a relatar se um resultado é estatisticamente significativo. Isso mostra que eles descrevem se quaisquer diferenças notadas entre os grupos em estudo são "reais" ou se são simplesmente por conta do acaso. Portanto, esse é um ponto importante.

Nas estatísticas, muitas vezes falamos em termos de um valor "p". Isso descreve a chance (probabilidade) de ver um resultado em dois grupos (que assumimos serem os mesmos).

Se é improvável que a diferença nos resultados tenha ocorrido apenas por acaso, a diferença é pronunciada como "estatisticamente significativa". E é isso que procuramos em um estudo.

Os valores-p variam de 0 (nenhuma chance) a 1 (certeza absoluta). Então, 0,5 significa 50% de chance e 0,05 quer dizer 5% de chance.

A maioria das pesquisas (em muitas áreas, não apenas em psicologia e ciências sociais) diz que um valor-p de 0,05 é o limite da significância estatística. Se o valor-p estiver abaixo de 0,01, os resultados são considerados estatisticamente significativos e, se abaixo de 0,005, são tidos como *altamente estatisticamente significativos*.

Então, se eu disser que em um de meus estudos, a mudança nos níveis de ansiedade do momento em que os participantes iniciaram o tratamento com EFT até 12 meses depois foi p <0,001, então isso significa que houve 99,9% de chance de que a redução da ansiedade não ocorreria se a EFT não funcionasse. Isso é considerado realmente excelente na pesquisa, e é verdadeiro para um estudo de EFT que conduzi.[61] A partir dessa constatação, os cientistas infeririam que o tratamento com EFT foi de fato muito eficaz para a ansiedade nesse estudo.

Portanto, um valor-p de 0,05 significa que há uma boa chance (95%) de que a diferença em uma condição *não* seja observada se o tratamento não tiver nenhum benefício. É uma maneira estranha de descrever as coisas porque sempre partimos da premissa de que não há diferença. Os 5% restantes significam que há uma chance muito pequena de você estar errado em relação às suas descobertas.

---

61. Stapleton, Peta *et al.* "Secondary psychological outcomes in a controlled trial of emotional freedom techniques and cognitive behaviour therapy in the treatment of food cravings." *Complementary Therapies in Clinical Practice* 28 (2016): 136–145. doi:10.1016/j.ctcp.2017.06.004.

É importante reconhecer que diferentes fatores afetam a obtenção da significância estatística em um estudo. Por exemplo, o tamanho do grupo de pessoas que estamos observando é importante. Se somente algumas pessoas são estudadas e não parece haver qualquer significância nos resultados, então é possível que a relevância possa ser obtida apenas de um grupo maior. Assim, você lerá frequentemente em uma seção de limitações de um estudo que pesquisas futuras devem aumentar o tamanho da amostra.

Outro motivo pelo qual às vezes não obtemos significância é que a condição ou os sintomas podem não ser graves o suficiente no início (por exemplo, alguém pode classificar seus sintomas depressivos como leves, portanto, não é observada nenhuma mudança). Minha sugestão é que quando não houver relevância estatística em um estudo, procure o *porquê*.

Outra opção é considerar a *significância clínica* também. Esse tipo de significância realmente nos diz o que o paciente pensa: ele diz que o tratamento o ajudou a voltar à sua capacidade funcional normal? Não confiamos apenas em seus pensamentos sobre o tratamento, medimos isso matematicamente. Normalmente pedimos a uma pessoa que avalie certos sintomas que ela apresenta (por exemplo, estresse) e compare-os com uma pontuação típica da população "normal". Isso ajuda a saber se um tratamento resulta na experimentação do sintoma de modo "normalizado" no final.

Outro método comum de determinar a significância clínica entre dois grupos é calcular o tamanho do efeito. Jacob Cohen (psicólogo e estatístico norte-americano) afirmou que um tamanho de efeito "pequeno" é aquele em que há um efeito real (algo está realmente acontecendo), mas que você só consegue enxergar por meio de um estudo cuidadoso. Um tamanho de efeito "grande" é um efeito suficientemente grande e consistente o bastante para que você possa enxergá-lo "a olho nu".[62]

---

62. 62. Cohen, Jacob. *Statistical Power Analysis for the Behavioral Sciences*. 2ª ed. Mahwah, NJ: Lawrence Erlbaum Associates (Routledge), 1988.

> Por exemplo, se você entrar em uma sala cheia de pessoas, provavelmente conseguirá dizer, em média, se os homens eram mais altos do que as mulheres. Um tamanho de efeito grande é, portanto, muito substancial, e você consegue enxergá-lo sem análises mais profundas.
>
> *Tamanhos de Efeito de Cohen:*
>
> $d = 0,2$ é considerado um tamanho de efeito pequeno;
> $d = 0,5$ representa um tamanho de efeito médio;
> $d = 0,8$ é um tamanho de efeito grande.
>
> Por enquanto, basta de matemática.

PONTOS A RELEMBRAR

Este capítulo descreveu o rápido crescimento e investigação da EFT nos últimos 20 anos. Ela ainda é considerada uma abordagem nova e inovadora para reduzir o estresse, mas as evidências crescentes indicam que essa é uma ferramenta eficaz de regulação do estresse e do humor. A longevidade da EFT (quanto tempo dura) é explorada nos capítulos individuais sobre as condições e populações; o acompanhamento de longo prazo após o término de um estudo é a prova real.

Muitos estudos relatam que os participantes não precisaram continuar aplicando o *tapping* após o final do estudo (sempre haverá exceções). Como as medições de acompanhamento geralmente mostram que os benefícios são mantidos muito além do final do tratamento, ele destaca a reconsolidação da memória e as mudanças neurais que ocorrem. As três características propostas que distinguem a EFT como uma terapia de quarta onda indicam que ela tem a capacidade de mudar de maneira rápida e permanente as inclinações emocionais perturbadoras de modo que se tornem irrelevantes.

Vamos nos voltar agora para uma área com numerosos estudos, e um deles que pode ser devastador para o paciente: transtorno de estresse pós-traumático. Essa é uma área muito pesquisada na EFT, e os resultados falam por si mesmos sobre como a EFT funciona efetivamente para ajudar a população com essa condição.

Capítulo 4

EFT, Trauma e TEPT

Sinclair tinha 27 anos quando foi pela primeira vez a uma sessão de terapia. Ela foi diagnosticada por um psiquiatra com TEPT e contou uma longa história de abuso sexual por um amigo da família desde os 13 anos de idade. Durante os anos em que isso aconteceu, ela estava morando com um membro da família, pois seus pais não podiam cuidar dela. Na época, ela não contou nada sobre isso a nenhum adulto e sofreu em silêncio.

Quando completou 19 anos, Sinclair se mudou para cursar a faculdade, e o abuso parou. No entanto, os anos que se seguiram foram marcados pelo uso de drogas e transtorno alimentar, e depois uma gravidez. Um ano antes de começar a terapia e motivada por sua gravidez, Sinclair iniciou um processo legal para que seu agressor fosse preso. Um longo processo judicial, que resultou no relato de muitas outras pessoas que também haviam sido abusadas pelo réu, finalmente terminou, e o autor foi condenado.

O nível de angústia de Sinclair, no entanto, não diminuiu. Os sintomas de TEPT com os quais ela lidava diariamente incluíam evitar qualquer praia (já que era onde o abuso ocorria), hipervigilância, ansiedade grave, pesadelos frequentes, sudorese profusa e isolamento social.

Ela conseguiu processar seus traumas com a EFT em um tratamento que durou seis meses e agora tem outro filho e está em um relacionamento amoroso. Sinclair descreve que, embora aqueles anos de sua vida tenham sido horríveis e que nenhuma criança deveria passar por aquilo, agora são memórias distantes que perderam sua carga emocional. Ela consegue falar sobre o criminoso sem medo e não atende mais aos critérios de diagnósticos de TEPT.

O QUE É TEPT?

Para que alguém seja diagnosticado com TEPT, deve ter ocorrido um trauma e os sintomas devem estar presentes por pelo menos um mês após o evento. Há quatro tipos principais de sintomas que ocorrem na maioria das pessoas após um trauma: reviver o trauma, evitar qualquer coisa que lembre o trauma, preocupação constante ou não conseguir dormir e mudanças negativas nas crenças e sentimentos.[63] Outros critérios incluem a duração dos sintomas, capacidade funcional e que os sintomas não sejam atribuíveis a uma substância ou condição médica concomitante.[64]

O TEPT pode ocorrer em qualquer pessoa, em pessoas de qualquer idade, etnia, nacionalidade ou cultura. Afeta aproximadamente 3,5% dos adultos norte-americanos e estima-se que uma em cada 11 pessoas tenha experimentado TEPT durante a vida.[65] Existe agora também um subtipo de TEPT para crianças em idade pré-escolar, de 6 anos ou menos.

Embora a definição de trauma seja diferente para muitos, os eventos traumáticos mais frequentemente associados ao TEPT para homens são estupro, exposição ao combate, negligência e abuso físico na infância. Os eventos mais traumáticos para as mulheres tendem a ser estupro, molestamento sexual, ataque físico, ameaça com arma e abuso físico na infância.[66]

Como você pode ver, um diagnóstico de TEPT pode ser muito incapacitante para uma pessoa com o problema e interferir na capacidade funcional mais básica. Enquanto algumas pessoas podem se recuperar em poucos meses após um trauma, outras podem sofrer por anos.

---

63. National Center for PTSD. "Basic Symptoms of PTSD." Departamento de Assuntos de Veteranos dos Estados Unidos. 13 de agosto de 2015. https://www.ptsd.va.gov/public/ptsd-overview/basics/symptoms_of_ptsd.asp.
64. Associação Americana de Psiquiatria. *Diagnostic and Statistical Manual of Mental Disorders*. 5ª ed. Washington, DC: American Psychiatric Publishing, 2013.
65. Associação Americana de Psiquiatria. "What is posttraumatic stress disorder?" Janeiro de 2017. https://www.psychiatry.org/patients-families/ptsd/what-is-ptsd.
66. Departamento de Assuntos de Veteranos de Nebraska. "What is PTSD?" 13 de novembro de 2017. http://www.ptsd.ne.gov/what-is-ptsd.html.

Há uma série de opções de terapia recomendadas para o TEPT, e a EFT tem sido extensivamente avaliada como uma opção. Essas investigações demonstraram uma redução substancial nos sintomas de quem sofre com esse problema, então vamos dar uma olhada nas evidências em diferentes áreas.

TEPT EM VETERANOS

Um estudo inicial de EFT em 2010 para desenvolver um protocolo de trauma pelo Dr. Dawson Church teve como foco um programa de tratamento de cinco dias para 11 veteranos e seus familiares.[67] Eles receberam acompanhamento um, três e 12 meses depois também. Os resultados mostraram melhorias significativas nas medições dos sintomas de TEPT imediatamente após os cinco dias, e nenhum dos veteranos apresentou pontuação dentro do intervalo clínico para TEPT. A gravidade e a amplitude de seu desconforto psicológico diminuíram significativamente, e a maioria dos ganhos se manteve ao longo do tempo. Foi a primeira vez que a EFT como tratamento foi apresentada como uma intervenção eficaz após a implantação.

Um estudo observacional de sete veteranos (três homens e quatro mulheres) no mesmo ano investigou a mudança de sintomas psicológicos em veteranos após seis sessões de uma hora de EFT realizadas durante uma semana.[68] Dois profissionais diferentes realizaram a intervenção de EFT, mas era um formulário padronizado. Embora não houvesse um grupo de comparação ativo, e o acompanhamento tenha sido de apenas três meses, a gravidade da ansiedade diminuiu significativamente em 46%, a depressão em 49% e o TEPT em 50%. Esses ganhos também foram mantidos em três meses.

Em outro estudo de um grupo de veteranos que atendiam aos critérios clínicos para TEPT e que foram aleatoriamente distribuídos a grupos de tratamento com EFT (30 no total) ou de tratamento padrão (29 no total), aqueles que atenderam aos critérios clínicos para TEPT e receberam intervenção de EFT de seis horas apresentaram reduções

---

67. Church, Dawson. "The treatment of combat trauma in veterans using EFT (Emotional Freedom Techniques): A Pilot Protocol." *Traumatology* 16, nº 1 (março de 2010): 55–65.
68. Church, D., Geronilla, L. e Dinter, I. "Psychological symptom change in veterans after six sessions of EFT (Emotional Freedom Techniques): An observational study." *International Journal of Healing and Caring* 9, nº 1 (2009): 1–13.

significativas no desconforto psicológico e sintomas de TEPT após o tratamento com EFT.[69]

O notável foi que, após os dois tratamentos, 90% dos que receberam EFT não atendiam mais aos critérios para TEPT, comparados a apenas 4% no grupo de tratamento padrão (isto é, 96% das pessoas do grupo de tratamento padrão continuaram a atender aos critérios clínicos para TEPT após os cuidados padrão). Três meses depois, 86% dos que receberam a intervenção com EFT permaneceram em remissão, enquanto 80% mantiveram-se em remissão aos seis meses. Esses resultados foram consistentes com outros relatos publicados, mostrando a eficácia da EFT no tratamento de TEPT e sintomas comórbidos e seus efeitos em longo prazo.

Um estudo de 2016 relatou resultados quase idênticos. Em um estudo, 58 veteranos que pontuaram 50 ou mais na lista de verificação de TEPT militar (indicando níveis de sintomas clínicos) foram randomizados para um grupo de tratamento usual (TAU) (26 veteranos) ou um grupo experimental (32 veteranos).[70] O grupo de intervenção recebeu seis sessões de EFT de uma hora, além do TAU. O grupo de EFT exibiu uma redução significativa na pontuação de TEPT de 65 ± 8,1 para 34 ± 10,3, enquanto aqueles no grupo de TAU não apresentaram alteração significativa. O grupo de TAU foi então tratado com EFT e ambos os grupos combinados para análise (isto é comum para que os indivíduos do antigo grupo de "lista de espera" ainda recebam uma intervenção).

No grupo de EFT combinado, as pontuações pós-tratamento diminuíram para uma média de 34 (uma diminuição de 52%). Os participantes mantiveram esses ganhos nos acompanhamentos de três e seis meses, com uma pontuação média de 34 aos seis meses. Condições psicológicas, como ansiedade e depressão, também diminuíram significativamente, assim como marcadores fisiológicos de

---

69. Church, Dawson *et al.* "Psychological trauma symptom improvement in veterans using emotional freedom techniques: A randomized controlled trial." *Journal of Nervous & Mental Disease* 201 (2013): 153–160.
70. Geronilla, L. *et al.* "EFT (Emotional Freedom Techniques) remediates PTSD and psychological symptoms in veterans: A randomized controlled replication trial." *Energy Psychology: Theory, Research, and Treatment* 8, nº 2 (2016): 29–41.

insônia e dor. O estudo relatou um tamanho de efeito de *d* de Cohen = 3,44, indicando um efeito de tratamento muito grande.

Na mesma linha, 218 veteranos do sexo masculino e seus cônjuges participaram de um dos seis retiros de uma semana para aprender EFT e outros métodos de psicologia energética (a EFT foi ministrada em uma única sessão em grupo de quatro horas e três sessões individualizadas de uma hora).[71] No final da semana, apenas 28% dos veteranos ainda pontuavam dentro do intervalo clínico para TEPT, e os cônjuges (que nunca haviam sido medidos em um estudo) também demonstravam reduções substanciais nos sintomas. No início da semana, 29% dos cônjuges atendiam aos critérios clínicos para TEPT, mas, no final, apenas 4% continuaram nessa condição. Os veteranos mantiveram seus ganhos quatro e seis semanas depois, e os sintomas de TEPT diminuíram também para os cônjuges.

É importante destacar que as outras opções do estudo naquela semana incluíram massagem, ioga, Reiki e acupuntura. Além disso, todos participaram de uma sessão de meio dia de terapia assistida utilizando-se equinos e de uma cerimônia nativa americana no início e no final do retiro. Todas essas opções também podem ter impactado os resultados da EFT e a redução dos sintomas de TEPT.

Em um recente estudo de 2016, que investigou os sintomas do TEPT subclínico como um fator de risco para o diagnóstico tardio, 21 veteranos foram acompanhados para verificar se desenvolveram o transtorno.[72] Eles foram randomizados em um grupo de lista de espera para o tratamento usual (TAU) e para um grupo experimental, que recebeu TAU e mais seis sessões de EFT. Os sintomas no início do tratamento indicaram uma pontuação de 39 ± 8,7 na Lista de Verificação de TEPT, Versão Militar (PCL-M), na qual uma pontuação igual ou superior a 35 indica um risco elevado para TEPT. Não houve diferenças entre os dois grupos no início. O grupo de TAU não

---

71. Church, Dawson e Brooks, Audrey. "CAM and energy psychology techniques remediate PTSD symptoms in veterans and spouses." *Explore: The Journal of Science and Healing* 10 (2014): 24–33.
72. Church, D., Sparks, T. e Clond, M. "EFT (Emotional Freedom Techniques) and resiliency in veterans at risk for PTSD: A randomized controlled trial." *Explore: The Journal of Science and Healing* 12, nº 5 (2016): 355–365.

sofreu alterações durante o período de espera e recebeu o tratamento com EFT no final desse período.

Para os grupos que sofreram colapso após o tratamento (porque ambos acabaram recebendo EFT), houve uma pontuação média de 25, o que indicou uma redução de 64%. Os veteranos mantiveram seus ganhos nos acompanhamentos de três e seis meses, com uma pontuação média de 27. Um *d* de Cohen = 1,99 indicou um efeito de tratamento grande. Isso significa que as diferenças entre os grupos de veteranos e de TAU teriam sido perceptíveis até para um leigo. O estudo também mostrou reduções nos sintomas de lesão cerebral traumática e insônia. Os autores observaram que a EFT pode ser um agente protetor contra um diagnóstico tardio de TEPT.

COMPARAÇÃO DO MÉTODO DE ADMINISTRAÇÃO

A administração da terapia é importante? Em um dos primeiros estudos para comparar a administração da EFT por meio de *coaches versus* terapeutas licenciados, 59 veteranos foram distribuídos aleatoriamente para um grupo de tratamento com EFT (30 veteranos) ou um grupo de controle de lista de espera (29 veteranos).[73] É importante notar que 149 veteranos foram abordados para o tratamento e somente os que estavam motivados apresentaram-se como voluntários. Os participantes receberam seis sessões de EFT por um mês, com 26 deles recebendo de um terapeuta e 33 de um *coach*. As medições de TEPT incluíram uma lista de verificação de TEPT e também um questionário de avaliação de sintomas.

Houve uma redução significativa no percentual de veteranos que ainda atendem aos critérios de TEPT após apenas três sessões de EFT: 47% ainda atendiam aos critérios no grupo do *coach*, enquanto apenas 30% ainda cumpriam os critérios no grupo do terapeuta. No entanto, as melhorias continuaram depois; na marca de seis sessões, apenas 17% ainda atendiam aos critérios no grupo do *coach* e 10% no grupo do terapeuta. Esses ganhos também foram mantidos três meses depois. Embora as diferenças estatísticas entre os *coaches* e

---

73. Stein, P. e Brooks, A. "Efficacy of EFT provided by coaches versus licensed therapists in veterans with PTSD." *Energy Psychology Journal: Theory, Research & Treatment* 3 (2011). doi:10.9769/EPJ.2011.3.1.PKS.

os terapeutas não tenham sido significativas, o grupo do terapeuta apresentou níveis mais baixos de desconforto psicológico no final.

O método de administração da EFT foi investigado com veteranos portadores de TEPT, e uma comparação da administração tradicional presencial *versus* por telefone mostrou resultados positivos.[74] Cada grupo recebeu seis sessões de EFT de uma hora, as quais foram descritas em um manual para padronização. No total, 24 veteranos receberam sessões por telefone e 25 receberam sessões presenciais. O grupo de telefone apresentou melhora significativa nos sintomas de TEPT após as seis sessões, enquanto o grupo presencial levou apenas três sessões para alcançar esses ganhos.

Após seis meses, 91% das pessoas do grupo presencial não atendiam mais aos critérios de TEPT, mas apenas 67% daqueles tratados por telefone não se encaixavam mais. Embora não houvesse um tratamento comparativo e os veteranos puderam escolher em qual grupo poderiam entrar, em vez de serem distribuídos aleatoriamente, a administração por telefone foi eficaz para dois terços dos pacientes. Isso sugere que, para algumas pessoas, o tratamento por telefone poderia ser uma alternativa viável para quem não pode participar de sessões presenciais.

COMPARAÇÃO DA EFT COM OUTRAS ABORDAGENS PARA O TEPT

A EFT foi comparada ao EMDR para TEPT em 46 adultos (o Departamento de Assuntos de Veteranos dos Estados Unidos aceitou o EMDR como um tratamento viável para veteranos com TEPT).[75] Nesse estudo, os participantes foram distribuídos aleatoriamente para os grupos de EFT ou EMDR (23 em cada), e os resultados indicaram que ambas as intervenções produziram resultados significativos no final do tratamento e acompanhamento de três meses. Embora uma

---

74. Hartung, J. e Stein, P. "Telephone delivery of EFT (emotional freedom techniques) remediates PTSD symptoms in veterans." *Energy Psychology Journal: Theory, Research & Treatment* 4 (2011): 33-40.
75. Karatzias, T. *et al.* "A controlled comparison of the effectiveness and efficiency of two psychological therapies for post-traumatic stress disorder: Eye movement desensitization and reprocessing vs. emotional freedom techniques." *Journal of Nervous & Mental Disease* 199, nº 6 (2011): 372–378.

proporção ligeiramente maior de pacientes com EMDR tenha mostrado alterações clínicas substanciais, os efeitos do tratamento foram semelhantes em ambos os grupos. Como o EMDR é aceito como um tratamento baseado em evidências, e a EFT alcança resultados semelhantes em estudos clínicos, então é um próximo passo lógico considerar a EFT como uma opção viável.

Uma avaliação da EFT e da terapia de exposição narrativa (NET) como tratamentos para TEPT investigou 60 estudantes iraquianos do sexo masculino que atenderam aos critérios de DSM-IV TEPT e com idades entre 16 e 19 anos.[76] Eles foram divididos aleatoriamente em três grupos, com 20 participantes em cada grupo. Os grupos de EFT e NET receberam quatro sessões de terapia cada, enquanto o grupo de controle não recebeu tratamento.

O grupo de EFT relatou uma diferença significativa em todos os sintomas do TEPT, embora o grupo de NET tenha relatado apenas uma diferença significativa na evitação e na reexposição (ausência de hiperestimulação). Não houve diferenças significativas entre os grupos em relação ao apoio social, estratégias de enfrentamento e enfrentamento religioso. Essas mudanças foram mantidas para o grupo de EFT nos acompanhamentos de 3, 6 e 12 meses; e o tamanho de efeito da EFT foi maior que o da NET e do grupo de controle, indicando que a EFT foi mais efetiva que a NET.

E, finalmente, uma publicação de 2015 relatou uma comparação entre a terapia cognitivo-comportamental (TCC) e a EFT para violência sexual baseada no gênero (SGBV).[77] O estudo incluiu 50 mulheres refugiadas deslocadas internamente que haviam sido vítimas de SGBV na República Democrática do Congo (RDC). Todas elas receberam duas sessões de tratamento de duas horas e meia

---

76. Al-Hadethe, A., Hunt, N., Al-Qaysi, G. e Thomas, S. "Randomised controlled study comparing two psychological therapies for post-traumatic stress disorder (PTSD): Emotional freedom techniques (EFT) vs. narrative exposure therapy (NET)." *Journal of Traumatic Stress Disorders and Treatment* 4, nº 4 (2015): 1–12. doi:10.4172/2324-8947.1000145.

77. Nemiro, A. e Papworth, S. "Efficacy of two evidence-based therapies, Emotional Freedom Techniques (EFT) and Cognitive Behavioral Therapy (CBT) for the treatment of gender violence in the Congo: A randomized controlled trial." *Energy Psychology: Theory, Research, and Treatment* 7, nº 2 (2015): 13–25. doi:10.9769/EPJ.2015.7.2.AN.

por semana durante quatro semanas consecutivas (oito sessões no total). As mulheres indicaram significativa melhora pós-teste em ambos os grupos em relação às medições de trauma, sintomas de TEPT e saúde mental em geral. Elas também mantiveram seus ganhos, independentemente do tratamento com EFT ou TCC, e, em geral, demonstraram a eficácia e a não inferioridade da EFT para uma intervenção padrão-ouro.

REVISÕES IMPORTANTES

Uma revisão sistemática que avaliou as evidências de 15 intervenções novas ou inovadoras para o tratamento do TEPT descobriu que havia quatro intervenções com evidências de qualidade moderada, a partir de estudos controlados randomizados de tamanho pequeno a moderado.[78] Uma das intervenções nomeadas foi a EFT. É importante destacar que esse estudo foi liderado por uma universidade independente com pesquisadores imparciais.

Outra revisão sistemática de sete estudos investigando a EFT no tratamento de TEPT encontrou um efeito de tratamento muito grande (d de Cohen ponderado = 2,96, IC de 95% 1,96-3,97; $p < 0,001$) para os estudos que compararam a EFT ao tratamento usual ou a uma lista de espera. Lembre-se, acima de 0,8 para o d de Cohen indica um efeito de tratamento grande, e essa revisão encontrou um efeito de 2,96!

Os autores usaram os padrões da APA como critérios de controle de qualidade ao selecionar estudos para a inclusão, e também descobriram que uma série de quatro a dez sessões de EFT era um tratamento eficaz *sem efeitos adversos* para o TEPT em uma variedade de populações.[79] Quando falamos sobre a velocidade da EFT, isso é precisamente o que queremos dizer.

Em 2017, os Drs. Church e Feinstein revisaram todas as pesquisas de EFT clínica até o momento para TEPT, com foco em veteranos

---

78. Metcalf, O. et al. "Efficacy of fifteen emerging interventions for the treatment of post-traumatic stress disorder: A systematic review." *Journal of Traumatic Stress* 29, nº 1 (2016): 88–92. doi:10.1002/jts.22070.
79. Sebastian, B. e Nelms, J. "The effectiveness of emotional freedom techniques in the treatment of post-traumatic stress disorder: A meta-analysis." *Explore: The Journal of Science and Healing* 13 (2017): 16–25. doi:10.1016/j.explore.2016.10.001.

e membros em serviço. Os estudos publicados indicam que os sintomas de TEPT normalmente melhoram em poucas sessões, variando de uma sessão para uma fobia para quatro a dez sessões para TEPT. A EFT é considerada especialmente adequada para veteranos e militares por estes sete motivos:[80]

- A profundidade e a amplitude dos efeitos do tratamento
- Os prazos relativamente curtos necessários para o sucesso do tratamento
- O baixo risco de eventos adversos
- O tempo mínimo de treinamento necessário para que a abordagem seja aplicada de forma eficaz
- A redução simultânea de sintomas físicos e psicológicos
- A utilidade e o ótimo custo-benefício da EFT clínica em um formato de grupo grande
- Adaptabilidade do método a aplicativos *on-line* e de telemedicina

TRAUMAS

A aplicação da EFT para traumas gerais fora do TEPT também foi estudada.

Dez adultos que sofreram algum acidente de automóvel (no último ano) e continuaram a sofrer de estresse traumático moderado a grave receberam duas sessões de EFT.[81] Todos os pacientes tiveram suas ondas cerebrais avaliadas (usando um eletroencefalograma quantitativo, EEGq) antes e depois do tratamento com EFT. Eles também preencheram questionários relacionados a ansiedade, depressão e evitação de dirigir/andar em um veículo motorizado. Todos relataram mudanças positivas imediatamente após o tratamento com EFT, mas quatro relataram nenhuma mudança positiva ou alterações negativas no momento da última avaliação do cérebro.

---

80. Church, Dawson e David Feinstein. "The manual stimulation of acupuncture points in the treatment of post-traumatic stress disorder: A review of clinical emotional freedom techniques." *Medical Acupuncture* 29, n⁰ 4 (2017): 249–253.
81. Swingle, P., Pulos, L. e Swingle, M. K. "Neurophysiological indicators of EFT treatment of post-traumatic stress." *Journal of Subtle Energies & Energy Medicine* 15 (2005): 75–86.

Aqueles que relataram o benefício da EFT apresentaram amplitude elevada de 13-15 Hz no córtex sensório-motor, menor estimulação do córtex frontal direito e uma razão elevada de 3-7 Hz/16-25 Hz no occipício (parte posterior da cabeça). Os autores hipotetizaram que os participantes com melhorias poderiam ter sido mais complacentes com as recomendações de tratamento, o oposto para os pacientes que não melhoraram. Esse não é um fenômeno incomum em muitas modalidades terapêuticas.

Após o terremoto de 2010 no Haiti, que causou danos generalizados, 77 seminaristas do sexo masculino foram avaliados para TEPT.[82] O objetivo desse estudo foi avaliar a administração da EFT a uma população traumatizada, e 48 desses homens (62%) exibiram pontuações dentro do intervalo clínico para TEPT. Embora o estudo não tivesse um grupo de controle, após dois dias de EFT, nenhum participante apresentava mais pontuação dentro do intervalo clínico de medição para TEPT; esse foi um resultado excelente. A redução média dos sintomas de TEPT foi de 72% após os dois dias. Os resultados foram consistentes com outros estudos e apontaram o potencial da EFT para quem presencia desastres naturais.

Um projeto chamado "Mudar é possível", na Prisão Estadual de San Quentin, na Califórnia, ofereceu a EFT por alguns anos a prisioneiros veteranos de guerra e condenados à prisão perpétua. Os encarcerados geralmente recebem cinco sessões de EFT de um profissional treinado, com um suplemento de três sessões um mês depois.[83] Da mesma forma, outro estudo randomizou 16 indivíduos do sexo masculino (12 a 17 anos de idade) de uma instituição para a qual os jovens são enviados por ordem judicial. O foco era geralmente o abuso físico ou psicológico em casa.[84] Nesse estudo, os adolescentes foram avaliados com uma classificação de SUD e a Escala de Impacto do Evento, que mede dois componentes do TEPT: memórias intrusivas e sintomas de evitação.

---

82. Gurret, J. M. et al. "Post-earthquake rehabilitation of clinical PTSD in Haitian seminarians." *Energy Psychology: Theory, Research, and Treatment* 4, nº 2 (2012): 26-34.
83. Lubin, H. e Schneider, T. "Change is possible: EFT (Emotional Freedom Techniques) with life-sentence and veteran prisoners at San Quentin State Prison." *Energy Psychology: Theory, Research, & Treatment* 1, nº1 (2009): 83-88.
84. Church, Dawson et al. "Single session reduction of the intensity of traumatic memories in abused adolescents after EFT: A randomized controlled pilot study." *Traumatology* 18 (2012): 73-79. http://dx.doi.org/10.1177/1534765611426788.

Um grupo foi tratado com uma única sessão de EFT, e o grupo de controle da lista de espera não recebeu tratamento. Trinta dias depois, os participantes foram reavaliados e não houve melhora para o grupo da lista de espera, mas as pontuações pós-teste para o grupo de EFT melhoraram a ponto de todas elas não serem mais clínicas na pontuação total, assim como as subescalas de sintomas de pensamentos intrusivos e evitação e nas classificações de SUD. Esse foi um resultado notável e consistente com estudos em adultos. Novamente, ele aponta para o impacto que a EFT tem após relativamente poucas sessões.

O MECANISMO DE MUDANÇA

Então, por que a EFT realmente funciona para TEPT e trauma? Dr. David Feinstein, psicólogo clínico e líder internacionalmente reconhecido na área da psicologia energética, apresenta alguns motivos.[85] Ele sugere que a combinação da breve exposição psicológica da EFT com a estimulação manual de acupontos integra princípios clínicos estabelecidos. Em 2010, ele revisou dois estudos controlados randomizados e seis estudos de resultados com veteranos militares, sobreviventes de desastres e outros indivíduos traumatizados, e sugeriu que a aplicação de *tapping* em acupontos selecionados durante a exposição imaginária reduz *rápida e permanentemente* as respostas de medo desadaptativas a memórias traumáticas e sinais relacionados.

Na época, essa era uma abordagem controversa, e a velocidade com que a EFT estava mostrando resultados nessa área era inédita. Feinstein propôs que sinais de desativação eram enviados diretamente para a amígdala (centro de estresse cerebral), resultando na rápida diminuição das respostas de ameaças a coisas que eram benignas.

Aprofundando a proposta de reconsolidação da memória no Capítulo 3, um dos meus próprios doutorados em filosofia, Mahima Kalla (Universidade Monash, Melbourne) também sugeriu que os mecanismos de reconsolidação da memória podem ser utilizados para mudanças terapêuticas em transtornos neuropsiquiátricos,

---

85. Feinstein, David. "Rapid treatment of PTSD: Why psychological exposure with acupoint tapping may be effective." *Psychotherapy: Theory, Research, Practice, and Training* 47, nº 3 (2010): 385–402.

como TEPT e fobias.[86] Kalla escreveu que memórias de medo desadaptativas, geralmente atribuídas a associações pavlovianas, são consideradas o ponto crucial desses transtornos. Isso significa que os medos se tornam associados a coisas benignas ou neutras, como Pavlov famosamente relacionou a comida ao som de um sino para seus cachorros, tocando o sino enquanto alimentava os cães. Em um dado momento, eles começaram a salivar apenas ao ouvir o som do sino, mesmo na ausência de qualquer comida. Se o abuso acontece com alguém em uma determinada sala, muitas vezes um item neutro pode desencadear a resposta ao trauma, porque se tornou associado ao abuso (por exemplo, a cor de uma cadeira).

A teoria da reconsolidação da memória sugere que, após a recuperação, as memórias do trauma tornam-se instáveis (fáceis de mudar) por algumas horas. Durante esse tempo, a violação da expectativa ou o erro de predição podem induzir à desestabilização da memória e levar à mudança terapêutica. Esse artigo em particular propôs que a EFT poderia ser usada especificamente para reconsolidar a memória e para a mudança terapêutica. O protocolo da EFT combina três elementos cruciais da mudança terapêutica: recuperação de memórias de medo (aspecto de exposição), incorporação de novas experiências emocionais e aprendizado na memória, criando um erro de predição (após o *tapping* nos acupontos) e, finalmente, o reforço da nova aprendizagem (que observamos nos aspectos de acompanhamento dos estudos). Isso é compatível com as sugestões de Feinstein e outros, e pode não ser tão radical como se acreditava originalmente.[87,88]

DICAS PRÁTICAS AO USAR A EFT PARA TEPT

Em 2017, foram propostas as diretrizes de melhores práticas clínicas para o uso da EFT no tratamento do TEPT.[89] Em uma pesquisa

---

86. Kalla, Mahima e Peta Stapleton. "How emotional freedom techniques (EFT) may be utilizing memory reconsolidation mechanisms for therapeutic change in neuropsychiatric disorders such as PTSD and phobia: A proposed model." *European Journal of Neuroscience* (em revisão em 2019).
87. Ecker, B., Ticic, R. e Hulley, L. *Unlocking the Emotional Brain: Eliminating Symptoms at Their Roots Using Memory Reconsolidation*. New York: Routledge, 2012.
88. Nader, Karim. "Memory traces unbound." *Trends in Neurosciences* 26, nº 2 (2003): 65–72.
89. Church, Dawson. "Emotional freedom techniques to treat post-traumatic stress disorder in veterans: Review of the evidence, survey of practitioners, and proposed clinical guidelines." *The Permanente Journal* 21 (2017): 16–100. doi:10.7812/TPP/16-100.

com 448 profissionais de EFT, um modelo de tratamento "escalonado" usado pelo Instituto Nacional de Saúde e Excelência Clínica (NICE) do Reino Unido foi usado para informar as diretrizes. A maioria dos profissionais (63%) relatou que até o TEPT complexo pode ser remediado em *dez ou menos sessões de EFT*. Cerca de 65% dos profissionais descobriram que mais de 60% dos pacientes com TEPT são totalmente reabilitados, e 89% afirmaram que menos de 10% dos pacientes exibem pouco ou nenhum progresso.

Com base nesse *feedback*, os autores recomendaram um modelo de tratamento escalonado, com cinco sessões de terapia com EFT para TEPT subclínico (quando não atende ao diagnóstico completo) e dez sessões para TEPT clínico, além de terapia em grupo, recursos de autoajuda *on-line* e apoio social.

Visão geral das diretrizes clínicas

Os autores sugeriram que o risco de TEPT deve ser mitigado usando uma abordagem proativa para desenvolver resiliência. No modelo NICE, o paciente recebe a intervenção potencialmente menos intrusiva primeiro. Se o paciente não se beneficia ou prefere não continuar, o próximo passo é oferecido. As diretrizes do NICE enfatizam a importância do cuidado integrado, porque muitas condições de saúde mental compartilham vias neurais semelhantes.

Passo 1: Envolve identificação, avaliação, psicoeducação, monitoramento ativo e encaminhamento para avaliações e intervenções posteriores. O NICE recomenda o uso da Lista de Verificação de TEPT (PCL); em uma população militar, uma pontuação de 35 ou superior indica probabilidade de risco de TEPT.[90]

A PCL é uma medida de autorrelato de 20 itens que avalia os 20 sintomas de TEPT, de acordo com o Manual Diagnóstico e Estatístico de Transtornos Mentais (DSM-5). A PCL tem vários propósitos, incluindo o seguinte:

- avaliação de indivíduos para TEPT
- diagnóstico provisório de TEPT

---

90. Weathers, F. W. *et al.* "PTSD Checklist for DSM-5 (PCL-5)." National Center for PTSD. Departamento de Assuntos de Veteranos dos Estados Unidos. 11 de maio de 2017.

- monitoramento da alteração dos sintomas durante e após o tratamento

Passo 2: O NICE recomenda o tratamento com Terapia cognitivo-comportamental Focada no Trauma (TCC-FT) ou EMDR. Essas recomendações não incluem a EFT porque a maioria dos estudos referenciados anteriores não havia sido publicada no momento em que as diretrizes foram desenvolvidas. Os autores das diretrizes de prática clínica para o uso da EFT para tratamento do TEPT recomendaram a atualização das diretrizes baseadas em pesquisas atualmente publicadas.

Quando as pontuações clínicas são de 35 a 49 na avaliação inicial

Para as pontuações subclínicas (35 a 49) na avaliação inicial (PCL), as diretrizes clínicas da EFT recomendam que o tratamento seja feito como de costume, além dos seguintes passos:

1. Cinco sessões individuais de terapia com EFT
2. Uma sessão de instrução sobre o uso do treinamento *on-line* interativo do BATTLE TAP
3. Três sessões de terapia em grupo de "empréstimo de benefícios" (se os membros da família do paciente estiverem dispostos e puderem participar de uma sessão de "empréstimo de benefícios", eles deverão ser convidados).

BATTLE TAP é um programa virtual interativo de treinamento em EFT, uma adaptação "pronta para uso" da EFT criada pelo fundador Gary Craig.[91] "Empréstimo de benefícios" é a noção de que apenas observar alguém aplicando a EFT para seus problemas enquanto aplica o *tapping* em si mesmo pode ajudar a reduzir a intensidade emocional de seus próprios problemas (consulte o Capítulo 1).

Dr. Church e colegas sugerem que se os sintomas ainda estiverem acima de 34 (pontuação da PCL) quando o Passo 1 for concluído, deverão ser realizadas mais três sessões e uma sessão adicional

---

91. Craig, Gary. "BATTLE TAP Protocol." Acessado em 13 de outubro de 2017. http://battletap.org/Protocol.aspx.

de instrução de BATTLE TAP. Três meses após a última sessão de terapia, se os níveis de sintomas ainda estiverem acima de 34, é recomendável monitorar o paciente e realizar avaliações regulares de acompanhamento.

Quando as pontuações clínicas são > 49 na avaliação inicial.

O tratamento usual deve ser administrado, assim como estes passos:

1. Dez sessões individuais de terapia com EFT
2. Duas sessões usando o BATTLE TAP
3. Cinco sessões em grupo de "empréstimo de benefícios" (se os membros da família do paciente estiverem dispostos e puderem participar das sessões de "empréstimo de benefícios", eles deverão ser convidados).

Se os níveis dos sintomas permanecerem acima de 40 após o procedimento citado anteriormente, eles recomendam mais três sessões de terapia individual e uma sessão adicional de BATTLE TAP, além de cinco sessões em grupo adicionais de "empréstimo de benefícios".

Três meses após a última sessão de terapia, se os sintomas clínicos ainda persistirem, os autores recomendam o aumento da intervenção para os Passos 3 e 4 das diretrizes do NICE, que defendem a medicação apropriada e a psicoterapia individual intensiva.

Uma abordagem proativa para o uso da EFT para militares ativos

No estudo anteriormente mencionado, Dr. Church e colegas também defendem uma abordagem proativa usando a psicoeducação e o "empréstimo de benefícios" para mitigar o risco de desenvolvimento de sintomas em militares ativos. Essa é uma abordagem única e potencialmente poderosa. Ela tem dois braços:

- *Componente de pré-implementação:* Independentemente da avaliação de PCL-M, recomenda-se três dias de treinamento de EFT em grupo usando o "empréstimo de benefícios" como terapia de inoculação de estresse, incluindo a introdução ao BATTLE TAP.

- *Componente de pós-implementação:* Independentemente da avaliação de PCL-M, recomenda-se sete dias de terapia em grupo com EFT usando o "empréstimo de benefícios" e BATTLE TAP. Os profissionais devem oferecer sessões individuais de psicoterapia, se solicitado pelos militares ativos.

OBSERVAÇÕES DE UM PROFISSIONAL

Julie Vandermaat, uma conselheira de abuso sexual na Austrália, compartilhou comigo esta história sobre trabalhar com "Stella", uma jovem aborígene. Stella foi encaminhada por seu médico com diagnóstico de TEPT, ansiedade e depressão causados por um trauma na infância. Durante anos ela havia participado de sessões e consultas com psicólogos e psiquiatras e, embora fizesse tudo o que era sugerido, seus sintomas não melhoravam.

Durante sua adolescência, Stella costumava se cortar. Ela tentou se matar e acabou na unidade de internação de saúde mental várias vezes. Com o passar do tempo, a ideia de morrer saiu de sua mente; tudo o que ela queria era se sentir melhor.

Julie era a última conselheira que Stella iria tentar.

Na primeira consulta, Stella sentia-se tão ansiosa que estava visivelmente tremendo. Ela explicou que precisou de muita coragem para chegar nessa primeira consulta, mas se abriu e conseguiu falar sobre ter estado exposta a muita violência e abuso de drogas e álcool enquanto crescia.

Stella explicou que havia sido abusada sexualmente algumas vezes, mas o pior trauma foi ser abusada sexualmente de forma violenta por um membro adulto da família quando era adolescente. Ela denunciou isso à polícia, fez um exame médico forense e o criminoso foi preso. No entanto, ela ainda estava traumatizada. Stella relatou na primeira sessão que mal saía de casa. Sentia-se "petrificada" porque o criminoso ou outro membro da família poderia encontrá-la e machucá-la. Ela estava hipervigilante e sempre ficava de costas para a parede. Sua pontuação de TEPT foi 47 de 60 no questionário *Child and Adolescent Trauma Screening*, e na Escala Hospitalar de Ansiedade e Depressão ela marcou 16 para ansiedade (grave) e 11 para depressão (moderada).

Seu humor era de 3 em 10, e seu sono era muito ruim, pois se assustava com qualquer barulho. Ela nunca sentia fome, e, sim, enjoo de forma constante. Stella explicou que a comida a fazia pensar em todos os momentos felizes e as refeições que costumavam ser compartilhadas em sua grande família.

Mas, desde o abuso sexual, Stella perdeu a maior parte do apoio familiar, pois apenas alguns familiares acreditaram e a apoiaram quando ela denunciou o crime. A maioria das pessoas a culpava ou pensava que ela estava mentindo. Ela também lavava as mãos 20 vezes por hora, pois sempre se sentia suja. "Eu não consigo ficar limpa", disse ela, com as mãos rachadas e doloridas.

A primeira sessão de EFT concentrou-se principalmente no medo: que o abuso pudesse acontecer novamente, ou que o criminoso ou um membro da família pudesse encontrá-la e machucá-la. Isso foi 10 de 10 para ela. Julie também se concentrou na vergonha, o sentir-se "suja" e "não humana", já que esses também eram 10 de 10 para Stella. Em seu corpo, Stella sentia isso principalmente em seu estômago, ficava constantemente enjoada e descreveu esse sentimento como de cor preta.

Após a primeira sessão de EFT, Stella estava relaxada, rindo e sorrindo, e avaliou seus sentimentos como 6 de 10. Quando ela saiu, afirmou que se sentia mais esperançosa de que talvez houvesse algo que pudesse ajudá-la. Depois daquela sessão de EFT, disse que havia tido "o melhor sono de todos os tempos" e havia conseguido comer sem se sentir tão mal.

Na segunda sessão, Stella explicou que muitos dos pensamentos ainda estavam lá, mas que ela conseguia apenas reconhecê-los sem se envolver emocionalmente. Ela disse: "Eu não vou mais deixar esses pensamentos me definirem".

A segunda sessão concentrou-se em "Eu sou normal?", e Stella conseguiu reformular seu trauma. Ela disse que, por meio dessa experiência, conseguiu salvar a si mesma e a mãe de mais exposição a drogas, violência e abuso sexual, o que ela acha que era considerado "normal" na cultura de sua família.

Na terceira consulta, Stella relatou que sua ansiedade estava muito melhor, classificando-a como 4 de 10 durante o dia, embora ainda estivesse muito elevada à noite. Ela mencionou que, depois de duas sessões de EFT, ela finalmente conseguiu relaxar o suficiente para fechar os olhos durante o banho, e isso era algo que não fazia há anos. Ela ficou muito feliz com as sessões. Na quarta consulta, suas medições de avaliação não mudaram muito, mas suas reflexões foram:

"Eu me sinto humana agora. Eu sou o mais normal possível, considerando o que aconteceu comigo."

"Minha vida não é obsoleta. Ela foi afetada, mas posso viver com ele (o trauma) agora e trabalhar nele."

"Estou bem. Não sou inútil. Posso ajudar alguém compartilhando minha experiência, e isso faz com que eu me sinta bem comigo mesma e orgulhosa de mim."

Agora Stella lavava as mãos cerca de 20 vezes por dia (e não por hora). A pele de suas mãos estava lisa e saudável. Ela classificou seu sentimento de vergonha como 4 de 10, o que ela disse que era "uma parte normal de ser aborígine" (Julie sentiu-se muito triste ao ouvir isso, mas Stella estava aceitando a situação). Ela classificou seu humor geral como 5 de 10 e descreveu muito mais amor próprio e autoaceitação. Ela disse: "Estou contente com meu corpo agora".

Julie então pediu a Stella que se juntasse a ela para falar sobre a EFT em um fórum de profissionais de saúde mental para jovens. Foi uma reunião informal de final de ano, com foco em "o que funcionou bem em 2017". Stella estava entusiasmada com a ideia e disse: "Ainda fico ansiosa e nervosa às vezes, mas sei que estou segura".

Stella falou maravilhosamente no fórum e o público ficou perplexo. Ela falou que gostava da EFT porque era uma técnica segura e gentil. Disse que sentia estar no controle do processo durante o *tapping*. Também gostou de poder decidir o foco das sessões. Stella disse que sentiu mais esperança em apenas algumas sessões da EFT do que em anos de terapia de conversa tradicional, o que a inspirou a compartilhar sua jornada para ajudar outras pessoas que sofreram traumas semelhantes.

Julie chamou Stella de verdadeira inspiração para ela como terapeuta.

PONTOS A RELEMBRAR

O TEPT pode ser um transtorno debilitante, e 8% dos americanos (24,4 milhões) apresenta TEPT em um determinado momento da vida.[92] O Veterans Stress Project, uma iniciativa do National Institute

---

92. Rosenthal, Michele. "If you have PTSD you should know immediately: You are not alone." Heal My PTSD with Michele Rosenthal. Acessado em 28 de agosto de 2017, http://www.healmyptsd.com/education/post-traumatic-stress-disor-der-statistics.

for Integrative Healthcare (NIIH), está determinado a fazer a diferença quando se trata de TEPT relacionado ao combate ou ao serviço militar. Eles são um movimento que oferece aos veteranos sessões grátis ou de baixo custo usando a EFT. Para ter acesso aos serviços, visite o site www.stressproject.org. Você pode entrar em contato com um veterano que usou a EFT para se recuperar de TEPT por meio do *site* e ler histórias sobre sua jornada.

Em um movimento muito emocionante, em outubro de 2017, a Administração de Veteranos (VA) dos Estados Unidos aprovou a EFT. Depois de revisar as extensas evidências para a segurança e a eficácia da EFT, um grupo de especialistas do Centro de Coordenação de Saúde Integrativa da VA publicou uma declaração que aprova a EFT e várias outras práticas de Saúde Complementar e Integrativa (CIH). Eles afirmaram que, com base no estudo da "comunidade científica especializada (interna e externa ao VHA) com conhecimento sobre a segurança das abordagens de CIH", a EFT e vários outros métodos, incluindo o toque da cura, a acupressura e o Reiki, são "geralmente considerados seguros."[93]

A EFT funciona de modo incrivelmente rápido e tem a capacidade de combinar com eficácia uma resposta neutra ou mesmo calmante com uma memória traumática. Isso resulta em um distanciamento único para o paciente, mas que dá a ele um grande senso de controle e, finalmente, paz. Com uma ferramenta como o *tapping* disponível para veteranos de guerra, ou nas mãos de terapeutas existentes, o trauma pode ser processado mais prontamente, e síndromes complexas podem ser evitadas.

---

93. Church, Dawson. "Veterans Administration Approves EFT (Emotional Freedom Techniques) Treatment." *The Huffington Post*. 17 de outubro de 2017. https://www.huffingtonpost.com/entry/veterans-administration-approves-eft-emotional-freedom_us_597fc82ee4b0cb4fc1c73be2.

Capítulo 5

EFT, Estresse e Ansiedade

Tecnicamente falando, o estresse é um estado fisiológico: em uma situação de luta ou fuga, nossos corpos estão prontos para enfrentar uma ameaça ou fugir. (As pesquisas modernas sugerem que esse modelo de estresse também inclui as opções "paralisar" ou "desmaiar"). Em algum nível, se percebermos que um evento ou situação é ameaçador, prejudicial ou algo que sobrecarregará nossos recursos internos ou externos, sentimos estresse.

Você pode estar familiarizado com as sensações físicas do estresse:

- Dor nas costas
- Dor no peito
- Palpitações cardíacas
- Desconforto estomacal
- Problemas de sono
- Dor de cabeça

Você também pode ter experimentado estes estados emocionais:

- Inquietação
- Preocupação
- Irritabilidade
- Depressão
- Tristeza
- Raiva
- Insegurança
- Falta de foco

- Esgotamento
- Esquecimento

Mas o que é estresse? Os pioneiros na área sugerem que o estresse é um processo, uma relação entre você e o meio ambiente.[94] Encontramos um evento ou uma situação estressante e, muitas vezes, nos perguntamos: *Qual é a importância disso para mim? Eu ficarei bem?* A avaliação que fazemos tende a ser uma das seguintes:

- É irrelevante (portanto, não sinto nenhum estresse)
- É bom (benigno, eu posso até sentir emoções positivas)
- É estressante (os sintomas físicos começam)

Em última análise, podemos estar nos perguntando: *Que tipo de dano ou perda essa situação pode me causar?* Na verdade, continuamos a reavaliar a situação à medida que o tempo passa (com as perguntas acima) e decidimos sobre a mesma ou uma nova decisão com base nos recursos que temos disponíveis para o enfrentamento.

Porém, quando temos percepções de incerteza, sentimos uma falta de controle e nos envolvemos em conversas negativas em nossa mente, o que pode levar a um aumento do desconforto. O hormônio mais caracterizado na resposta ao estresse é o cortisol.

O cortisol, na verdade um hormônio esteroide, é produzido a partir do colesterol nas duas glândulas suprarrenais localizadas na parte superior dos nossos rins. Ele é normalmente liberado em resposta a eventos e circunstâncias, como acordar de manhã, fazer exercícios e também sentir estresse agudo. Ele é mais conhecido por seu papel na resposta de luta ou fuga e é um mecanismo de sobrevivência herdado dos nossos ancestrais.

O problema é que o cortisol deve retornar a um nível normal após o fim do agente estressante. No mundo de hoje, no entanto, um agente estressante não é mais a ameaça de um animal selvagem. É não checar seu telefone ou mídia social com frequência, irritar-se com os colegas de trabalho ou passar horas no trajeto diário de ida e volta para o trabalho. E o agente estressante pode realmente nunca

---

94. Lazarus, R. S. e Folkman, S. *Stress, Appraisal, and Coping.* New York: Springer, 1984.

acabar. Isso faz com que seu corpo produza o hormônio do estresse de forma contínua, caso você precise dele para lutar ou fugir.

Seu corpo não sabe que o motivo do seu estresse é o engarrafamento; ele apenas responde com a liberação de cortisol. O excesso de cortisol faz com que o corpo produza glicose extra (aquela energia necessária para lutar ou fugir), o que naturalmente aumenta os níveis de açúcar no sangue. Ele também reduz a resposta inflamatória do corpo nesses momentos de estresse (levando ao acúmulo de plaquetas), e esse nível reduzido pode afetar o sistema imunológico ao longo do tempo. O estresse e o cortisol elevado por um longo período de tempo também podem estar relacionados a insônia, síndrome da fadiga crônica, transtornos da tireoide, demência e depressão.

O efeito de longo prazo do estresse pode ser tóxico. E apenas o que você queria era que o carro na sua frente andasse mais rápido!

TIPOS DE ESTRESSE

O que a maioria das pessoas não percebe é que o estresse pode ser tanto positivo (eustresse) quanto negativo (distresse).

- O **eu**stresse é considerado útil (por exemplo, seu desempenho aumenta com a quantidade certa de estresse e cortisol). A relação entre a estimulação e o desempenho foi originalmente desenvolvida pelos psicólogos Robert M. Yerkes e John Dillingham Dodson em 1908. Eles sugeriram que o desempenho aumenta com a estimulação fisiológica ou mental, mas apenas até certo ponto. Quando os níveis de estimulação se tornam muito altos, o desempenho cai.

  Mas tarefas simples que não nos sobrecarregam não são tão afetadas.

- **Dis**tresse é o termo ao qual muitas vezes nos referimos ao dizer que estamos "estressados". Ele pode ser agudo (curto prazo) ou crônico (longo prazo). É o que resulta na inundação de hormônios e efeitos potencialmente negativos de longo prazo.

Se o estresse é o resultado da decisão que tomamos desse processo citado (e da reavaliação ao longo do tempo), a ansiedade, por outro lado, é um sentimento de medo, preocupação ou desconforto.

Ela pode ser uma reação ao estresse ou ocorrer mesmo se você não conseguir identificar um agente estressante significativo.

Estudos sobre a EFT mostram que o *tapping* pode reduzir significativamente o cortisol, hormônio do estresse, após apenas uma hora. Isso porque ele é altamente eficaz em acalmar o centro do cérebro que envia a resposta ao estresse, e o resultado pode durar mais tempo do que as terapias tradicionais.

PESQUISA SOBRE O ESTRESSE

Um estudo de referência publicado em 2012 no prestigiado *Journal of Nervous and Mental Disease* descobriu que a EFT reduziu significativamente o cortisol em comparação com a terapia de conversa tradicional ou o repouso.[95] Os resultados mostraram que os níveis de cortisol nos grupos de repouso e terapia diminuíram em média 14%, enquanto no grupo de EFT ele diminuiu 24%. A diminuição do cortisol também foi associada a uma diminuição correspondente no desconforto psicológico.

Assim, os resultados indicaram que a EFT foi capaz de reduzir a gravidade e o alcance dos sintomas psicológicos (particularmente o estresse) e as reações fisiológicas correspondentes, em uma amostra de participantes não clínicos. Isso foi inovador na época.

Em outro estudo com 102 pessoas da comunidade geral que estavam participando de um *workshop* de EFT de três dias, os pesquisadores descobriram melhorias significativas no desconforto psicológico global e específico (por exemplo, somatização, obsessivo-compulsivo, sensibilidade interpessoal, depressão, ansiedade, hostilidade, ansiedade fóbica, ideação paranoide, psicoticismo).[96] Todos preencheram questionários sobre esses sintomas um mês antes do *workshop*, imediatamente antes, imediatamente após o evento de EFT, e também um e seis meses depois. Na marca dos seis meses, as melhorias globais e específicas no desconforto psicológico haviam sido mantidas.

---

95. Church, Dawson, Yount, Garret e Brooks, Audrey. "The effect of emotional freedom techniques (EFT) on stress biochemistry: A randomized controlled trial." *Journal of Nervous and Mental Disease* 200 (2012): 891–896.
96. Rowe, Jack. "The effects of EFT on long-term psychological symptoms." *Counseling and Clinical Psychology Journal* 2 (2005): 104.

Com base nos resultados desse estudo, o Dr. Dawson Church liderou um estudo que investigou 216 profissionais de saúde que participaram de cinco conferências profissionais durante o ano.[97] Eles incluíam profissionais de medicina alternativa, profissionais de saúde não médicos, quiropráticos e médicos (76% eram mulheres e a idade média era de 48 anos). O estudo estava medindo principalmente o esgotamento nos trabalhadores, e todos receberam um *workshop* de duas horas sobre a EFT e, em seguida, uma sessão de duas horas em que eles aplicaram a técnica.

Imediatamente antes e depois do *workshop*, os participantes completaram a medição de seus níveis de dor, desconforto emocional e compulsões alimentares. Após as quatro horas, eles relataram melhorias significativas em todos esses problemas.

Todos foram contatados 90 dias depois para saber se continuavam a autoaplicar a EFT uma vez por semana, três vezes por semana ou não estavam aplicando. O que eles descobriram foi que a aplicação adicional da EFT foi associada a uma diminuição mais acentuada dos sintomas psicológicos, embora não em escala ou amplitude de sintomas. Setenta pessoas indicaram que estavam aplicando a EFT pelo menos três vezes por semana.

Os resultados sustentaram o estudo anterior dos membros da comunidade e demonstraram que a EFT é eficaz para os problemas típicos do esgotamento: dor, desconforto emocional e compulsões. O importante sobre esses dois estudos é que as pessoas não necessariamente optaram por participar de uma intervenção por EFT. Eles consentiram com os estudos, mas a expectativa e o resultado podem não estar presentes.

No entanto, quando as pessoas procuram ativamente o tratamento com EFT, ocorre o mesmo tipo de desfecho. Pesquisadores do Reino Unido realizaram uma avaliação de 39 indivíduos que procuraram o tratamento com EFT e compareceram a um número médio de cinco sessões individuais em Sandwell.[98]

---

97. Church, Dawson e Brooks, Audrey. "The effect of a brief EFT (Emotional Freedom Techniques) self-intervention on anxiety, depression, pain and cravings in healthcare workers." *Integrative Medicine: A Clinician's Journal* 9, nº 4 (2010): 40–44.
98. Stewart, Anthony *et al.* "Can Emotional Freedom Techniques (EFT) be effective in the treatment of emotional conditions? Results of a service evaluation in Sandwell." *Journal of Psychological Therapies in Primary Care* 2 (2013): 71–84.

Eles também observaram reduções significativas no desconforto psicológico, ansiedade e depressão, além de melhora no bem-estar e na autoestima de seus pacientes. Também digno de nota é que apenas quatro a cinco sessões foram suficientes para criar um efeito observável, sugerindo possivelmente que a EFT seja um tratamento com ótimo custo-benefício. Novamente, isso apoia o argumento de que o *tapping* funciona de modo rápido e frequentemente mais eficiente do que as abordagens terapêuticas comparáveis.

OBSERVAÇÕES DE UM PROFISSIONAL: ESTRESSE

Quando Vivienne começou a terapia por causa de seus altos níveis de estresse, estava muito aberta para aprender a EFT. Ela era advogada há mais de uma década e estava a caminho de se tornar sócia na empresa na qual trabalhava. No entanto, isso significava dias muito longos; às vezes, dormia em sua mesa e as consequências eram visíveis. Seu cabelo estava caindo, ela tinha uma erupção cutânea em suas pernas relacionada ao estresse, de acordo com o médico, e estava regularmente comendo em excesso.

Para começar a acalmar imediatamente seu corpo, a terapeuta pediu à Vivienne que descrevesse os sintomas de estresse com os quais achava mais difíceis de lidar, e começaram a aplicar o *tapping* para eles. Os exemplos incluíam sua dor de cabeça latejante constante, sentir-se frustrada por não adormecer facilmente à noite e uma sensação geral de peso em seus ombros.

Essa é uma excelente maneira de começar a usar a EFT para o estresse. Inicie com os sintomas físicos ou emocionais que você consegue perceber mais facilmente e aplique o *tapping* para reduzir sua intensidade. Se você souber de onde ele vem, também é aconselhável incluir as fontes em suas frases de configuração.

Por fim, Vivienne e sua terapeuta começaram a falar de sua criação e os conceitos de sua família sobre o trabalho duro. Elas usaram o *tapping* para processar algumas dessas lembranças, até que Vivienne se deu conta de que o estresse era um padrão em sua vida e que, ao estar estressada e sobrecarregada, ela realmente conquistava o respeito e a admiração de seu pai.

O padrão de estresse e *workaholic* representou o tampo da mesa (Capítulo 1), e os momentos em que ela se lembrou de ter visto seu pai fazendo o mesmo se tornaram as pernas da mesa. Houve também momentos (memórias) em que Vivienne não alcançou um resultado esperado, e a punição foi tão severa que ela decidiu, quando tinha 8 anos, que precisava sempre superar esse ponto para evitar as consequências. Essas também se tornaram outras pernas da mesa, e a terapeuta a ajudou a abordá-las.

Com o tempo, a terapeuta e Vivienne conseguiram aplicar o *tapping* para as memórias que ainda criavam desconforto para ela, ou onde tomara uma decisão que já não lhe servia bem. Ela conseguiu reduzir sua carga horária de trabalho, seu cabelo parou de cair e a erupção cutânea desapareceu. A jovem decidiu não se candidatar ao cargo de sócia da empresa e, em vez disso, iniciou um novo relacionamento. O trabalho ainda a satisfazia, mas tinha mais equilíbrio em sua vida; e o curioso é que o pai dela não reagiu negativamente de forma alguma.

PESQUISA SOBRE A ANSIEDADE

O transtorno de ansiedade é caracterizado por sentimentos de preocupação, ansiedade ou medo que interferem na capacidade funcional diária, e é uma das doenças mentais mais comuns na América. Ele afeta 18,1% da população todos os anos e, embora seja altamente tratável, apenas 36,9% das pessoas com esse problema recebem tratamento.[99] Sabemos que essas pessoas estão buscando ajuda porque os portadores de transtorno de ansiedade têm uma probabilidade de três a cinco vezes maior de ir ao médico.

Essa é uma área que tem se destacado significativamente nos estudos da EFT. Como a ansiedade é sentida fisicamente, o *tapping* tornou-se uma estratégia útil para acalmar o corpo.

Um dos primeiros estudos de grande escala envolveu 5 mil pacientes que procuraram tratamento para ansiedade em 11 clínicas durante um período de cinco anos e meio.[100] (Esse estudo foi parte de uma investigação maior de mais de 29 mil pacientes de 11 centros

---

99. Associação de Ansiedade e Depressão da América. Acessado em 15 de outubro de 2017. https://adaa.org.
100. Andrade, Joaquin e Feinstein, David. "Energy psychology: Theory, indications, evidence." In David Feinstein, *Energy Psychology Interactive* (Anexo 199–214). Ashland, OR: Innersource, 2004.

de tratamento na América do Sul durante um período de 14 anos). Os pacientes foram distribuídos a grupos de tratamento psicológico tradicional, terapia cognitivo-comportamental (TCC) que incluía medicação, se necessário, ou de tratamento por acupontos (precursor da TFT) sem medicação.

Os entrevistadores, em caráter cegos para a modalidade de tratamento, distribuíram cada paciente a uma das três categorias no final da terapia, um mês, três meses, seis meses e 12 meses depois. As três categorias eram: ausência de melhora para o problema em questão, alguma melhora ou remissão completa. Os avaliadores não sabiam se o paciente havia recebido TCC/medicação ou *tapping*. Eles só conheciam o diagnóstico inicial, os sintomas e a gravidade, conforme avaliado pela equipe de avaliação de admissão.

A remissão completa foi relatada por 76% dos pacientes no grupo de acupontos e 51% no grupo de TCC (p < 0,0002). Alguma melhora até a remissão completa foi relatada por 90% dos pacientes no grupo de acupontos e 63% no grupo de TCC (p < 0,0002). Esses 90% dos pacientes tratados por acupontos melhoraram *em uma média de três sessões*, em comparação com uma média de 15 sessões para os pacientes tratados com TCC. Um ano depois, 78% dos participantes do grupo de acupontos mantiveram suas melhorias, em comparação com 69% do grupo de TCC.

Apesar do grande tamanho da amostra e dos resultados impressionantes, esse estudo foi inicialmente uma avaliação interna de um novo método e não foi projetado com a publicação em mente. Nem todas as variáveis foram controladas e nem todos os critérios foram rigorosamente definidos. Embora a manutenção de registros fosse relativamente informal, o estudo utilizou amostras aleatórias, grupos de controle e avaliação duplo-cega, e é digno de nota por causa das enormes diferenças entre as abordagens. O fato de a EFT alcançar os mesmos resultados que a TCC em apenas três sessões é incrível, e esse estudo foi realmente o começo dessas comparações.

Esse estudo incluiu a avaliação das alterações cerebrais após o tratamento para ansiedade. Foi o primeiro estudo da EFT a fazer isso, e utilizou imagiologia cerebral funcional pré e pós-tratamento (por meio de EEG computadorizado, potenciais evocados e mapeamento topográfico).[101] Você pode visualizar as imagens de varreduras do cérebro tiradas durante quatro semanas de tratamento por acupontos para ansiedade em innersource.net.[102]

Uma diminuição na intensidade e frequência dos sintomas de transtorno de ansiedade generalizada (TAG) foi associada a mudanças em direção aos níveis normais de razão de frequência de ondas no córtex cerebral. O padrão apresentado nas imagens do estudo foi típico para pacientes com TAG do estudo sul-americano que responderam positivamente à estimulação de acupontos.

As imagens do estudo mostram a mudança do vermelho (ondas altamente disfuncionais) para o azul (estado mais calmo) nas áreas central e frontal do cérebro. Isso correspondeu a uma diminuição dos sintomas de ansiedade em intensidade e frequência. Os pacientes que receberam TCC com medicação também mostraram mudanças semelhantes em suas varreduras, mas precisaram de um tempo de tratamento mais longo para conseguir isso.

Também é muito importante notar que no acompanhamento de um ano, os mapeamentos dos pacientes do grupo de TCC foram mais propensos a retornar aos seus níveis de pré-tratamento do que os pacientes do grupo de acupontos. Além disso, os pacientes que tomavam apenas medicação ansiolítica ainda relataram uma redução dos sintomas, mas seus mapeamentos cerebrais não mostraram mudanças perceptíveis nos padrões de onda. Isso pode ter indicado que a medicação estava suprimindo os sintomas sem abordar os desequilíbrios de frequência de ondas subjacentes.

Desde então, houve outros estudos de *tapping* e ansiedade, embora muitos tenham como alvo esses sintomas, entre outras condições, como o TEPT, como vimos no Capítulo 4.

---

101. Andrade, Joaquin e Feinstein, David. "Preliminary report of the first large scale study of energy psychology." Em David Feinstein, *Energy Psychology Interactive*. Ashland, OR: Innersource, 2004.
102. "The Neurological Foundations of Energy Psychology: Brain Scan Changes During 4 Weeks of Treatment for Generalized Anxiety Disorder." *Energy Psychology: Easily Learn EFT & Related Methods*. http://www.innersource.net/ep/articlespublished/neurological-foundations.html.

Dores de cabeça

Em um grupo de 35 pacientes distribuídos aleatoriamente aos grupos de tratamento padrão (grupo de controle) ou EFT para dores de cabeça do tipo tensional, o grupo de EFT relatou reduções significativas no estresse percebido e na frequência e intensidade das dores de cabeça.[103] Eles foram instruídos a aplicar o *tapping* duas vezes ao dia por dois meses. Os pacientes no grupo de EFT também relataram uma melhora significativa no sono após o tratamento.

O estudo não teve um longo período de acompanhamento (dois meses), e o teste de cortisol (saliva) não mostrou diferenças entre os dois grupos; porém, ele foi promissor como um estudo piloto.

Pacientes odontológicos

Em uma investigação piloto no Reino Unido, 30 pessoas que aguardavam tratamento odontológico e que apresentavam ansiedade alta (eles marcaram 6+ em uma escala de 0 a 10) receberam uma breve sessão de EFT de dez minutos.[104] A ansiedade antes de um tratamento odontológico afeta entre 10% e 30% dos que procuram atendimento odontológico, por isso é uma área promissora para intervenções breves. Os pacientes indicaram uma redução média de cinco pontos na escala de 0 a 10, com 83% experimentando uma diminuição de pelo menos quatro pontos. O estudo não teve um grupo de controle ou um período de acompanhamento, mas pelo menos indicou o mesmo tipo de resultados para o tratamento com EFT breve como em outros estudos.

Outra série de casos de quatro pacientes odontológicos com níveis elevados de medo de dentista e uma mulher com ansiedade em relação ao medo de engasgar (mas com nível baixo de medo de dentista) recebeu quatro semanas de tratamento com EFT (uma hora por semana).[105] Todos os pacientes obtiveram pontuações normais

---

103. Bougea, A. M *et al*. "Effect of the emotional freedom technique on perceived stress, quality of life, and cortisol salivary levels in tension-type headache sufferers: A randomized controlled trial." *Explore: The Journal of Science and Healing* 9, nº 2 (2013): 91–99. doi:10.1016/j.explore.2012.12.005.
104. Temple, G. e Mollon, P. "Reducing Anxiety in Dental Patients using EFT: A Pilot Study." *Energy Psychology: Theory, Research and Treatment* 3, nº 2 (2011): 53–56.
105. Cartland, Angela. "Emotional freedom techniques (EFT) remediates dental fear: A case series." *Energy Psychology: Theory, Research, and Treatment* 8, nº 2 (2016): 42–66.

para os estímulos odontológicos comumente temidos no final do tratamento; no acompanhamento (sete meses e meio depois), eles indicaram que os benefícios se mantiveram. Os quatro participantes com nível elevado de medo de dentista alcançaram uma mudança confiável e clinicamente significativa nas medições de medo de dentista e/ou estado de ansiedade odontológica, e, para três deles, nas crenças negativas sobre dentistas.

Um estudo piloto de 2017 também explorou a EFT como tratamento para a ansiedade odontológica.[106] Oito pacientes odontológicos com ansiedade foram distribuídos ao grupo de EFT ou a um grupo de controle sem tratamento (ler uma revista de golfe; quatro pacientes em cada grupo). A cada paciente foi solicitado imaginar-se deitado na cadeira de dentista enquanto o pesquisador relatava em voz alta uma lista de gatilhos dentais específicos para cada participante. Em seguida, completaram as avaliações de ansiedade e participaram de uma intervenção de *tapping* de quatro minutos ou leram uma revista. Após a intervenção de quatro minutos ou o período de leitura, eles ouviram novamente a lista de seus gatilhos dentais específicos, lidos em voz alta, e foram testados novamente ouvindo suas listas de gatilhos.

As pontuações médias de ansiedade antes e depois do grupo de controle diferiram em apenas três pontos (uma diminuição de 6%). No entanto, as pontuações médias de ansiedade para o grupo de EFT diminuíram em 26 pontos (35%). Levando-se em consideração que esse foi um tratamento muito breve, de apenas uma sessão, ele indicou resultados semelhantes a outros estudos e destacou a eficácia da EFT para reduzir rapidamente a ansiedade odontológica.

O *tapping* definitivamente é algo a se investigar para pacientes odontológicos. Embora estudos maiores sejam necessários para confirmar sua eficácia, ele parece ser promissor. Novamente, são necessárias aplicações muito breves da EFT para efetuar mudanças e, nos casos em que os pacientes evitam ativamente o tratamento dentário,

---

106. Saleh, B., Tiscione, M., and Freedom, John. "The effect of emotional freedom techniques on patients with dental anxiety: A pilot study." *Energy Psychology: Theory, Research, and Treatment* 9, nº 1 (2017): 26–38. doi:10.9769/ EPJ.2017.9.1.BS.

mesmo diante de uma dor ou lesão extrema, são necessárias formas bem-sucedidas de lidar com isso.

Alunos de enfermagem

Um estudo piloto de 39 estudantes de enfermagem matriculados em um programa de graduação em enfermagem foi realizado em uma faculdade técnica na região sudeste dos Estados Unidos.[107] Aqueles que se voluntariaram aprenderam a EFT em um ambiente de grupo e foram encorajados a repeti-lo diariamente para estresse e ansiedade.

A ansiedade autorreferida foi medida no início e depois, semanalmente, por quatro semanas usando a Escala de Estresse Percebido (PSS) e o Inventário de Ansiedade Traço-Estado (IDATE). Os alunos também preencheram um questionário qualitativo no final das quatro semanas sobre suas experiências. O IDATE e a PSS foram administrados semanalmente.

O pesquisador mostrou que a EFT resultou em reduções significativas na ansiedade ($p = 0{,}05$), e a redução no estresse autorreferido foi estatisticamente significativa do início até a quarta semana. O questionário qualitativo também sugeriu que os estudantes de enfermagem apresentaram diminuição no estresse e na ansiedade, incluindo diminuição nos sintomas somáticos.

Pacientes cirúrgicos

Outro estudo investigou a eficácia da EFT para ansiedade em mulheres submetidas a cirurgias obstétricas e ginecológicas.[108] Cinquenta mulheres atenderam aos critérios diagnósticos para ansiedade moderada à grave; metade foi distribuída aleatoriamente ao grupo de EFT e metade ao grupo de controle. A Escala de Avaliação da Ansiedade de Hamilton modificada foi usada para medir a ansiedade psicológica e a somática.

---

107. Patterson, S. L. "The effect of emotional freedom technique on stress and anxiety in nursing students: A pilot study." *Nurse Education Today* 40 (2016): 104–110.
108. Thomas, R. M., Cutinho, S. P. e Aranha, D. M. S. "Emotional Freedom Techniques (EFT) reduces anxiety among women undergoing surgery." *Energy Psychology: Theory, Research, and Treatment* 9, nº1 (2017): 18–25. doi:10.9769/ EPJ.2017.9.1.RT.

O grupo de EFT recebeu duas sessões de EFT de dez minutos. A primeira foi no dia anterior à cirurgia e a segunda, no dia da cirurgia. Ambos os grupos receberam tratamento cirúrgico como de costume.

Os dois grupos eram semelhantes no início em relação à ansiedade e, imediatamente antes da cirurgia, todos foram reavaliados. O grupo de controle não apresentou alteração na ansiedade; no entanto, as pontuações de ansiedade no grupo de EFT diminuíram de 27,28 (± 2,47) para 7,6 (± 2,00) e foram estatisticamente bastante significativas ($p < 0,0001$). Suas reduções nas subescalas de ansiedade psicológica e somática também foram significativas ($p < 0,002$).

Dados os altos níveis de estresse e ansiedade que muitas pessoas sentem antes de uma cirurgia, a EFT pode ser uma intervenção breve e de ótimo custo-benefício com imenso valor nos resultados.

Ansiedade de falar em público

A fim de determinar se a EFT foi eficaz na redução da ansiedade de falar em público, 36 participantes adultos foram distribuídos aleatoriamente a um grupo de tratamento ou a um grupo de lista de espera.[109] Dado que esse é um problema muito comum em todo o mundo, estudos como esses são importantes. Todos preencheram um Relatório Pessoal de Confiança como Orador (PRCS), um Relatório Pessoal de Apreensão de Comunicação, o Inventário de Ansiedade Traço-Estado, uma Lista de Verificação de Comportamento cronometrada e sua própria classificação de SUD.

Os participantes do grupo de lista de espera participaram de um serviço de aconselhamento com hora marcada, mas não receberam nenhuma outra intervenção no início. A intervenção por EFT (administrada por um dos três psicólogos que trabalham em aconselhamento e treinados em EFT) foi administrada por 45 minutos, e os participantes fizeram um discurso de quatro minutos na frente de um pequeno grupo. Esse discurso foi gravado em vídeo e depois pontuado por observadores independentes em caráter cego às condições de tratamento na Lista de Verificação de Comportamento cronometrada.

---

109. Jones, S. J., Thornton, J. A. e Andrews, H. B. "Efficacy of emotional freedom techniques (EFT) in reducing public speaking anxiety: A randomized controlled trial." *Energy Psychology: Theory, Research, and Treatment* 3, nº 1 (2011): 19–32. doi:10.9769/EPJ.2011.3.1.SJJ.JAT.HBA.

Houve reduções significativas para todos na ansiedade de falar em público em todas as medições autorreferidas, mas não nas observações comportamentais. No entanto, quando o grupo de tratamento foi examinado isoladamente, houve reduções significativas na ansiedade declarada e nas medições comportamentais. A confiança em falar em público aumentou significativamente nesse grupo (p = 0,005), e houve uma diminuição significativa (p = 0,011) na ansiedade geral.

Uma redução significativa também foi observada nos primeiros 15 minutos de EFT, com outras reduções significativas também demonstradas em 30 e 45 minutos. A EFT foi considerada um tratamento rápido e eficaz para esse tipo de ansiedade.

Insônia

É sabido que eventos estressantes da vida estão intimamente relacionados à ocorrência de insônia crônica. Pesquisadores gregos investigaram sintomas de estresse e insônia em 40 advogados e os distribuíram a um grupo de programa de gerenciamento de estresse (que incluiu relaxamento muscular progressivo, técnica de respiração de relaxamento, treinamento autogênico, visualização guiada e EFT) ou a um grupo de lista de espera (21 e 19 participantes, respectivamente).[110]

O grupo de gerenciamento de estresse apresentou redução estatisticamente significativa nos sintomas de depressão (p = 0,015) e nos níveis de estresse (p = 0,029). Eles também relataram melhora moderada na insônia e na qualidade do sono (tamanhos de efeito de 0,3 e 0,32, respectivamente).

O nível máximo: metanálise

Uma metanálise de 14 estudos clínicos randomizados de EFT para transtornos de ansiedade investigou 658 pessoas que haviam sido tratadas com EFT ou estavam em um grupo de controle.[111]

---

110. Christina, D. et al. "Stress management for the treatment of sleep disorders in lawyers: Pilot experimental study in Athens, Hellas." *Journal of Sleep Disorders: Treatment and Care* 5, nº 2 (2016). doi:10.4172/2325-9639.1000171.
111. Clond, M. "Emotional freedom techniques for anxiety: A systematic review with meta-analysis." *Journal of Nervous and Mental Disease* 204 (2016): 388–395. doi:10.1097/NMD.0000000000000483.

O pesquisador responsável encontrou um tamanho de efeito de tratamento muito grande para a EFT comparado aos controles, que não receberam o tratamento. Ele mostrou um tamanho de efeito de $d = 1,23$ ($p < 0,001$), enquanto que o tamanho de efeito para os controles combinados foi de 0,41 (0,17 a 0,67, $p = 0,001$). Mesmo quando se considera o tamanho do efeito do tratamento de controle, o tratamento com EFT foi associado a uma diminuição mais significativa nas pontuações de ansiedade.

O que isso significa é que quando $d = 1,23$, 88% do grupo de tratamento com EFT estava acima da média (média) do grupo de controle. Isso também significa que 55% dos dois grupos se sobrepuseram, mas havia 80% de chance de que uma pessoa escolhida aleatoriamente no grupo de tratamento tivesse uma pontuação melhor do que uma pessoa escolhida aleatoriamente pelo grupo de controle. (Para entender melhor o que isso significa, acesse meu site: www.petastapleton.com)

Esse foi o primeiro artigo a relatar uma metanálise de *tapping* para ansiedade e mostra claramente que a EFT é uma opção viável a essas condições. Não só tem ótimo custo-benefício pelo número reduzido de sessões necessárias para alcançar resultados, mas também supera outras abordagens.

MELHORES PRÁTICAS AO USAR A EFT PARA ANSIEDADE

Em 2016, pesquisamos um grupo de profissionais de EFT treinados para descobrir suas experiências de trabalho com pacientes com ansiedade. O método que usamos é chamado de técnica Delphi. Esse método envolve o uso de um grupo de participantes ou membros do painel que possuem especialização em um assunto, e é composto por uma série de pelo menos dois questionários ou rodadas de perguntas. A primeira rodada é usada para gerar ideias sobre um tópico, a partir do qual um questionário da segunda rodada é desenvolvido. Rodadas ou questionários adicionais são usados para refinar ou reavaliar as respostas dos membros do painel.

A ideia central é criar ou explorar um consenso, segundo o qual certo número de membros do painel concorda entre si sobre os itens. Usamos o consenso de pelo menos 75% para indicar concordância.

Queríamos explorar como profissionais especializados definiriam as "melhores práticas" para o uso da EFT para ansiedade em pacientes e os melhores métodos (ou técnicas) de EFT que deveriam ser utilizados pelos profissionais de EFT para ansiedade em seus pacientes.

Os profissionais compartilharam que as melhores práticas para o uso da EFT para problemas de ansiedade deveriam incluir o seguinte:
- Concluir um relacionamento sólido com o paciente como o primeiro passo
- Estar em sintonia com a linguagem corporal, tom de voz e energia do paciente
- Completar uma avaliação completa dos sintomas de ansiedade
- Explorar com o paciente seu tratamento atual para os sintomas de ansiedade
- Explorar o histórico familiar do paciente
- Determinar a avaliação do próprio paciente sobre a gravidade dos seus sintomas de ansiedade (leve, moderada, etc.)
- Estar atento à necessidade de encaminhar o paciente com transtornos de ansiedade mais complexos (por exemplo, transtorno obsessivo-compulsivo) para outros profissionais adequados
- Como um profissional, ser competente na prevenção do suicídio (treinamento extra completo, se necessário)
- Como profissional, ter uma compreensão completa dos transtornos de ansiedade (por exemplo, DSM-5) e seus critérios de diagnósticos

Certos aspectos foram destacados, como ensinar o paciente a aplicar o *tapping* para os gatilhos do dia a dia, incluindo visões, sons, cheiros, sensações físicas e pensamentos. Também foi recomendado aplicar o *tapping* para quaisquer pensamentos ou sentimentos relacionados a preocupações e ansiedades sobre situações futuras. Se apropriado, foi recomendado envolver-se na aplicação do *tapping* em combinação com a exposição ao vivo (além da exposição imaginária). Isso significa que o paciente estaria exposto a uma situação real na qual a ansiedade normalmente emerge (por exemplo, em um elevador, se esse fosse o medo) e aplicaria o *tapping*. Eles sempre aconselham a fazer isso com um profissional qualificado para apoio.

Todos concordaram que os melhores métodos para usar a EFT para problemas de ansiedade devem incluir o seguinte:

- Construir um relacionamento sólido como primeiro passo
- A técnica de "contar a história", sempre com atenção a fim de ser bem específico
- Técnicas de ancoragem, além de EFT (por exemplo, respiração profunda, visualização de lugar seguro)
- A primeira e pior lembrança da ansiedade
- Técnica *Matrix Reimprinting* (consulte o Capítulo 10)
- *Tapping* diário
- *Tapping* contínuo
- Envolver-se no "dever de casa" da EFT
- As "Técnicas suaves", como incluir desenhos nos processos de *tapping* (muitos pacientes podem sentir ansiedade de modo físico. Eles podem receber um esboço em branco de um corpo e ser incentivados a desenhar onde sentem suas sensações ou sentimentos ansiosos. Eles podem depois usar esses desenhos para visualizar como progridem com o *tapping*.)
- Aplicar o *tapping* de forma lenta (curiosamente, o *tapping* rápido pode alimentar o ciclo de ansiedade; diminuir sua velocidade pode ser útil)
- Verificar regularmente a classificação de SUD e ensinar um paciente a fazer o mesmo

OBSERVAÇÕES DE UM PROFISSIONAL: ANSIEDADE

John Freedom, presidente do comitê de pesquisa da *Association for Comprehensive Energy Psychology*, apresenta este caso de trabalho com um homem com ansiedade odontológica:[112]

"Michael" procurou John por um problema incomum. Ele estava apresentando um medo intenso de ir ao dentista. Além de ser

---

112. Freedom, John. Adaptado de "EFT clears an obsessive dental phobia." *The Gary Craig Official EFT Training Centers*. Acessado em 2 de janeiro de 2018. https://www.emofree.com/fears-phobias/illness-death/dental-phobia-relief-john-article.html.

uma fobia, seu medo antecipatório se tornara obsessivo, pois o atacaria em momentos estranhos (não apenas quando tinha um horário marcado com o dentista), e ele não conseguia se livrar dele. Além de impedi-lo de ir ao dentista (o que ele precisava fazer), o medo também estava destruindo sua paz de espírito do dia a dia.

Embora isso fosse claramente mais do que uma simples fobia, tratar dos aspectos emocionais do medo de dentista era o ponto a se começar. John e Michael aplicaram algumas rodadas de *tapping* para esse medo de dentista. A intensidade diminuiu alguns pontos [de 10], mas ainda estava lá.

John perguntou a Michael: "Você tem alguma lembrança de dor ou trauma dentário que possa estar relacionado a esse medo?"

"Sim", respondeu Michael. Ele falou de uma lembrança de infância, quando havia mastigado uma folha de alumínio, causando uma dor desagradável.

Eles aplicaram várias rodadas de *tapping* para a dor causada pela folha de alumínio. Ele parecia estar "mais leve", mas havia mais coisas lá. Michael mencionou ter medo de ter uma dor repentina, surgindo do nada. Ele disse que sentia como se tivesse que se manter atento em todos os momentos.

John perguntou a Michael: "Quando você era um garotinho, o que costumava acontecer com você de repente e inesperado?"

Ele pensou por um momento e depois disse: "Meu pai às vezes me pegava e apenas começava a bater, sem aviso". Ele relatou sentir-se bastante chateado ao dizer isso.

Então, John usou estas frases de configuração:

- Embora papai tenha me pegado e espancado inesperadamente...
- Embora eu tenha medo de ser atacado aleatoriamente e de repente...
- Embora eu tenha tido de me manter atento desde então...
- Embora eu saiba que meu pai não está mais vivo, e que ele queria o melhor para mim, do seu próprio jeito, estou escolhendo aplicar o *tapping* para mim mesmo, para liberar esses medos e me sentir seguro em meu próprio corpo, agora...

Eles então aplicaram o *tapping* para as surras, por ser surpreendido pelo pai, e nessa qualidade ou aspecto de ser atacado de repente e aleatoriamente.

"Estou me sentindo muito melhor!", disse Michael depois de algumas rodadas de *tapping*. "Mas não sei se desapareceu completamente. Afinal de contas, tive esse problema por um bom tempo, e isso me atinge do nada em momentos aleatórios."

John perguntou a Michael: "Se esse comportamento aleatório tivesse um propósito positivo para você, o que poderia ser?".

Michael respondeu: "Bem, isso não tem um propósito positivo; é um verdadeiro empecilho".

John insistiu, dizendo: "*Se* tivesse um propósito positivo para você, ou um propósito positivo para aquele menino, o que poderia ser?".

Michael pensou por um momento e disse: "Bem, nunca pensei nisso dessa maneira, mas sempre senti que precisava me manter atento, e isso pode estar tentando me proteger de uma maneira estranha". Ele relatou ter tido um "estalo" quando falou sobre essa fobia tentando protegê-lo.

Trabalhando neste ângulo, John o guiou para dizer variações das seguintes frases:

- Embora eu tenha esse medo de ser atacado de repente e inesperadamente...
- Embora eu tenha tido de me *manter atento* o tempo todo...
- Embora eu tenha que ter muito cuidado para não ser atacado...
- Embora eu saiba que meu pai não está mais vivo, estou bem agora... Sou um adulto forte e maduro agora, e ninguém vai me pegar de novo... Eu sobrevivi! E até vivi para contar a história...
- E eu estou escolhendo perdoar aquele garotinho que acreditava que tinha que se manter atento... para apoiar e proteger aquele garotinho que tem sido tão vigilante para me proteger desde então... amar e honrar e me respeitar, por ser tão vigilante e tão atento...

Eles fizeram mais algumas rodadas de *tapping* e Michael relatou que não só o medo dos dentistas e da dor dentária havia desaparecido, mas também que agora ele se sentia aliviado porque entendia por que aquele medo era tão obsessivo. O medo estava tentando avisá-lo e protegê-lo do perigo. Reconhecendo que ele era um adulto forte agora, e que era improvável que alguém o espancasse (ou o atacasse) de novo, ele percebeu que poderia finalmente "baixar a guarda" e viver em paz consigo mesmo.

Acompanhamento: John ligou para Michael algumas semanas depois. Ele relatou: "Acho que estou indo muito bem; nós realmente viramos essa página. Eu posso rir disso agora. Isso faz sentido para mim em um nível emocional e esperançosamente em um nível espiritual mais profundo...".

PONTOS A RELEMBRAR

O estresse e a ansiedade podem ser debilitantes para as pessoas que convivem com eles todos os dias. Embora em pequena quantidade possam ajudar você a alcançar um objetivo e ter um bom desempenho, é preciso ter habilidade para controlá-los e não deixá-los sair do controle. Profissionais experientes que trabalham nesta área são um recurso inexplorado para quando você quiser saber mais sobre como aplicar a EFT para esses problemas.

Embora as pesquisas mais recentes mostrem que o modo como *pensamos* sobre o estresse e a preocupação é o que determina se eles têm um efeito negativo sobre nós, a adição da EFT para esses sintomas pode ajudar muito quem sofre com eles a alcançar esse estado de calma.[113]

---

113. McGonigal, Kelly. *The Upside of Stress*. New York: Avery Publishing Group, 2015.

Capítulo 6

EFT e Depressão

A Organização Mundial de Saúde sugere que o transtorno depressivo maior, ou depressão, é a quarta principal causa de incapacidade em todo o mundo. Há uma estimativa de 350 milhões de pessoas de todas as idades com depressão, e aproximadamente 16,2% da população adulta do mundo apresenta pelo menos um episódio depressivo durante a vida.[114]

Qualquer um que tenha sentido a profundidade desses episódios sombrios sabe que as pessoas são capazes de fazer qualquer coisa para tentar aliviar esse sofrimento. Meus colegas e eu frequentemente ouvimos depoimentos como estes de pacientes sobre suas preocupações:

Fiz algumas pesquisas no Google sobre alguns problemas que tenho e acho que pode ser depressão. Descobri também que a depressão pós-parto de minha mãe e a falta de entendimento até os 8 anos pode ser um fator importante. Vi o estudo que você está conduzindo e estou desesperado(a) para saber se minhas crenças são substanciadas ou se, na verdade, estou apenas tentando encontrar alguém para culpar que não seja eu. Aguardo sua resposta, já que é uma situação muito complicada, bem, parece que é, e estou lutando para saber para onde ir.

Estou interessado(a) em ajudar com o programa para adultos que sofrem de depressão... Fui diagnosticado(a)

---

114. Kessler R. C. *et al.* "The epidemiology of major depressive disorder: Results from the National Comorbidity Survey Replication (NCS-R)." *JAMA* 289, nº 23 (2003): 3095–3105.

pelo meu clínico geral há alguns anos com depressão e ansiedade. Sou solteiro(a), nunca me casei ou tive filhos, e tento gerar mais endorfinas naturais para me ajudar (por exemplo, andando de bicicleta, tentando rir de coisas bobas). Não durmo bem; dados médios dizem que um adulto deve dormir de seis a oito horas. Estou interessado(a) neste programa de tratamento de oito semanas na Universidade Bond.

Meu nome é _____ e tenho 23 anos. Sinto que estou sempre chateado(a), deprimido(a) ou com raiva; e não sei o que fazer para sair desse ciclo. Meu(minha) parceiro(a) me aconselhou a consultar um psicólogo e foi assim que encontrei seu site. Li sobre a técnica que você usará para tratar a depressão e gostaria de fazer parte dela.

Os seguintes sinais e sintomas são considerados indicadores de depressão se persistirem por um período de mais de duas semanas:

- Sensação de tristeza ou vazio a maior parte do dia, quase todos os dias
- Redução de interesse e prazer em atividades e até mesmo o afastamento total de amigos e atividades que antes eram apreciadas
- Aumento de irritabilidade ou agitação
- Perda ou ganho de peso não intencional significativo ou alteração no apetite
- Muito ou pouco sono, falta de entusiasmo, baixa energia ou motivação
- Falta às aulas ou mau desempenho escolar
- Baixa autoestima ou sensação de culpa
- Sentir-se sem valor ou sem esperança
- Pensamentos recorrentes de morte ou suicídio

ESTUDOS DOS SINTOMAS

A depressão é uma área emergente nas pesquisas da EFT, pois representa uma preocupação clínica complexa. Alguns estudos anteriormente mencionados em outros capítulos destacam que os sintomas depressivos voltam depois que outras condições também são tratadas. Discutimos alguns dos estudos aqui, mas aqueles mais relevantes para TEPT ou outras condições são apresentados nesses capítulos específicos. Vamos começar com os alunos.

Depressão em estudantes universitários norte-americanos

Em 2012, pesquisadores norte-americanos avaliaram 238 universitários do primeiro ano utilizando o Inventário de Depressão de Beck e descobriram que 30 alunos atenderam aos critérios para depressão moderada à grave.[115] Eles foram distribuídos aleatoriamente para um grupo de tratamento com EFT ou um grupo de controle. O grupo de EFT recebeu quatro sessões de 90 minutos de *tapping* em conjunto, enquanto o grupo de controle não recebeu tratamento.

Aqueles que receberam a EFT apresentaram depressão significativamente reduzida três semanas depois, com uma pontuação média de depressão na faixa "sem depressão" após o tratamento, em comparação com o grupo de controle que não demonstrou mudança nos sintomas depressivos. O d de Cohen foi de 2,28, indicando um tamanho de efeito *extremamente forte*.

Note que esse estudo foi limitado, pois não tinha um grupo de tratamento de comparação ativo e o período de acompanhamento não foi muito longo, mas ele destacou a utilidade potencial da EFT como uma terapia para depressão.

Adultos australianos com transtorno depressivo maior

Algumas das minhas próprias pesquisas incluíram um estudo inicial de EFT para tratar o transtorno depressivo maior em adultos em um ambiente de grupo. Minha equipe e eu queríamos saber exatamente o que precisava ser incluído em um programa de EFT para alcançar os resultados.[116]

---

115. Church, Dawson, De Asis, Midanelle e Brooks, Audrey. "Brief group intervention using emotional freedom techniques for depression in college students: A randomized controlled trial." *Depression Research and Treatment* (2012).doi:10.1155/2012/257172.
116. Stapleton, Peta *et al.* "A feasibility study: Emotional freedom techniques for depression in Australian adults." *Current Research in Psychology* 5 (2014): 19–33.

Nesse estudo, a *Mini-International Neuropsychiatric Interview* (MINI) foi usada para diagnosticar transtornos psiquiátricos em participantes. Ela é administrada por um psicólogo. Eles também completaram o Inventário de Depressão de Beck-II, as Escalas de Depressão, Ansiedade e Estresse e informações demográficas. Onze adultos foram selecionados e precisavam ter um diagnóstico ou provável diagnóstico de transtorno depressivo maior. Confirmamos o diagnóstico com a MINI; no entanto, apenas dez dos 11 adultos atenderam aos critérios.

O participante adicional não atendeu aos critérios de diagnósticos para transtorno depressivo maior ou transtorno alternado, mas foi aceito no grupo de tratamento por causa de sintomas depressivos autorreferidos. Na época, consideramos essa atitude eticamente correta.

Os 11 adultos participaram de um programa de tratamento em grupo de 16 horas em oito semanas. O programa foi dividido em duas horas por semana. Apenas uma observação aqui: se um participante em nossos estudos estivesse tomando alguma medicação para depressão (ou qualquer outra), ele continuaria tomando em nosso programa de tratamento. Nunca sugerimos mudanças em medicações sem consultar seu médico ou especialista. Todos os participantes também receberam dados de contato para aconselhamento de serviços de apoio e linhas diretas de prevenção ao suicídio para acesso fora das sessões semanais.

A primeira hipótese era se a EFT clínica resolveu o transtorno depressivo maior como um diagnóstico. Os dados revelaram que, embora o diagnóstico não tenha sido completamente resolvido imediatamente após oito semanas para todos, dois membros não atendiam mais aos critérios. Além disso, todos os 11 adultos já não atendiam mais ao diagnóstico de *um ou mais transtornos* apresentados no início. Esses transtornos incluíam: transtorno de ansiedade social, transtorno obsessivo-compulsivo e transtorno de ansiedade generalizada. Portanto, a EFT também impactou esses diagnósticos por meio do nosso programa.

A segunda hipótese era se a EFT clínica foi eficaz na redução dos sintomas do transtorno depressivo maior. Em vários casos, adultos individuais relataram diferenças clínicas nos sintomas. Ou seja, a diferença foi suficiente de tal forma que, se fosse medida em um cenário clínico, indicaria que o tratamento foi bem-sucedido. Portanto, uma diferença clinicamente válida foi alcançada.

A terceira hipótese era se os efeitos do tratamento com EFT clínica foram mantidos após três meses. As melhorias foram mantidas, e muitos dos membros do grupo experimentaram uma melhoria contínua em seus sintomas ao longo do tempo.

Os membros do grupo também foram questionados sobre a experiência do programa a cada semana. Essa pesquisa indicou que 88% acharam as informações e habilidades do programa de EFT clínica úteis, e 100% acharam as informações fáceis de entender e aplicar. Esse foi um ponto de partida, já que esse estudo foi apenas um piloto e não teve um grupo de comparação ou controle. No entanto, a natureza da EFT para afetar outras condições comórbidas ou sintomas concomitantes tornou-se evidente.

COMPARAÇÃO DA EFT A UM PADRÃO-OURO PARA O TRATAMENTO DA DEPRESSÃO

Na conclusão desse estudo, comparamos a EFT à TCC (terapia padrão-ouro) para quem sofre de depressão. Dez adultos da comunidade foram distribuídos aleatoriamente a um programa em grupo de TCC ou EFT de 16 horas em oito semanas, e todos foram avaliados positivamente para um diagnóstico primário de transtorno depressivo maior usando o MINI.[117] Também incluímos 57 membros da comunidade sem diagnóstico algum, para ver se os tratamentos se comparariam às pontuações normais nas medições de depressão.

As oito sessões para ambos os programas de tratamento foram estruturadas da seguinte forma:

- Sessão 1: Psicoeducação em relação à abordagem do tratamento
- Sessão 2: Comportamentos envolvidos na manutenção da depressão
- Sessão 3: A conexão pensamento-sentimento
- Sessão 4: Reestruturação cognitiva (mudança no modo como você pensa)

---

117. Chatwin, Hannah *et al.* "The effectiveness of cognitive behavioral therapy and emotional freedom techniques in reducing depression and anxiety among adults: A pilot study." *Integrative Medicine* 15, nº 2 (2016): 27–34.

- Sessão 5: Crenças fundamentais (que muitas vezes vêm da infância)
- Sessão 6: Treinamento para estresse e relaxamento
- Sessão 7: Definição de metas
- Sessão 8: Autogerenciamento (prevenção de recaída)

Dois dos quatro participantes do grupo de TCC e três dos seis participantes do grupo de EFT não atendiam mais aos critérios de diagnósticos para depressão maior no final das oito semanas. Então, efetivamente, ambos os tratamentos alcançaram resultados para 50% de cada grupo. No entanto, os resultados mostraram que o grupo de TCC relatou uma redução significativa nos sintomas depressivos no final das oito semanas, mas isso não foi mantido ao longo do tempo.

O grupo de EFT relatou um efeito tardio e indicou redução significativa nos sintomas de depressão nos acompanhamentos de três e seis meses. Eles não relataram diferenças ao longo das oito semanas, mas a redução dos sintomas pareceu ocorrer depois. Após seis meses, eles *ainda* relatavam ausência de sintomas.

Embora esse estudo tenha sido pequeno e o primeiro a examinar e comparar a eficácia de uma abordagem padrão-ouro e a EFT na redução da depressão entre adultos, os achados indicaram que a EFT pode ser uma estratégia de tratamento eficaz, digna de mais investigação.

A ABORDAGEM DE OUTROS PROBLEMAS AFETA NÍVEIS DE DEPRESSÃO

Perda de peso: Como mencionado, os sintomas de depressão também podem melhorar quando a EFT é aplicada para outros sintomas. Isso destaca a interação de diferentes condições e, talvez, a sobreposição que ocorre. A pesquisa mostrou uma conexão entre os níveis do hormônio do estresse cortisol e a depressão e a obesidade. Níveis elevados de cortisol estão ligados ao tecido adiposo distribuído centralmente, e a depressão também está associada ao cortisol elevado.[118,119]

---

118. Bjorntorp, P. "Do stress reactions cause abdominal obesity and comorbidities?" *Obesity Reviews* 2, nº 2 (2001): 73–86.
119. Holsboer, F. "The corticosteroid receptor hypothesis of depression", *Neuropsychopharmacology* 23, nº 5 (2000): 477–501.

Em um de nossos estudos sobre compulsão alimentar/perda de peso, descobrimos que os sintomas depressivos melhoraram com a perda de peso.[120] Foram 96 participantes adultos submetidos a um tratamento com EFT de oito horas em quatro semanas para suas compulsões alimentares, e todos estavam acima do peso ou eram obesos. Esse estudo é descrito com mais detalhes no capítulo sobre alimentos e problemas de peso, mas o que descobrimos foram as melhorias significativas nos sintomas depressivos e obsessivos, sensibilidade interpessoal (capacidade de avaliar com precisão as habilidades, estados e características dos outros a partir de sinais não verbais), psicoticismo (um padrão de personalidade tipificado pela agressividade) e hostilidade, que ocorreram durante as quatro semanas foram mantidas 12 meses depois. À medida que as compulsões alimentares melhoraram, o mesmo ocorreu para todos os outros sintomas.

O que esse estudo destacou foi a potencial função que as condições de saúde mental podem desempenhar na manutenção bem-sucedida da perda de peso, particularmente a ligação entre a depressão e a perda de peso.

Profissionais de saúde: Como mencionado no Capítulo 5, a EFT também impactou os níveis de desconforto psicológico, dor e compulsões em 218 profissionais de saúde que autoaplicaram o *tapping* por duas horas.

Condições emocionais: Pesquisadores do Reino Unido também descobriram que a EFT reduz ansiedade, depressão, raiva e outras emoções em uma revisão de pessoas em busca de terapia (ver Capítulo 5).

METANÁLISE

Uma metanálise também foi realizada para EFT e depressão. Ela examinou 20 estudos e incluiu estudos de resultados (com 446 pessoas), bem como estudos clínicos randomizados (um total de 653 pessoas: 306 no grupo de EFT e 347 no grupo de controle).[121]

---

120. Stapleton, Peta *et al.* (2013). "Depression symptoms improve after successful weight loss with emotional freedom techniques." *ISRN Psychiatry* 2013: 573532. doi:10.1155/2013/573532.
121. Nelms, J. e Castel, D. "A systematic review and metaanalysis of randomized and non-randomized trials of emotional freedom techniques (EFT) for the treatment of depression." *Explore: The Journal of Science and Healing* 12 (2016): 416–426. doi:10.1016/j.explore.2016.08.001.

A EFT demonstrou um tamanho de efeito muito grande (o d de Cohen em todos os estudos foi de 1,31) no tratamento da depressão. No final do tratamento com EFT, o d de Cohen para os estudos randomizados foi de 1,85 e para os estudos de resultados foi de 0,70.

Os tamanhos de efeito para os acompanhamentos inferiores a 90 dias foi de 1,21 e para mais de 90 dias foi de 1,11. Ambos indicam tamanhos muito grandes.

Isso significa que 90% do grupo de tratamento estava acima da média do grupo de controle, e havia 82% de chance que uma pessoa escolhida aleatoriamente do grupo de tratamento tivesse uma pontuação melhor do que uma pessoa escolhida aleatoriamente do grupo de controle. A quantidade média de redução dos sintomas de depressão em todos os estudos foi de 41%.

A EFT também foi mais eficaz que a respiração diafragmática, bem como intervenções psicológicas, como entrevistas de apoio e educação sobre higiene do sono. A EFT também foi superior ao tratamento usual e alcançou resultados em períodos de tempo variando de uma a dez sessões. Não houve diferença significativa no efeito do tratamento entre EFT e EMDR (eles alcançaram resultados semelhantes). Dado o que discuti a respeito da posição de Van der Kolk sobre as terapias somáticas para o TEPT, incluindo EMDR e EFT, não é incomum observar resultados semelhantes entre elas.

Interessantemente, o tamanho de efeito para a EFT ($d = 1,31$) foi maior do que o medido em metanálises de estudos com medicamentos antidepressivos e estudos de psicoterapia.

A EFT produziu efeitos de tratamento muito relevantes para a depressão, administrada tanto em grupo quanto individualmente, e os participantes mantiveram seus ganhos ao longo do tempo. Esses resultados são muito difíceis de ignorar. Incluir a EFT no tratamento da depressão deve ser essencial.

MELHORES PRÁTICAS AO USAR A EFT PARA DEPRESSÃO

Em 2016, pesquisamos um grupo de profissionais de EFT treinados para analisar suas experiências de trabalho com pacientes com depressão (o estudo Delphi). Esse é o mesmo estudo destacado no final do Capítulo 5; esse grupo de profissionais qualificados respondeu sobre ansiedade e depressão como duas condições separadas nos pacientes. Nós exploramos como esses profissionais especializados definiram as "melhores práticas" para o uso da EFT para depressão em pacientes e os melhores métodos (ou técnicas) de EFT que eles recomendam aos profissionais de EFT para aplicação à depressão de seus pacientes. Os resultados são compartilhados aqui.

Ideias para trabalhar com depressão: primeiros passos

- Construa um relacionamento sólido com o paciente como o primeiro passo. Notamos que também era difícil manter os pacientes adultos deprimidos envolvidos durante todo o nosso programa em grupo de oito semanas. Se a energia deles estivesse baixa, eles preferiam ficar em casa e faltavam à sessão (apesar de quererem superar a depressão). Enviávamos mensagens curtas diárias (textos) entre as sessões, para ficar em contato com eles e lembrá-los sobre a próxima sessão. Se eles não comparecessem, fazíamos o acompanhamento imediatamente por meio de um telefonema.
- Faça uma avaliação completa dos sintomas de depressão no começo, usando medições válidas, se puder.
- Tenha treinamento em prevenção de suicídio e autoflagelação caso isso seja um problema de seu paciente (forneça detalhes dos serviços de apoio a crises entre as sessões, se necessário, e complete os planos de segurança também).
- Explore o tratamento atual da pessoa para depressão e, se ela estiver tomando medicação, não faça nenhuma alteração sem consultar um médico/especialista.
- Explore o histórico familiar e se houve diagnóstico ou tratamento para outros membros.
- Determine a avaliação do paciente sobre a gravidade de seus sintomas depressivos (leve, moderada, grave).
- Esteja disposto(a) a encaminhar o paciente a outro profissional de saúde, se necessário.

- Comunique-se com o clínico geral ou médico especialista do paciente (por exemplo, psiquiatra) como um processo padrão para informar sobre seus planos de tratamento (por exemplo, via carta).

Ideias para trabalhar com depressão: problemas de tratamento

- Técnicas de ancoragem são altamente recomendadas no início, antes de usar o *tapping*. Elas podem incluir: respiração profunda, relaxamento muscular progressivo, usar os cinco sentidos para se ancorar, ou mesmo abordagens baseadas em *mindfulness*.
- Use as sensações corporais/físicas como base para aplicar o *tapping* no começo. Isso pode ser feito usando uma afirmação de configuração como "Embora eu me sinta exausto(a) e meu corpo esteja dolorido, eu me aceito de qualquer maneira."
- Use o *tapping* lento com os pacientes, pois ele se combinará com o estado de energia deles para começar. Ele poderá ser acelerado com o tempo.
- Sugira que os pacientes apliquem o *tapping* diariamente, para qualquer coisa, para começar. Isso tornará o processo mais habitual.
- Utilize técnicas "suaves e sem lágrimas" no *tapping* (acesse www.eftuniverse.com para obter mais detalhes sobre esses estilos), que permitirão que os pacientes se aproximem lentamente de seus problemas e potenciais eventos de precipitação. Técnicas suaves permitem que o processo siga o ritmo do paciente e ajude a regular o desconforto intenso.
- Considere utilizar o processo 9 Gamut na versão original da EFT. Ele envolve movimentos oculares e é recomendado para depressão e sintomas intensos.
- Considere dividir as sessões do paciente em duas por semana. Isso pode ajudá-lo a preservar sua energia e oferece tempo para a consolidação de quaisquer mudanças que ele obtenha.

- Investigue problemas de benefícios secundários que possam estar presentes. Eles são os motivos da não mudança ou permanência na mesma situação. Costumamos dizer: "Qual é a vantagem de ficar assim?".
- Ofereça aos pacientes vídeos (talvez do profissional) aplicando o *tapping* para eles assistirem entre as sessões, caso não consigam se lembrar do processo por causa da efeitos da depressão sobre a memória. Apenas assistir a alguém aplicando o *tapping* em um vídeo faz com que os neurônios espelho dos pacientes sejam acionados, e eles ainda poderão receber algum benefício.
- Finalmente, siga protocolos sólidos para uso da EFT para depressão. Consulte o que as pesquisas apontam e, em caso de dúvida, procure supervisão ou orientação.

OBSERVAÇÕES DE UM PROFISSIONAL

Roy era um homem de 55 anos que me procurou especificamente para aprender mais sobre como aplicar o *tapping* para sua depressão. Ele tinha um longo histórico de depressão clínica, incluindo muitas hospitalizações e tratamento ambulatorial. Mas nada realmente funcionou. Ele já havia aprendido um pouco sobre o *tapping* em buscas na internet, mas se sentia perdido ao tentar aplicá-lo sozinho. A primeira sessão delineou a técnica e também avaliou o histórico completo da história do Roy.

Roy lembrava-se de estar deprimido durante a maior parte de sua vida adulta e talvez até em sua adolescência. Isso prejudicara seu casamento, e sua esposa estava pronta para se separar. Ele relatou que teve um negócio de sucesso na área de saúde por muitas décadas, ensinando na área de *coaching* e estilo de vida, mas recentemente estava em crise.

A aplicação de algumas rodadas de *tapping* básicas sobre como o Roy se sentia sobre sua depressão (por exemplo, com raiva por estar deprimido por tanto tempo) fez ele se perguntar *por que* estava tão deprimido. Ele usou essa afirmação na configuração do *tapping* e se concentrou em "por que estou tão deprimido." Sua afirmação foi: "Embora eu não saiba por que estou tão deprimido, eu me aceito mesmo assim". Isso resultou em um sentimento de raiva, que foi adicionado à afirmação de configuração.

Ao se concentrar no sentimento de raiva e no questionamento do "porquê", Roy lembrou-se de algo da sua infância. Isso o surpreendeu, pois ele não estava pensando nisso naquele momento.

Ele se lembrou de que quando tinha 8 anos de idade, a família mudou-se de uma área rural mais fria para um clima mais quente a uma grande distância, porque seu irmão mais novo tinha asma. Ele se lembrou de que o médico havia recomendado a mudança porque o ambiente úmido do campo não estava ajudando seu irmão, enquanto um clima mais quente poderia ajudar. Então, seus pais tomaram essa decisão.

Várias coisas se destacaram para o Roy quando ele se lembrou disso:

- Ele percebeu que seus sentimentos depressivos começaram logo depois de se mudarem. Sentiu que esse era o começo desses sintomas, não mais tarde na adolescência.
- Ele se lembra de sentir raiva e impotência. Não queria se afastar de seus amigos na escola e ficou furioso porque seus pais não conversaram com todos os membros da família sobre a decisão.
- Ele realmente sentiu raiva do seu irmão mais novo, embora soubesse que não era culpa dele. Então, enterrou o ressentimento e os sentimentos de raiva em relação ao irmão por ter asma profunda.
- Ele compreendeu por que havia se distanciado de sua família desde que saíra de casa. Estava inconscientemente punindo-os pela mudança e pela asma de seu irmão.

Todas essas questões foram alvos do *tapping*, e Roy conseguiu libertar esses sentimentos angustiantes de longa data à medida que eles vieram à tona. No ano seguinte, Roy começou a sentir emoções positivas pela primeira vez desde os 8 anos de idade, e questionou-se se realmente ainda estava com depressão.

Sua esposa o apoiou durante o processo, e seus filhos adultos costumavam visitá-lo com frequência, dizendo que desfrutavam sua companhia mais do que nunca. Os negócios melhoraram, e Roy começou a desfrutar uma vida plena e prazerosa. Ele não tinha mais dias ruins na cama e, depois de 18 meses, sentiu-se compelido a procurar seu irmão mais novo; eles tiveram uma nova chance de se relacionarem.

PONTOS A RELEMBRAR

Na minha experiência, o tratamento da depressão em adultos é multifacetado. Alguns precisam aplicar o *tapping* para recuperar interesse ou prazer em certas atividades, outros tem como alvo problemas de sono e níveis de energia. Embora os roteiros de *tapping* globais possam ser um bom ponto de partida, ser bem específico sobre o que contribui para a situação individual de uma pessoa é vital.

Capítulo 7

EFT, Compulsões Alimentares e Problemas de Peso

Compulsões alimentares e problemas de peso são o foco das minhas primeiras pesquisas sobre a EFT, e a maioria das pesquisas deste capítulo é minha. Não porque outras pesquisas sejam escassas, mas porque conduzi muitos estudos nessa área. Desde que comecei a investigar a utilidade do *tapping* para problemas de peso e alimentares, tenho recebido com frequência estes tipos de *e-mails*:

> *Vi os resultados do seu estudo recente sobre dieta no Canal 9 esta noite. Vou para a academia de quatro a cinco vezes por semana, faço musculação, treino de boxe e kick boarding. Como saudavelmente e só bebo ocasionalmente. Porém, e o grande porém, é minha gula por doces. Meu IMC é aproximadamente 28, e estou sete a oito quilos acima do meu peso ideal. Estou em forma, mas gordo(a).*

> *Estou interessado em participar do estudo. Meu IMC é 44. Estive com excesso de peso a maior parte da minha vida; em duas ocasiões consegui perder 60 quilos, mas depois engordei tudo novamente. Tenho compulsão alimentar de forma constante (especialmente para doces) e anseio que seu programa possa me ajudar. Fora o peso, tenho ótima saúde. Espero receber notícias suas em breve.*

A pesquisa nos diz que, se você tiver compulsão por uma comida em especial, provavelmente acabará ingerindo-a. As compulsões alimentares também estão associadas a maior peso e maior preferência por alimentos ricos em gordura.

A crise da obesidade na Austrália piorou na última década: 63,4% dos seus habitantes adultos estão com sobrepeso ou são obesos, e isso é muito mais que a metade da população do país.[122] Isso é quase dois em três adultos. Um relatório descobriu que a Austrália é uma das nações mais obesas do mundo, com uma em cada quatro crianças australianas classificadas como com sobrepeso ou obesas.[123]

Em todo o mundo, a obesidade mais que dobrou desde 1980. A Organização Mundial de Saúde diz que 39% dos adultos com 18 anos de idade ou mais estavam acima do peso em 2014 e 13% eram obesos. A maior parte da população mundial vive em países onde o excesso de peso e a obesidade matam mais do que o baixo peso. O pior é que 41 milhões de crianças menores de cinco anos estavam acima do peso ou obesas em 2014.[124]

Agora você entende por que eu queria investigar a eficácia da EFT para a perda de peso!

NOSSO PRIMEIRO ESTUDO DE PESQUISA AUSTRALIANO

Quando decidi pela primeira vez oferecer o tratamento com EFT para compulsão alimentar em adultos com sobrepeso e obesidade por meio de um estudo de pesquisa, meu então superior disse que ninguém compareceria.

Depois que apareci em um programa nacional de assuntos atuais para "anunciar" o estudo (que era gratuito), recebemos o contato de mais de 4.500 pessoas (por telefone, *e-mail* ou carta) interessadas

---

122. Australian Bureau of Statistics. "National Health Survey: First Results, 2014–15." 8 de dezembro de 2015. http://www.abs.gov.au/ausstats/abs@.nsf/mf/4364.0.55.001.
123. Australia's Adult Health Tracker. "A report card on preventable chronic diseases, conditions and their risk factors Tracking progress for a healthier Australia by 2025." 2016. https://trove.nla.gov.au/version/235292564.
124. "Obesity and Overweight." Organização Mundial de Saúde. 16 de fevereiro de 2018. http://www.who.int/news-room/fact-sheets/detail/obesity-and-overweight.

no estudo. Isso foi depois que demonstrei o estranho ato de aplicar o *tapping* para um *muffin* de chocolate; então eles já sabiam o que esperar.

Meu chefe não falou mais nada sobre isso, claro.

Acabamos com 96 participantes adultos com sobrepeso e obesos com severas compulsões alimentares e os randomizamos para um grupo de programa de tratamento com EFT de oito horas em quatro semanas ou para um grupo de lista de espera (onde eles receberam o tratamento com EFT, mas somente após o término do outro grupo).[125] Como mencionei, uma lista de espera nos permite ver se o tempo afeta algum sintoma (por exemplo, talvez as compulsões alimentares sumam com o tempo). Mas não sumiram.

Medimos o peso e o índice de massa corporal de todos, o grau de compulsões alimentares, a percepção de cada indivíduo a respeito do poder dos alimentos sobre eles e suas capacidades de privação e sintomas psicológicos no início, no final, seis meses após e 12 meses depois. Todos foram pesados no início e no final do estudo, mas, nos períodos de acompanhamento, tivemos como base os autorrelatos.

Todos os fatores que medimos melhoraram significativamente. A perda de peso média ao longo dos 12 meses foi estatisticamente significativa (aproximadamente 5,05 quilogramas, ou 11,1 libras). Foi nesse estudo que também observamos as melhorias mencionadas no capítulo anterior em relação aos sintomas depressivos e obsessivos, sensibilidade interpessoal, psicoticismo e hostilidade, que foram todas mantidas 12 meses após o tratamento.

Começamos a ouvir frases como estas:

> *Surpreendentemente, não comi nenhum chocolate nessas duas semanas desde que apliquei o tapping!! Também não bebi refrigerante e nem comi salgadinho, o que era quase uma rotina na minha vida!*

> *Achei o programa extremamente esclarecedor e isso me ajudou com algumas questões emocionais profundas que carrego desde a infância (cerca de 70 anos).*

---

125. Stapleton, Peta *et al.* "A randomized clinical trial of a meridian-based intervention for food cravings with six-month follow-up." *Behaviour Change* 28 (2011): 1–16. doi:10.1375/ bech.28.1.1.

No mesmo estudo, um pequeno grupo de pessoas em EFT (40) foi comparado a sete pessoas que foram distribuídas aleatoriamente para grupos de terapia cognitivo-comportamental (TCC), intervenção psicoeducativa (7) ou de lista de espera (40). Esse foi um estudo preliminar para avaliar a eficácia da EFT em relação à TCC, o tratamento psicológico padrão-ouro. Os resultados indicaram que o grupo de TCC resultou em uma redução significativa no total de compulsões alimentares após o tratamento de quatro semanas e um aumento no poder dos participantes sobre a comida. Um crescimento na capacidade de privação após o tratamento também ocorreu para o grupo de psicoeducação.

Mas o grupo de EFT indicou reduções significativas em todas as medidas após o tratamento, exceto a capacidade de privação. O aumento da privação foi significativo, porém, nos pontos de 6 e 12 meses, indicando um lapso de tempo.

Graças a esses resultados, embarcamos em um estudo maior que comparou a EFT à TCC. Estávamos começando a considerar a ideia de que talvez o *tapping* fosse pelo menos comparável a um tratamento padrão-ouro nessa área, se não superior.

EFT CONTRA UM PADRÃO-OURO

Em 2014, minha equipe e eu iniciamos outro estudo. Havia 83 adultos com sobrepeso ou obesos que foram distribuídos aleatoriamente a grupos de intervenção por TCC ou EFT de oito semanas.[126] Isso era importante, pois significava a ausência de viés: ninguém pôde escolher o tratamento que iria receber.

Como você pode imaginar, o chocolate era a comida mais desejada pelo grupo (53%), seguido por carboidratos oriundos de doces (por exemplo, bolos, biscoitos, refrigerantes; 15,7%), outros carboidratos (nem doces nem salgados, como pão; 15,7%), alimentos salgados (por exemplo, salgadinhos, oleaginosas com sal; 14,5%) e itens cafeinados, como café (1,2%). A maioria dos adultos relatou sentir

---

126. Stapleton, Peta *et al.* "Food for thought: A randomized controlled trial of emotional freedom techniques and cognitive behavioral therapy in the treatment of food cravings." *Applied Psychology: Health and Well-Being* 8 (2016): 232–257. doi:10.1111/aphw.12070.

compulsões diariamente (83,1%), com 67,5% indicando que ingeriam os alimentos de suas compulsões todos os dias.

Configuração do estudo

Nossa equipe pesou todos os participantes na primeira sessão do grupo e fez com que respondessem a questionários relacionados à severidade de sua compulsão alimentar, à percepção de cada indivíduo sobre o poder da comida sobre eles, às suas capacidades de privação e sintomas psicológicos, como ansiedade e depressão.

O tratamento foi então oferecido em sessões de duas horas, uma vez por semana, em pequenos grupos de 10 a 15 participantes (EFT ou TCC). Um grupo comunitário de controle de 92 adultos com peso normal foi utilizado para comparação, a fim de verificar se os dois grupos de tratamento poderiam alcançar pontuações normalizadas nas medições de desfecho citadas anteriormente.

Aqui está uma visão geral do que normalmente fazemos nessas sessões:

- A Sessão 1 descreveu o tipo de tratamento que os participantes deveriam receber (EFT ou TCC) e deu exemplos de como ele seria aplicado.
- A Sessão 2 discutiu a natureza das compulsões alimentares e como elas ocorrem. As compulsões são descritas como um *impulso emocional e fisiológico intenso* (para comer). Essa sessão introduziu o fato de que a visualização mental pode ser um componente-chave das compulsões alimentares (isto é, quando as pessoas anseiam por uma comida específica, elas têm imagens vívidas dessa comida em sua mente).
- A Sessão 3 delineou as nove emoções primárias (isto é, raiva, tristeza, surpresa, medo, angústia, repulsa, culpa, vergonha e interesse) e sua relação com a alimentação emocional e compulsões.
- A Sessão 4 ensinou sobre crenças limitantes (pensamento racional *versus* irracional) e como modificá-las em relação à alimentação emocional e compulsões. O grupo de EFT usou a sequência de *tapping* quando reconheceu um pensamento negativo, enquanto o grupo de TCC foi ensinado a substituir tal pensamento por algo mais útil.

- A Sessão 5 descreveu as diferenças entre o distresse e o eustresse, e como esses conceitos afetam a alimentação emocional e as compulsões. O grupo de EFT aplicou o *tapping* para os sentimentos de estresse e como eles se sentiram sobre eles, para alcançar um estado físico mais calmo, enquanto o grupo de TCC aprendeu a respeito de relaxamento muscular e respiração profunda.
- A Sessão 6 teve como foco a definição de metas e resumiu como as crenças limitantes podem impactar o alcance das metas (especialmente relacionadas à perda de peso). O grupo de EFT se envolveu no processo de *tapping* para quaisquer crenças limitantes que eles notaram quando definiram uma meta, enquanto o grupo de TCC aprendeu a fórmula de estabelecimento de metas SMART e como substituir pensamentos negativos ou inúteis por pensamentos neutros ou mais positivos.

  O SMART é uma sigla inglesa* que engloba os conceitos:
    - Específico
    - Mensurável, significativo, motivacional
    - Acordado, atingível, realizável, orientado para ação
    - Realista, relevante, razoável, gratificante, orientado para resultados
    - Baseado no tempo, oportuno, tangível.
- A Sessão 7 discutiu conceitos sobre boa nutrição e o estabelecimento de uma alimentação regular. Ambos os grupos receberam as mesmas informações, mas o grupo de EFT se empenhou em aplicar o *tapping* para os sentimentos que tinham em relação a uma dieta mais saudável (por exemplo, privação), enquanto o grupo de TCC aprendeu a reconhecer seus pensamentos e sentimentos e a substituí-los por outros, mais úteis e apropriados.
- A Sessão 8 discutiu gatilhos comuns e específicos e sinais de alerta que podem indicar uma recaída iminente e como administrá-los no futuro. Ambos os grupos identificaram seus próprios gatilhos individuais para as compulsões alimentares, e todas as habilidades foram revisadas com o objetivo de usá-las após o tratamento.

Ao final de oito semanas, medimos novamente o peso de todos (convertido em índice de massa corporal também), a severidade das compulsões alimentares, a percepção de cada indivíduo sobre o poder

---

*N.T.: SMART em inglês: S=Specific, M=Measurable, A=Agreed, R=Realistic, T=Time-based.

da comida sobre eles, suas capacidades de privação e sintomas psicológicos (como ansiedade e depressão).

O que aconteceu?

No geral, a EFT e a TCC demonstraram eficácia comparável na redução das compulsões alimentares, na responsividade à comida no ambiente (poder da comida) e privação alimentar, com os valores de tamanho de efeito de Cohen sugerindo significância prática moderada à alta para ambas as intervenções. Esses ganhos também foram mantidos durante seis e 12 meses após as intervenções.

Isso foi uma grande conquista, pois mostrou que a EFT poderia ser tão eficaz quanto uma abordagem padrão-ouro. A comunidade de pesquisa gosta de ver esses estudos como ponto de partida.

Ambos os tratamentos, EFT e TCC, conseguiram produzir reduções nas compulsões alimentares, no poder da comida e na privação alimentar que combinavam com as *pontuações de uma amostra comunitária não clínica*. Eram participantes adultos com peso normal e sem compulsões.

Resultados psicológicos

No mesmo estudo, também examinamos fatores psicológicos usando o Questionário de Saúde do paciente.[127] Esse questionário específico tem cinco módulos que abrangem cinco tipos comuns de distúrbios mentais, incluindo os módulos de depressão, ansiedade, somatoforme, álcool e alimentação. Nós estávamos muito interessados na quantidade de ansiedade, depressão e sintomas somáticos (qualquer coisa sentida fisicamente no corpo) que nossos participantes estavam experimentando.

- *Ansiedade:* O grupo de TCC teve pontuações de ansiedade significativamente menores no final do programa em grupo de oito semanas, mas esse efeito não foi mantido nos acompanhamentos de seis e 12 meses. Nessas avaliações, os valores não eram mais significativamente diferentes aos dos momentos anteriores à TCC.

---

127. Stapleton., Peta *et al.* "Secondary psychological outcomes in a controlled trial of Emotional Freedom Techniques and cognitive behavior therapy in the treatment of food cravings." *Complementary Therapies in Clinical Practice* 28 (2016): 136–145, doi:10.1016/j.ctcp.2017.06.004.

No entanto, o grupo de EFT relatou uma diminuição significativa na ansiedade, e essa redução foi mantida nos acompanhamentos de seis e 12 meses. Efetivamente, a intervenção por EFT foi melhor em impactar os sintomas de ansiedade do que o tratamento com TCC.

- *Depressão:* Enquanto os participantes do grupo de TCC tinham sintomas depressivos relativamente maiores antes de iniciar o tratamento, eles não relataram nenhuma diminuição significativa em suas pontuações de depressão desde a pré-intervenção até qualquer ponto de medição de acompanhamento. O grupo de EFT, no entanto, relatou reduções relevantes em seus sintomas de depressão ao longo das oito semanas e em todos os acompanhamentos.
- *Sintomas somáticos:* Os participantes que receberam TCC apresentaram sintomas somáticos relativamente maiores no início do tratamento e relataram pontuações somáticas significativamente menores ao longo das oito semanas, e isso foi mantido nos acompanhamentos de seis e 12 meses. O grupo de EFT não relatou nenhuma diminuição significativa nos sintomas. Isso pode ter ocorrido por causa dos sintomas mais baixos no início, o que afeta a ocorrência de alguma mudança.

No geral, os resultados desse aspecto do estudo revelaram que a EFT foi realmente capaz de produzir reduções nos sintomas de ansiedade e depressão, e não foi apenas comparável a abordagens padrão-ouro, como a TCC, mas superior em alguns aspectos. Também mostrou que a intervenção psicológica é benéfica para o tratamento de comorbidades na obesidade e aponta para o papel que os problemas de saúde mental podem desempenhar nessa área.

O QUE DESCOBRIMOS AO ANALISAR OS DIÁRIOS ALIMENTARES

Em nosso estudo inicial de quatro semanas, analisamos diários alimentares de 89 mulheres adultas com sobrepeso e obesas.[128] Esses

---

128. Stapleton, Peta e Doyle, Wava. "Mood and food cravings in overweight and obese Australian adults: Clues to treatment in food diaries." *Current Research in Psychology* 4, nº1 (2013): 6–15.

diários indicaram que os motivos mais comuns sugeridos pelas mulheres para comer eram desperdício, emoção e recompensa.

Desperdício aplicado a qualquer motivo para comer relacionado ao descarte de comida. Alguns exemplos incluíam: "Eu não podia desperdiçar" e "Sobrou só um pedacinho".

A recompensa foi indicada por meio de respostas como "Eu não comi chocolate esta manhã" e "Acabei de chegar do trabalho, eu mereço".

Qualquer emoção que parecesse desencadear a vontade de comer era codificada como um motivo emocional. Alguns exemplos incluem: "Estava entediado(a)" e "Eu me senti mal".

Em ambas as análises de sete e 14 dias, a maioria das compulsões estava ocorrendo entre uma e três vezes por dia, e mais de 50% dos participantes indicaram classificações de SUD superiores a 5 em 10 em um período de sete dias, e 40% maior que 5 em um período de 12 dias. Essas mulheres estavam claramente lutando contra a frequência e a intensidade das compulsões.

O desperdício

Comer para evitar o desperdício foi, na verdade, o motivo *mais forte* citado e foi de interesse particular, dado que a maioria das mulheres no estudo tinha entre 41 e 56 anos ou mais.

Observamos anedoticamente, ao conduzir os grupos de tratamento, que essas mulheres ainda tinham grande dificuldade em descartar alimentos depois de terem lidado com o problema de compulsão por meio do procedimento de EFT. Embora tivessem relatado abertamente que não queriam mais comer aquela comida, já que haviam perdido sua compulsão por meio do *tapping*, elas definitivamente não queriam jogá-la fora. O que emergiu foram as antigas crenças e emoções sobre "desperdiçar comida", que haviam aprendido com suas mães e avós. Historicamente, esses predecessores eram mulheres que cresceram na época da Grande Depressão da década de 1930 e das Guerras Mundiais I e II, em que a comida era escassa. A fome era constante, e desperdiçar comida seria uma loucura.

O tema de descarte nos diários alimentares estudados confirmou essas observações. As entradas do diário, que destacaram esses temas, incluíam o seguinte:

> *Minha filha e eu fizemos scones para comer porque tinha creme na geladeira. Foi ótimo cozinhar com ela, mas agora estou pensando que eu deveria ter jogado o creme fora em vez de ter comprado mais coisas para aproveitar o creme (até comprei morangos). Percebi que definitivamente ter o creme em casa faz com que eu não consiga pensar em outro alimento; mas simplesmente não consigo jogar comida fora.*
>
> *Fiquei cuidando da minha neta, e ela comeu pirulitos. Comi três. Eu me senti como uma criança fazendo arte. Ela pediu um pedaço de bolo no café e eu comi as sobras.*

A área da epigenética, que significa "acima da genética", sugere atualmente que os efeitos do estilo de vida ou dieta dos avós podem ser transmitidos, não por meio de seus genes, mas de algo além de seus genes. Os efeitos da nutrição materna ou outras exposições ambientais são bem reconhecidos; portanto, na área nutricional, a epigenética é excepcionalmente importante, porque a ingestão de alimentos pode modificar os fenômenos epigenéticos e alterar a expressão dos genes.

Com base nesse conhecimento, não foi surpresa que as mulheres nos grupos de tratamento tivessem reações arraigadas para não jogar fora alimentos, desperdiçar alimentos e até mesmo acumulá-los "apenas por precaução". Isso pode ter sido muito relevante aos seus ancestrais, mas não tanto no atual estilo de vida abundante em alimentos.

Em primeiro lugar, os ambientes nutricionalmente limitados (por exemplo, durante a Grande Depressão nos anos 1930) podem se diferenciar mais tarde na vida quando ambientes densos em alimentos agora estão disponíveis. Uma mulher grávida após as duas guerras mundiais, que pode ter crescido em uma época de escassez de alimentos e depois ter exposto seu filho a uma vida precoce de escassez, pode ter alterado os mecanismos epigenéticos envolvidos na suscetibilidade à obesidade na criança.

Um segundo caminho possível é a supernutrição fetal ou infantil que resulta em obesidade adulta (por exemplo, uma mulher que viveu durante a Segunda Guerra Mundial e teve um filho após a guerra, compensada por sua própria desnutrição ao superalimentar seu filho). Aquela criança teria agora mais de 50 anos de idade e viveria em um ambiente muito enérgico. E essas crianças se tornaram as mulheres em nossos estudos.

Nosso estudo desses diários alimentares em participantes adultos com sobrepeso e obesos destacou a importância de abordar o problema do *desperdício de alimentos e os sentimentos associados a ele*, bem como comer em resposta à emoção ou como uma recompensa em programas de tratamento de perda de peso.

Isso se tornou uma questão muito importante a resolver.

A MUDANÇA PARA ESTUDOS *ON-LINE*

Depois que estabelecemos que a EFT para problemas alimentares em adultos com sobrepeso/obesidade foi comparável a um padrão-ouro e durou pelo menos os próximos 12 meses, decidimos testar sua eficácia em um formato *on-line*.[129] Imaginamos que desse modo poderíamos alcançar pessoas em áreas rurais e remotas.

As tecnologias baseadas na web oferecem um enorme potencial para aumentar o acesso dos membros da comunidade a serviços de saúde e bem-estar baseados em evidências, além de oferecer aos terapeutas mais opções e flexibilidade na prestação de serviços a populações onde o acesso anterior era precário.

Portanto, realizamos um estudo mundial de 314 adultos (96,17% de mulheres, 3,83% de homens) que participaram de um grupo de tratamento com EFT *on-line* e um grupo de controle de lista de espera de 254 adultos que aguardaram tratamento para saber se o impacto do tempo afetava suas compulsões alimentares. (Não afetou.)

Os participantes completaram uma intervenção de EFT *on-line* de oito semanas visando a compulsões alimentares, privação alimentar, poder subjetivo dos alimentos, peso, gravidade dos sintomas somáticos, ansiedade e sintomas de depressão.

Para o grupo de EFT, os carboidratos oriundos de doces (por exemplo, bolos, biscoitos, refrigerantes) foram os alimentos mais consumidos (33,8%), seguidos por carboidratos que não são doces nem salgados (pães, 18%), chocolate (15,7%), alimentos salgados

---

129. Stapleton., Peta *et al.* "Online group delivery of emotional freedom techniques for food cravings and weight management." *Cyberpsychology*, em revisão em 2018.

(por exemplo, salgadinhos, oleaginosas com sal; 12,8%) e itens com cafeína (2%). Dois terços desses participantes relataram que tiveram compulsões diariamente (65,9%) e 49,2% consumiram o alimento desejado todos os dias.

O grupo que aguardava tratamento revelou que os carboidratos oriundos de doces também eram os alimentos mais desejados (32%), seguidos por alimentos salgados (18,9%), carboidratos nem doces nem salgados (17,1%), chocolate (13,2%) e itens com cafeína (1,3%). A maioria relatou que sentia compulsões todos os dias (70,6%), e 48,2% disseram que consumiriam o alimento desejado diariamente.

Configuração do programa de EFT *on-line*

A intervenção do tratamento com EFT consistiu em 32 palestras em vídeo em sete módulos que foram gravados profissionalmente comigo como terapeuta. Cada módulo compreendia de três a oito lições, e os participantes foram instruídos a limitar-se a uma lição por dia e não mais do que um módulo por semana, a fim de envolver-se mais em cada tópico, evitar esgotamento, manter a motivação ao longo de todo o curso e fazer melhores adaptações neurológicas, psicológicas e físicas ao longo do tempo.

Os participantes puderam repetir as palestras quantas vezes quisessem e revisar os vídeos anteriores em qualquer estágio do curso. A duração das palestras gravadas variou entre aproximadamente dois e 15 minutos, e os participantes eram obrigados a completar um questionário sobre a lição antes de avançar para o próximo vídeo em cada módulo. Isso garantiu que todos os vídeos fossem visualizados e os participantes não pulassem algum. Os tópicos dos módulos semanais foram (1) introdução à EFT, (2) aplicar o *tapping* para alimentos menos saudáveis, (3) aplicar o *tapping* para alimentos mais saudáveis, (4) aplicar o *tapping* para alimentação emocional, (5) aplicar o *tapping* para aumentar o desejo de praticar atividades físicas, (6) aplicar o *tapping* para bebidas, e (7) aplicar o *tapping* para comer de forma consciente e intuitiva.

O primeiro vídeo de cada módulo era composto por uma introdução ao tópico daquela semana. A estratégia específica envolveu os participantes com foco em sua compulsão e emoções associadas e o uso do método de *tapping* durante o tratamento. Se eles estivessem aplicando o *tapping* para comida ou bebida naquele módulo, era solicitado que eles ficassem de frente ao alimento/bebida em questão (exposição) e assistissem ao vídeo na hora do dia em que eles normalmente consumiriam esses itens. Isso foi importante para bebidas alcoólicas, por exemplo.

Os participantes também foram encorajados a usar a EFT fora dos horários das palestras, durante o surgimento de qualquer compulsão, se assim quisessem.

O que aconteceu?

Encontramos reduções significativas em *todas as medições do questionário* para os participantes no grupo de EFT, sem diferenças relevantes aos participantes do grupo de controle da lista de espera. Depois que a lista de espera também concluiu o programa, reunimos os dois grupos para avaliar os dados como um grupo inteiro. Análises de acompanhamento de seis e 12 meses revelaram reduções significativas ao longo das oito semanas *em todas as medições*. Cada aspecto que medimos mudou intensamente e permaneceu assim um ano depois.

As análises também revelaram que, à medida que as compulsões alimentares dos indivíduos melhoravam, *o mesmo ocorria com os sintomas de ansiedade e depressão*. Isso refletiu o que encontramos no estudo presencial com sintomas psicológicos e compulsões alimentares.

Esse foi o primeiro estudo de pesquisa clínica de administração *on-line* de EFT para controle de peso e forneceu resultados preliminares da utilidade da EFT *on-line* como uma ferramenta adjunta na luta contra a obesidade em todo o mundo. Isso significa que oferecer a EFT *on-line* resulta em mudanças significativas para as pessoas e, desde que o programa administrado seja específico, focalizado e baseado em uma sólida compreensão do tópico que está sendo apresentado, ele funcionará.

COMPARAÇÃO ENTRE A EFT ADMINISTRADA *ON-LINE* E A PRESENCIAL

Depois de realizar estudos de EFT tanto presencialmente quanto *on-line*, ficamos interessados em saber se houve alguma diferença na obtenção dos resultados pelos participantes por causa do tipo de administração da terapia. Portanto, comparamos os dois estudos clínicos randomizados separados, porque cada programa utilizou a mesma intervenção de EFT clínica visando a compulsões alimentares, poder subjetivo da comida, privação alimentar, IMC, peso, sintomatologia somática, ansiedade e sintomas depressivos. Ambos os tratamentos também foram administrados em oito semanas.[130]

Nossas análises revelaram que, ao longo de oito semanas, ambos os grupos experimentaram reduções significativas para as compulsões alimentares, poder da comida, depressão, ansiedade e peso, com esses resultados permanecendo significativos nos acompanhamentos de seis e 12 meses. Algumas diferenças foram observadas no acompanhamento pós-intervenção e/ou de seis meses para privação alimentar e sintomas somáticos.

O formato presencial pode ter tido um efeito levemente mais forte de privação alimentar do que o grupo *on-line*, embora o grupo presencial tenha experimentado uma elevação nos sintomas somáticos no acompanhamento de seis meses, chegando aos níveis de pré-intervenção, antes de reduzirem novamente no acompanhamento de 12 meses, alcançando o nível de pós-intervenção. As pontuações do grupo *on-line* permaneceram estáveis da pós-intervenção até seis e 12 meses para os sintomas somáticos.

No geral, a maioria dos aspectos medidos respondeu a um nível significativo para ambas as versões do programa e, até o momento, não há outra comparação de EFT clínica feita dessa forma. Pelo menos, este estudo fornece evidências preliminares de que ambos os estilos de administração são eficazes e válidos.

ESTUDO COM ESTUDANTES ESCOLARES

Depois de nossos estudos presenciais e *on-line* de oito semanas, apresentamos algumas histórias na mídia. Descobrimos que a EFT é muito interessante para os jornalistas! Uma escola local assistiu às nossas histórias e perguntou se poderíamos ensinar a EFT a um grupo de alunos com foco na escolha de alimentos saudáveis.

---

130. Stapleton, Peta e Stewart, Michele. "Clinical EFT for food cravings in overweight adults: A comparison of in-person and online delivery of treatment." *Cogent Psychology*, em revisão em 2018.

Então, 44 estudantes com idades entre 13 e 15 anos participaram de um programa de EFT de seis semanas durante o período escolar.[131] Mediante a aprovação da escola, dos pais e do departamento de educação, claro. Os alunos foram distribuídos aleatoriamente para um grupo de EFT ou a um grupo de lista de espera.

Ensinamos a eles como usar a EFT para preocupações com a imagem corporal, resiliência e autocompaixão. Também abordamos como utilizar a EFT para beber mais água (e menos refrigerante), aumentar o interesse em exercícios físicos e ajudar nos padrões de sono. Eles aprenderam como aplicá-lo para as compulsões e também como definir metas.

Depois de verificar que os alunos da lista de espera não exibiram mudanças, eles também receberam o programa de seis semanas. Em seguida, os dois grupos foram analisados e acompanhados 11 semanas depois (que coincidia com o final do ano letivo).

O tratamento com EFT resultou em uma diminuição significativa no consumo de bebidas não saudáveis (refrigerante) após o programa de seis semanas, e isso ainda se manteve significativamente baixo no acompanhamento de 11 semanas. O grupo também relatou uma diminuição relevante nas escolhas alimentares não saudáveis, e isso também permaneceu alterado às 11 semanas. Uma mãe entrou em contato com a escola via *e-mail* para relatar que o filho de 14 anos havia pedido para comer couve-flor!

Houve diminuições clinicamente válidas nas pontuações de desconforto psicológico (mas sem significância estatística). Um dos motivos pode ter sido o fato de os facilitadores de EFT não terem instruído os alunos a aplicar o *tapping* para vários sintomas psicológicos especificamente. Outro motivo é que o tamanho de amostra era pequeno, e isso afeta os resultados observados.

Em termos de autoestima, os resultados indicaram que os estudantes tiveram pontuações de autoestima e autocompaixão significativamente maiores após o programa.

---

131. Stapleton, Peta *et al.* "Emotional freedom techniques in the treatment of unhealthy eating behaviors and related psychological constructs in adolescents: A randomized controlled pilot trial." *Explore: The Journal of Science and Healing* 12, nº 2 (2016): 113–122.

Essa foi uma intervenção breve e limitada pelo final do ano letivo, significando que o período de acompanhamento foi curto. No entanto, esse programa destacou a utilidade da EFT para ajudar nas escolhas de alimentos e bebidas, bem como conceitos psicológicos em adolescentes.

ESTUDO COM MAPEAMENTO CEREBRAL

Desde que comecei a pesquisar nessa área, eu sonhava em realizar um estudo de *tapping* com mapeamento do cérebro. A imagiologia cerebral é uma técnica poderosa que está aprimorando a pesquisa em neurociência. A maioria dos estudos convencionais usando RMf (ressonância magnética funcional) baseia-se no efeito BOLD, que é o termo usado para descrever o aumento no sinal de RMf por causa da mudança no oxigênio do sangue e um aumento no fluxo sanguíneo. A RMf BOLD já foi usada para mapear como o gosto e o odor ocorrem em seres humanos e para estudar respostas a estímulos agradáveis e aversivos.

Infelizmente, os estudos de RMf são caros e o financiamento de fontes governamentais tradicionais era escasso. Eu não tinha acesso a um hospital com a máquina que eu precisava. Havia alguns obstáculos a superar.

No final de 2016, defini a quantia de dinheiro de que precisava para pagar pelos exames de mapeamento e decidi que queria que a máquina de RMf estivesse próxima da minha universidade. Comecei a perguntar a todos que conhecia se eles tinham acesso a uma máquina de ressonância magnética; a maioria das pessoas não fazia ideia do que eu estava falando, mas achei que isso pelo menos iria ajudar a notícia a se espalhar.

E eu tinha razão.

Recebi uma ligação telefônica em uma segunda-feira, no fim de 2016, de uma médica do hospital local. Ela estava em uma reunião com uma série de profissionais de saúde, discutindo os resultados positivos que seus pacientes com dor crônica estavam relatando com uma técnica chamada *tapping*. Ironicamente, fui eu quem os ensinara. Um enfermeiro presente mencionou que eu estava procurando uma máquina de RMf para observar mudanças cerebrais, e essa médica tinha acesso a uma. Ela fez a ligação. Se eu queria usar a máquina?

É claro! E foi uma caminhada de apenas cinco minutos da minha universidade até onde a máquina estava.

E foi assim que, em 2017, realizamos o primeiro estudo de RMf do mundo sobre alterações cerebrais após a EFT. Para esse primeiro estudo, continuamos a trabalhar com grupos de participantes adultos com sobrepeso e obesos, mas tínhamos ampliado esses grupos para englobar pacientes com dor crônica no momento da publicação deste livro.

Estudos anteriores de neuroimagem mostraram que, no cérebro de pessoas que se restringem a comida, o desconforto emocional aumenta o valor da recompensa de alimentos considerados agradáveis. Isso significa que quando alguém faz dieta (usando força de vontade ou privação) e fica estressado ou aborrecido, os alimentos que costumam evitar parecem muito recompensadores para eles, e seus cérebros refletem esse efeito.

Queríamos verificar a ativação cerebral (usando RMf) em adultos com sobrepeso/obesos ao olhar para imagens de alimentos altamente calóricos e também investigar as alterações no cérebro após o tratamento com EFT, a fim de ver como elas correspondiam às melhorias relatadas nos sintomas.

Configuração do programa

A maioria dos participantes voluntariados era do sexo feminino (86%), e chocolate foi o item de compulsão alimentar mais comumente escolhido para o grupo.

Quinze adultos com sobrepeso/obesos foram distribuídos a um grupo de tratamento com EFT de quatro semanas ou a um grupo de controle. Eles não puderam escolher, e, no final, dez receberam o tratamento com EFT e cinco não receberam. O Comitê de Ética em Pesquisa em Seres Humanos da universidade deu aprovação ética, e o estudo foi registrado no *Australian New Zealand Clinical Trials Registry*.

Todos os nossos participantes deveriam ter pelo menos 18 anos de idade; ambos os sexos foram incluídos. Eles precisavam ter pelo menos excesso de peso (ou seja, IMC entre 25 e 29) ou ser obesos (IMC maior que 30) e não estar recebendo tratamento psicológico ou médico para suas compulsões alimentares.

As participantes adultas grávidas e os participantes portadores de diabetes (tipos I e II) e hipoglicemia foram excluídos por causa dos possíveis impactos das compulsões alimentares. Por causa do aspecto de RMf do estudo, os participantes não podiam ter nenhum implante de metal (por exemplo, marcapasso), e todos preencheram um questionário de segurança para ressonância magnética antes do primeiro mapeamento.

Todos foram mapeados na máquina de RMf pela primeira vez de manhã e em jejum. Eles foram autorizados a beber água e foram convidados a tomar uma xícara de café ou ingerir cafeína 30 minutos antes de comparecer, para ficarem estimulados.

Enquanto estavam na máquina, eles tinham de ficar perfeitamente imóveis. Eles usaram um *headset* que permitia a repetição aleatória de imagens de seis alimentos altamente calóricos projetados para envolver partes do cérebro a serem projetadas na tela. Essa foi uma tarefa de seis minutos, e eles foram convidados a se imaginar comendo ou bebendo aqueles itens enquanto os assistiam.

O que aconteceu?

Quando pedimos que eles pensassem em consumir os alimentos e bebidas das imagens apresentadas na tela, houve ativação significativa no giro temporal superior (associado à cognição e ao pensamento) e ao córtex orbitofrontal lateral, que está associado à recompensa.

Após os primeiros mapeamentos, os dez adultos distribuídos no grupo de EFT participaram de um programa de oito horas em quatro semanas idêntico ao programa original de quatro semanas que realizamos. O grupo de controle não fez nada e não recebeu tratamento algum.

No final das quatro semanas, todos foram mapeados novamente da mesma maneira (de manhã em jejum e com as mesmas seis imagens de comida e bebida). Houve uma redução acentuada na resposta BOLD no giro temporal superior e no córtex orbitofrontal apenas para o grupo de tratamento com EFT. O grupo de controle mostrou ativação continuada nessas áreas.

Você pode ver isso nos mapeamentos de exemplos incluídos aqui. (Para as imagens em alta resolução e em cores, visite meu site: www.petastapleton.com) As áreas destacadas são as que foram ativadas quando os participantes se imaginaram comendo ou bebendo os itens nas fotos. O primeiro mapeamento tem atividade significativa (antes de qualquer tratamento com EFT) e está no topo nas Figuras 7A, 7B e 7C. O mapeamento pós-tratamento está na parte inferior de cada conjunto e tem uma notável ausência de atividade.

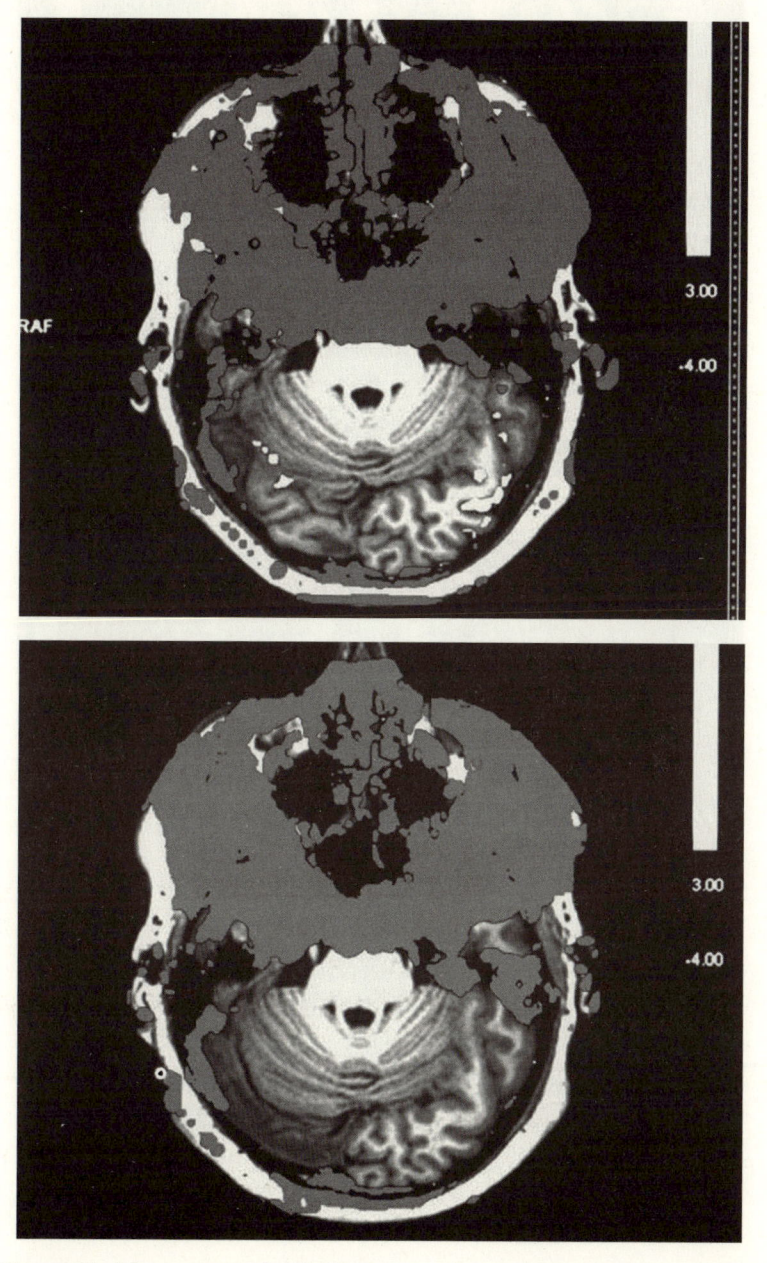

Figura 7A: Mapeamento do cérebro antes e depois do tratamento com EFT

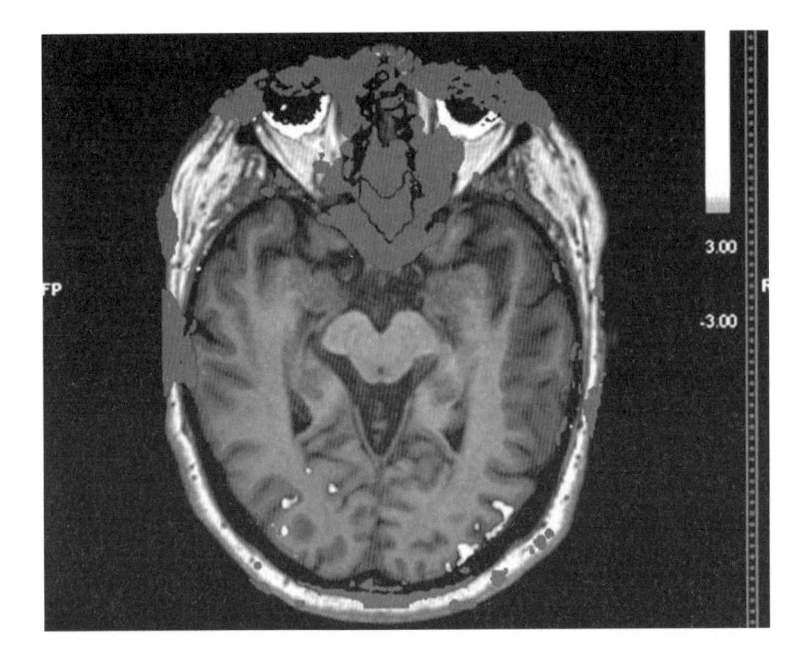

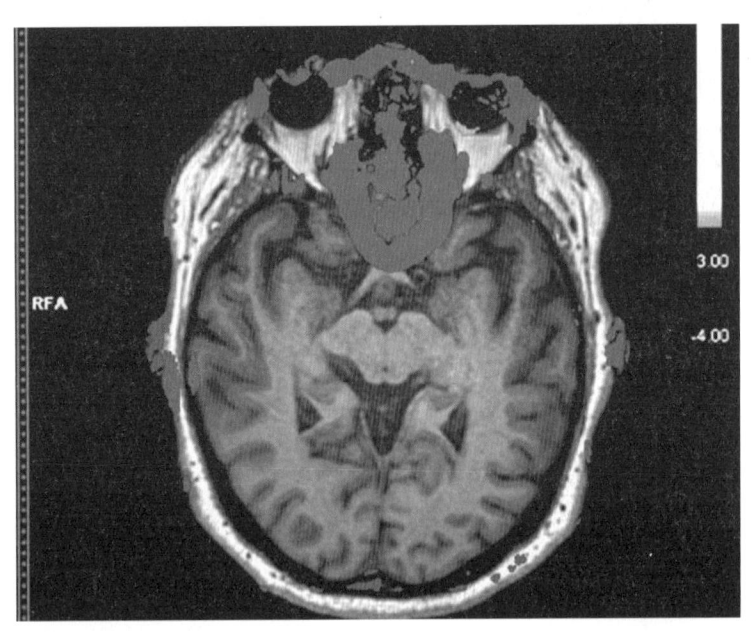

Figura 7B: Mapeamento do cérebro antes e depois do tratamento com EFT

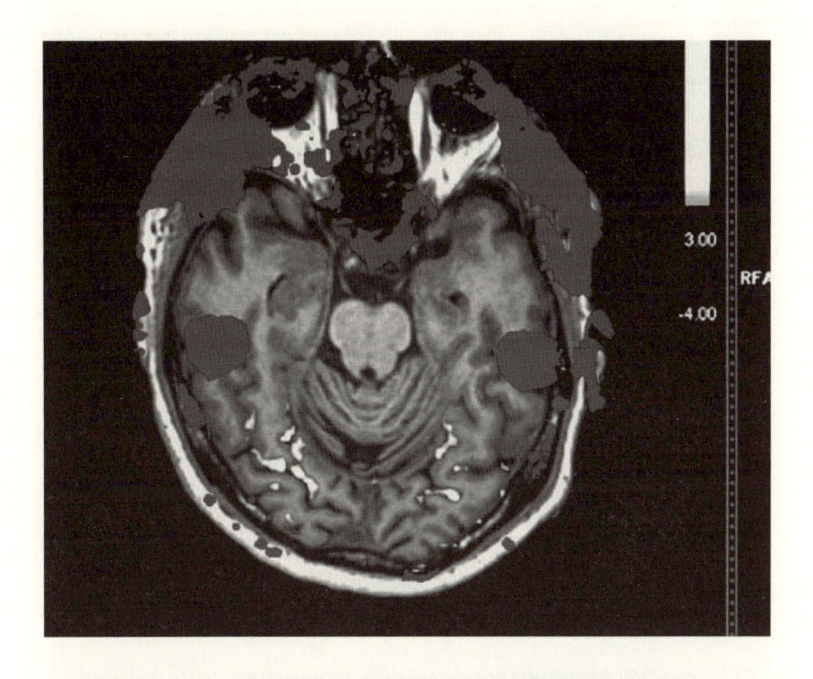

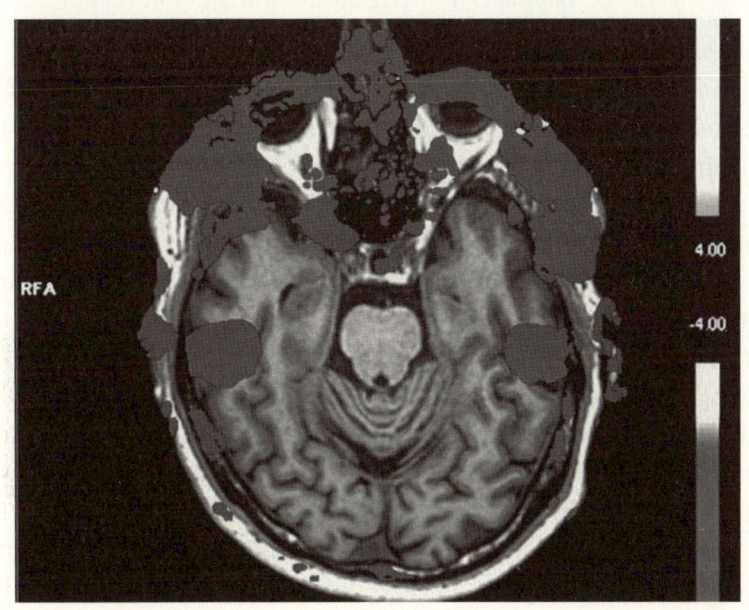

Figura 7C: Mapeamento do cérebro antes e depois do tratamento com EFT

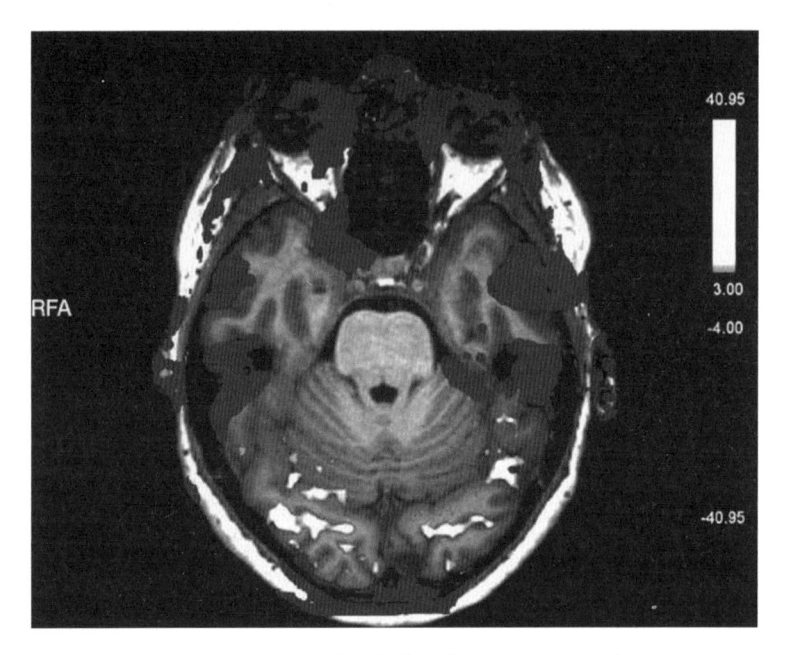

Figura 7D: Mapeamento do cérebro do participante de controle

Incluí uma varredura de um participante de controle também, e você pode ver que o nível de atividade é semelhante às varreduras de pré-tratamento para os outros participantes. A diferença é que eles não receberam nenhuma intervenção por EFT, e seus mapeamentos eram iguais na fase pós.

Os participantes também completaram nossas medições habituais para examinar as compulsões alimentares e afins. As pontuações de compulsão para carboidratos ao longo do tempo reduziram significativamente entre os grupos de EFT e de controle (p = 0,049), e a diferença média de compulsão por *fast-food* também diminuiu intensamente para o grupo de EFT em comparação com o grupo de controle (p = 0,015).

Além disso, as pontuações de poder sobre a comida dos participantes diminuíram significativamente mais para o grupo de EFT em comparação com o grupo de controle (p = 0,019). Aparentemente, o tratamento com EFT resultou em melhora clínica dos sintomas, o que correspondeu a uma redução do sinal nas duas áreas em destaque do cérebro.

Esse foi um estudo piloto e incluiu apenas 15 adultos; e, a fim de tirar conclusões diretas, estudos futuros devem ser realizados com grupos maiores e períodos de acompanhamento mais longos. Também pode ser preferível que os indivíduos escolham imagens de alimentos mais apropriadas, aquelas que gostariam de consumir no momento específico do mapeamento. Baseamos as seis imagens em nossos dez anos de estudos, mas individualizá-las pode ser mais poderoso.

No entanto, esse foi o primeiro estudo de mapeamento cerebral da EFT, e podemos dizer que foi um sucesso. Pesquisas futuras ampliarão este estudo e também examinarão as alterações neurais após a EFT para pacientes com dor crônica.

Afinal, devo isso à médica que fez a ligação.

TRATAMENTO DE QUATRO SEMANAS *VERSUS* DE OITO SEMANAS

Como conduzimos dois tipos de estudos ao longo dos anos (versões de quatro semanas e oito semanas), muitas vezes nos perguntamos se elas eram comparáveis ou quanto mais longas, mais eficazes. Muitas vezes os pacientes variam em sua resposta ao tratamento, incluindo a adesão, por isso, pode ser importante descobrir se os programas mais curtos são tão eficazes. Isso pode, então, afetar a adesão e a conclusão do tratamento.

Portanto, comparamos os dois tamanhos de programa, já que ambos tiveram as mesmas variáveis.[132]

Os resultados indicaram reduções significativas nas compulsões alimentares, poder subjetivo da comida, privação alimentar, índice de massa corporal e peso para ambas as intervenções. Não houve diferenças significativas entre os grupos de intervenção em termos do tamanho do efeito dos resultados para as variáveis medidas. Em última análise, os resultados indicaram que uma intervenção de EFT mais breve, de quatro semanas, alcançou *resultados comparáveis* a um programa de EFT mais longo, com duração de oito semanas.

---

132. Stapleton, Peta e Chatwin, Hannah. "How long does it take? 4-week versus 8-week emotional freedom, techniques for food cravings in overweight adults." *OBM Integrative and Complementary Medicine* 3, nº 3 (2018): doi:10.21926/ obm.icm.1803014.

Porém, para as compulsões alimentares, a intervenção de oito semanas produziu efeitos que foram mantidos no acompanhamento de seis e 12 meses, enquanto a intervenção de quatro semanas não manteve esse efeito aos seis meses. O programa mais longo pode ter resultado em melhorias nas compulsões e é digno de nota para os programas em andamento.

TEMAS COMUNS EM PROBLEMAS DE PESO

Levando-se em consideração todas as pesquisas que realizamos nessa área, sabemos que há certas coisas que precisam ser abordadas se você estiver usando a EFT para reduzir peso. Esta seção compartilhará os resultados como passos muito práticos se você for um profissional trabalhando com pacientes, ou ideias, se desejar aplicá-las em si mesmo.

As emoções comuns que os indivíduos podem ter e que acionam as compulsões alimentares e o consumo de alimentos incluem: privação, abandono, perda/luto/tristeza, solidão, vazio, ansiedade/estresse, culpa, medo, raiva, vergonha, desperdício e sentir-se inadequado/não ser bom o suficiente. Acreditamos que você precisa resolver todos esses problemas com a EFT.

Outros exemplos que os participantes demonstraram incluíram memórias relacionadas à comida (positiva ou negativa) quando criança; sua primeira experiência com o uso de comida para aliviar um sentimento de desconforto, e padrões e crenças familiares em torno do peso, comida e aceitação social.

Estas perguntas podem ajudar a elucidar questões emocionais subjacentes relacionadas ao excesso de peso ou à obesidade, ou a ter compulsões alimentares:

- O que você sente, em seu estômago, quando come uma comida que você deseja?
- O que você sente, em seu estômago, quando come uma comida que você não deseja?
- O que você sente ao ver e cheirar a comida que você deseja?
- Imagine-se jogando essa comida fora. O que você sente?
- Qual é sua primeira lembrança de comer uma comida que você desejava?

- Quando criança, você recebia comida para confortá-lo(a)?
- Qual é sua melhor lembrança envolvendo comida?
- Qual é sua pior lembrança envolvendo comida?

Outro problema importante que surgiu em nossa pesquisa foi relacionado ao desperdício e ao descarte de alimentos desejados. Os problemas emocionais comuns em questão eram *sentimentos de perda e culpa pelo desperdício de alimentos*. Muitas vezes, os participantes mencionavam frases de sua infância (por exemplo, "não posso jogar comida fora porque há outras pessoas passando fome"). Da mesma forma, o sentimento de culpa muitas vezes era resultado da ideia de ser desleal a um amigo fiel (a comida); e não buscar conforto no alimento deixou os participantes com uma sensação de perda, vazio e infelicidade.

O *feedback* dos primeiros estudos sobre compulsão alimentar destacou muitos dos problemas em destaque até hoje. Curiosamente, acreditava-se que os problemas de peso eram apenas isso (desprovidos de qualquer conteúdo emocional), conforme destacado por um participante que optou por não participar do estudo de compulsão alimentar:

> *Depois de ter lido seu questionário sobre compulsão alimentar, percebi que meus problemas alimentares não estão tão relacionados à compulsão, mas, sim, à quantidade! Quero dizer, tanto o tamanho das porções quanto repetir o prato ou comer também sobremesa ou fruta, etc. E tem também os petiscos entre as refeições! Além do fato de eu ter o vírus Ross River por 15 anos, o que significa que sinto dor e desconforto nas articulações, particularmente nos meus pés, joelhos e punhos (sintomas típicos do RRV). Isso limita a quantidade de exercícios físicos que faço, mesmo que eu exerça um trabalho braçal três dias por semana no meu trabalho. Obrigado pela oportunidade de pensar nos meus problemas alimentares, e espero poder seguir em uma direção diferente para alcançar os resultados que "anseio"!*

Os pedidos frequentemente desesperados de potenciais participantes para os estudos de compulsão alimentar também sinalizam uma jornada de peso complexa e profundamente emocional:

Minha compulsão tem sido o açúcar nos últimos quatro anos. Estou culpando os hormônios?? Meu clínico geral me disse: "Apenas diga não"!!! Eu farei 53 anos em 11 dias, e estou pesando 95 quilos com 1,68 metro de altura. Por causa de um acidente, não tenho conseguido fazer muitos exercícios físicos nos últimos dois anos; sim, estou usando isso e os hormônios como minha desculpa!! Errado. Espero que aplicar o tapping nessas áreas ensinadas da maneira certa possa me ajudar a perder os 20 quilos que engordei nos últimos quatro anos. Por favor, posso participar do seu estudo???

* * *

Finalmente li seu artigo. Não estou muito acima do peso, já que tenho cerca de 1,70 metro de altura e peso 69 quilos, mas meu peso sempre oscilou, em toda a minha vida. Faço dieta e depois volto a comer. Absolutamente amo e vivo para a comida! Amo comer e adoro pirulitos, chocolate, etc. Não consigo parar quando começo a comer. Fico muito deprimido(a) quando preciso parar. Eu poderia, por favor, participar do seu estudo, pois gostaria de ajudar você e também fazer algo sobre essa situação contra a qual luto a vida toda.

APLICAÇÃO DA EFT PARA PROBLEMAS DE PESO: EFT EM PRIMEIRO E SEGUNDO ESTÁGIOS

O restante deste capítulo é dedicado às afirmações de configuração práticas e às frases de lembrete que podem ser usadas com os pacientes com a técnica básica e que são resultados dos estudos clínicos.

No primeiro estágio de nossos estudos, nos concentramos nos problemas alimentares, problemas emocionais e aspectos relacionados. Em seguida, introduzimos o *tapping* para escolhas e positividade no segundo estágio, com foco no empoderamento e na instalação das frases de lembrete positivas. Por exemplo, se o problema é "medo de mudança", e depois de aplicar o *tapping* a classificação de SUD diminuiu para o sentimento e os aspectos associados, seguimos aplicando o *tapping* para os mesmos pontos com frases de lembrete positivas. Essas frases podem incluir o seguinte:

- Eu quero mudar.
- Eles podem lidar com isso.
- Eu posso estar seguro abraçando essa mudança.
- Eu amo perceber meu potencial.
- Eu mereço [inserir meta aqui].
- Eu aprecio toda a abundância que já tenho.
- Eu aprecio quem eu sou.
- Eu me sinto livre para libertar este conflito de uma vez por todas.

Além de frases positivas, os participantes incluíram uma escolha ou uma afirmação do tipo "eu escolho" (descrita no Capítulo 1), como "Embora uma parte de mim tenha medo de mudar, profunda e completamente aceito tudo em mim, e *escolho* ter sucesso de qualquer maneira." Alguns exemplos de afirmações de configuração positivas ou do tipo "Eu escolho" podem ser encontradas nos exemplos de afirmações de configuração desta seção.

Observe: Embora a EFT tenha sido relatada como de uso clínico em outros transtornos alimentares (por exemplo, anorexia nervosa), o foco aqui é sua aplicação em problemas de peso relacionados ao excesso de peso e à obesidade, embora ela também possa ser aplicada a transtornos alimentares como bulimia nervosa e compulsão alimentar.

Situação: Uma comida (geralmente não saudável) é regularmente/frequentemente desejada pelo indivíduo com um histórico de raramente ou nunca resistir ao consumo do seu objeto de compulsão.

- Exemplos de afirmações de configuração:
- Embora eu ame alimentos doces [ou insira a própria compulsão alimentar aqui], eu me aceito completamente.
- Embora eu anseie por algo doce após as refeições [ou seja o que for], eu me aceito completamente.

Frases de lembrete: Essa compulsão; minha compulsão; amo açúcar; anseio por essa comida; amo essa comida; desesperado(a) para comer essa delícia...

Pensamento ou crença negativa comum: Tenho medo de deixar esse problema, não acredito em mim.

- **Exemplos de afirmações de configuração:**
- Embora eu tenha medo de deixar esse problema, eu me aceito profunda e completamente.
- Embora eu não acredite que possa alcançar meu objetivo, eu me aceito profunda e completamente de qualquer maneira.

Frases de lembrete: Medo de deixar ir; medo de mudar; não acredito em mim; não consigo alcançar meu objetivo.
Sentimento: Privação

- **Exemplos de afirmações de configuração:**
- Embora eu me sinta profundamente carente, eu me aceito profunda e completamente de qualquer maneira.
- Embora eu não possa comer como os outros, eu profunda e completamente aceito isso sobre mim.
- Embora quando eu restrinjo meu consumo eu me sinta privado(a), eu verdadeira e sinceramente me aceito.

Frases de lembrete: Sentir-se profundamente carente; não poder comer como os outros; sentir-se privado; sentir-se restrito(a).
Sentimento: Ansiedade

- **Exemplos de afirmações de configuração:**
- Embora eu não consiga parar de me sentir ansioso/controlar minha ansiedade, eu me amo e me aceito completamente.
- Embora eu tenha medo de não saber o que dizer e parecer bobo(a), eu escolho me aceitar de qualquer maneira.
- Embora eu tenha medo de perder o controle em [inserir situação aqui], eu me amo completamente e me aceito de qualquer maneira.
- Embora eu saiba que costumo comer para aliviar meus sentimentos de ansiedade ou estresse, eu me aceito profunda e completamente.

Frases de lembrete: Sentindo ansioso(a); não conseguir ficar calmo(a); não consigo controlar minha ansiedade; tenho medo de parecer bobo(a); posso perder o controle; estou com medo; esse medo; essa ansiedade; comer para aliviar a ansiedade; comer para aliviar o estresse; estressado(a).

Sentimento: Solidão

- **Exemplos de afirmações de configuração:**
- Embora eu sinta essa profunda solidão, eu me amo e me aceito completamente.
- Embora eu me sinta solitário(a) e completamente vazio(a) por dentro, eu me amo e me aceito.
- Embora eu use a comida como um amigo confiável porque me sinto tão solitário(a), eu me amo completamente e me aceito de qualquer maneira.
- Embora a comida me faça companhia e me impeça de estar ciente de que estou sozinho(a) e com medo, eu me amo e me aceito completamente.

Frases de lembrete: Eu me sinto sozinho(a); solitário(a) e vazio(a); vazio(a) por dentro; completamente sozinho(a); a comida tem sido um amigo; a comida me faz companhia; a comida me dá segurança; eu tenho medo de ficar sozinho(a); a comida não me abandona; a comida é confiável; esta solidão; solidão.

Situação: Problemas com exercícios físicos e motivação

- **Exemplos de afirmações de configuração:**
- Embora eu deteste exercícios físicos, eu me amo e me aceito profundamente.
- Embora eu me sinta cansado(a) demais para me exercitar, eu escolho saber que meus níveis de energia melhorarão à medida que eu ficar mais em forma; eu escolho estar em forma e saudável de qualquer maneira.
- Embora os exercícios físicos pareçam uma punição, eu escolho saber que isso vai me ajudar, e eu me amo completamente e me aceito de qualquer maneira.
- Embora eu não tenha uma motivação para me exercitar, eu me amo e me aceito completamente.
- Embora eu prefira comer a correr, eu me amo e me aceito completamente.

- Embora os exercícios físicos me assustem, porque posso me machucar, eu escolho saber que eles irão me ajudar, e eu me amo completamente e me aceito de qualquer maneira.
- Embora eu não goste de suar/odeie ficar suado(a), eu me amo e me aceito completamente.
- Embora eu tenha medo de ficar muito musculoso(a) e grande, eu escolho saber que isso está apenas na minha imaginação, e eu me amo completamente e me aceito de qualquer maneira.
- Embora eu imagine que as pessoas me achem esquisito(a) praticando exercícios físicos, eu escolho saber que isso está na minha imaginação, e eu me amo completamente e me aceito de qualquer maneira.

Frases de lembrete: Detesto exercícios físicos; odeio exercícios físicos; me sinto muito cansado(a); me sinto fatigado(a); eu escolho estar mais em forma; eu escolho saber que vou melhorar; é tão difícil; parece um castigo; sem motivação; nenhuma energia; me sinto(a) muito cansado(a); prefiro comer; odeio correr; não quero; exercícios físicos me assustam; são assustadores; posso sentir dor; odeio ficar suado(a); parece nojento; muito suado(a); exercícios físicos deixam você muito grande; muito musculoso(a); muito grande.

Situação: Recebeu comida como conforto quando era criança; problemas familiares

- **Exemplos de afirmações de configuração:**
- Embora minha mãe tenha me deixado comer mais biscoitos/pirulitos/chocolate/porcarias sempre que eu chorava, eu escolho me amar e me aceitar.
- Embora minha avó sempre me desse muita comida para eu ficar quieto(a) quando a visitava, eu escolho me amar completamente e me aceitar de qualquer maneira.
- Embora minha mãe tenha me dado sorvete para me distrair e eu não me sentir triste e desapontado(a) quando meus amigos não me deixavam brincar com eles, eu me aceito profunda e completamente.
- Embora meu pai tenha comprado salgadinho para mim para eu me sentir melhor sempre que meu time perdia o jogo de futebol, eu me aceito profunda e completamente.

- Embora eu tenha sido alimentado(a) com [insira comida aqui] para me fazer sentir melhor quando eu estava doente, eu me aceito profunda e completamente.

Frases de lembrete: [Inserir comida] quando chorava; [inserir comida] me fazia sentir melhor; vovó e comida; muita comida para ficar quieto(a); comer e ficar quieto(a); [insira comida] para evitar decepções; comer para evitar um sentimento; [insira comida] para confortar; [insira o alimento] para lidar com o desapontamento; [insira comida] e meu pai; comida para me sentir melhor; alimentado(a) para combater uma doença.
Situação: Não gostar de beber água

- **Exemplos de afirmações de configuração:**
- Embora eu não goste do gosto da água, eu me aceito profunda e completamente.
- Embora eu não goste de bebidas sem cheiro, eu me aceito profunda e completamente.
- Embora eu prefira beber [insira a bebida] a água, eu me aceito profunda e completamente.
- Embora eu esteja preocupado(a) que beber mais água signifique ir mais ao banheiro, eu me aceito profunda e completamente.
- Embora beber água seja um incômodo para mim, eu me aceito profunda e completamente.
- Embora eu não tenha vontade de beber água, eu me aceito profunda e completamente.

Frases de lembrete: Não gosto do sabor; cheira mal; odeio a sensação no meu estômago; eu prefiro beber outra coisa.
Situação: Uso da comida para mudar o humor
Exemplos de afirmações de configuração:

- Embora eu use a comida como entretenimento e para evitar me sentir entediado(a), eu me amo completamente e me aceito de qualquer maneira.
- Embora eu use a comida como segurança, eu escolho me aceitar de qualquer maneira.
- Embora eu exagere para evitar [inserir sentimento ou situação], eu me amo completamente e me aceito de qualquer maneira.

- Embora eu exagere para evitar [inserir sentimento ou situação], eu me amo completamente e me aceito de qualquer maneira.

Frases de lembrete: Comida como entretenimento; comida para o tédio; comida para segurança; a comida me deixa seguro(a); comida para distração; não quero sentir nada; comida bloqueia a dor; evitação.

Situação: Benefícios ou vantagens de permanecer acima do peso e não mudar

- **Exemplos de afirmações de configuração:**
- Embora permanecer acima do peso/a gordura reduza a pressão para que as pessoas não esperem mais de mim, eu me aceito profunda e completamente.
- Embora permanecer acima do peso faça eu me sentir invisível e seguro(a), eu escolho me amar e me aceitar de qualquer maneira.

Frases de lembrete: Permanecer gordo(a); menos pressão; é mais fácil; mais seguro(a).

Situação: Pontos negativos ou custos de alcançar um corpo ideal

- **Exemplos de afirmações de configuração:**
- Embora eu precise da distração de comer demais e me odiar, eu escolho deixar isso e ser magro de qualquer maneira e me amar e me aceitar completamente.
- Embora eu tenha medo de desapontar a mim mesmo e aos outros se eu engordar novamente, eu escolho me aceitar de qualquer maneira.
- Embora eu não tenha mais desculpas para não [inserir atividade aqui], eu me amo completamente e me aceito de qualquer maneira.

Frases de lembrete: Preciso da distração; preciso me odiar; com medo de recuperar o peso; com medo do efeito sanfona; com medo de voltar onde comecei; ficarei desapontado(a); [inserir nome] ficará desapontado(a) comigo; não há mais desculpas; eu não posso mais me esconder atrás de desculpas.

Situação: Outras consequências negativas de alcançar o peso ideal

- **Exemplos de afirmações de configuração:**
- Embora eu não possa comprar roupas novas, eu escolho ser magro(a) de qualquer maneira e me amar e me aceitar completamente.

- Embora eu não queira sentir a pressão de manter meu novo peso, eu escolho ser magro(a) de qualquer maneira e me amar e me aceitar completamente.
- Embora eu não possa mais me esconder atrás da gordura extra, eu escolho me amar completamente e me aceitar de qualquer maneira.
- Embora eu me ressinta de precisar manter e ser responsável pelo meu controle, eu me amo completamente e me aceito de qualquer maneira.

Frases de lembrete: Não posso comprar roupas novas; custa dinheiro; a pressão; é muito estressante; eu me sentirei preso(a); não posso mais me esconder; eu serei notado(a); sem desculpas; assustador; ressentimento; responsabilidade; sem desculpas.

PONTOS A RELEMBRAR

A aplicação da EFT para problemas de peso é de longo alcance e muitas vezes complexa. A EFT pode reduzir imediatamente as compulsões alimentares; a EFT pode direcionar e eliminar imagens corporais negativas ou distorcidas; a EFT pode neutralizar problemas do passado que levaram a excessos; a EFT pode ser usada para direcionar situações futuras que podem desencadear uma recaída.

O estresse diário é muitas vezes um fator de excessos. É bem sabido que a EFT pode ajudar as pessoas a administrar esse estresse. A EFT pode confrontar e "afrouxar" as crenças irracionais inconscientes e conscientes que os indivíduos têm sobre a comida, o peso e os fatores hereditários que podem contribuir para o excesso de peso. A EFT pode visar e eliminar as imagens corporais negativas ou distorcidas que os indivíduos têm sobre si mesmos, e pode melhorar a imagem positiva que uma pessoa tem de si mesma.

A EFT pode ser usada para visar a situações futuras que possam desencadear uma recaída, e pode ajudar as pessoas a eliminar crenças limitantes sobre como alcançar seu peso ideal e definir metas.

Mostramos que o programa de oito horas em quatro semanas alcança resultados quase idênticos aos do programa de oito semanas, e isso pode ser importante em situações em que o tempo é limitado. E enquanto uma excelente vantagem de usar a EFT é sua precisão em obter mudanças muito rapidamente, a diferença principal entre os estudos originais de compulsão alimentar de quatro semanas e oito semanas que realizamos foram as mudanças que os participantes mais idosos receberam na última parte do programa.

Muitas vezes, até a sessão sete ou oito, os momentos de compreensão já ocorreram ou a libertação emocional foi alcançada para aqueles com 65 anos ou mais. É importante lembrar disso ao trabalhar com indivíduos com muitos anos de padrões de comportamento arraigados que exigem mais tempo para aprender e aceitar o poder de técnicas como a EFT.

Nossos estudos também mostraram uma diferença dramática na atividade cerebral depois de apenas quatro semanas de aplicação de *tapping* para compulsões alimentares, e o estudo *on-line* conseguiu alcançar resultados idênticos aos obtidos presencialmente. Em última análise, o acréscimo de EFT a qualquer programa de perda de peso ou manutenção não seria apenas aconselhável, sugiro veementemente que seja vital.

Capítulo 8

EFT para Jovens e Estudantes

Crianças e adolescentes sentem estresse, mas podem ter dificuldade em expressar e articular como estão se sentindo de maneira saudável. Como podemos ensinar as crianças que amamos a reconhecer, compreender e expressar suas emoções de maneira autoempoderada? Além disso, como podemos ajudar nossos filhos a reduzir o estresse, a ansiedade e o medo do insucesso?

Melinda, por exemplo, era uma jovem brilhante e simpática de 11 anos, consciente e cuidadosa em seus trabalhos escolares. No entanto, embora gostasse da escola, e seus professores apreciassem sua presença em suas aulas, ela lutou com alguns aspectos do aprendizado. Ela era uma aprendiz bastante experimental e gostava de "sentir" para aprender.

Isso funcionou bem para assuntos em que ela poderia experimentar (ciência) e até mesmo nos anos anteriores, quando a matemática era ensinada usando blocos. Mas quando chegou a hora de praticar soletração, no quinto ano, ela não conseguiu encontrar uma maneira de aprender a ortografia correta das palavras. Os outros alunos conseguiam visualizar ou memorizar as palavras, mas Melinda não.

Ela estava muito estressada no final do ano letivo e não passou no teste final de soletração, que era referência para o próximo ano letivo, pontuando 45 de 100. Os professores ficaram preocupados e sugeriram aos pais que ela repetisse o ano.

Esse não é um cenário muito incomum para alguns alunos. Seu estilo de aprendizagem nem sempre coincide com o do professor, e eles parecem não estar conseguindo acompanhar. No entanto, a mãe de Melinda era uma profissional de EFT e sabia que ela poderia ajudar. (Voltaremos a ela neste capítulo.)

MEDO DO INSUCESSO EM ESTUDANTES

O medo do insucesso e as dificuldades emocionais são particularmente comuns em estudantes com alto desempenho. Isso muitas vezes resulta em pessimismo defensivo e autoincapacitante, o que leva ao insucesso ou ao menor desempenho acadêmico.[133] Sabemos que os alunos que estão envolvidos no conteúdo que estão aprendendo têm maior retenção e melhoram as habilidades de solução de problemas.

Porém, os estudantes muitas vezes enfrentam barreiras que impedem o aprendizado com envolvimento ativo, como o estresse. O estresse tem o potencial de afetar a memória, a concentração e a capacidade de resolver problemas, o que pode levar à diminuição do envolvimento do aluno e da aprendizagem autodirigida.

Felizmente, também sabemos que níveis mais elevados de autoestima e resiliência demonstram proteger contra o medo do insucesso e dificuldades emocionais, e predizem melhores resultados acadêmicos em ambos estudantes: do ensino médio e universitário. No entanto, poucos estudos investigaram métodos de intervenção em grupo de baixo custo, visando melhorar a autoestima e a resiliência dos estudantes.

A EFT é muito eficaz para reduzir a ansiedade, o estresse e outros problemas emocionais, e funciona tanto nos agentes estressantes reais quanto nos imaginários para crianças e adolescentes. Ela pode aumentar significativamente as emoções positivas e a autoestima e a resiliência, além de diminuir seus estados emocionais negativos. E, curiosamente, muitas vezes é mais fácil ensiná-los, e eles alcançam resultados mais rápidos.

Vamos começar com as evidências para as preocupações dos estudantes universitários.

---

133. Martin, Andrew. *Building Classroom Success: Eliminating Academic Fear and Failure.* New York: Continuum International Publishing Group, 2010.

PESQUISA PARA QUESTÕES ACADÊMICAS UNIVERSITÁRIAS

Uma área comum do foco nas pesquisas que avaliam estudantes universitários tem sido a ansiedade de prova ou exame. Você já se sentiu nervoso antes de uma prova ou apresentação? Isso é muito comum. Esse estado de "mente vazia" e congelamento, torpor ou nervosismo tão intenso que causa o esquecimento de respostas antes conhecidas afeta severamente 20% dos alunos. Outros 18% sofrem esses sintomas moderadamente.[134]

Durante uma de minhas aulas, uma aluna se levantou para apresentar um tópico como parte de sua avaliação. E desmaiou imediatamente. Na frente de todos, assim mesmo. Seu cérebro estava sobrecarregado com a resposta ao estresse e desligou tudo. Mais tarde, naquele dia, ela revelou um medo enorme de falar em público e pensou que poderia enfrentar isso. Mas seu cérebro pensava o contrário.

Um sistema nervoso sobrecarregado também não ajuda em nada a memória! A EFT foi estudada para esse tipo de problema em estudantes e adultos e, como a técnica resulta em um estado físico mais calmo, geralmente ajuda com a memória e melhores notas. Ela também é particularmente rápida; um estudo demonstrou que a ansiedade de falar em público foi significativamente reduzida após apenas 15 minutos de EFT, com reduções ainda mais relevantes aos 30 e 45 minutos.[135]

Ansiedade de prova

O psiquiatra Dr. Dan Benor e colegas, em 2009, conduziram um estudo piloto de EFT e o compararam com um híbrido holístico derivado de EMDR e EFT (chamado WHEE) e com a terapia cognitivo-comportamental (TCC). Eles estavam interessados em como esses três tratamentos impactariam a ansiedade de prova em 15 estudantes universitários (cinco alunos em cada condição). Esse foi um estudo piloto e, embora tenham sido observadas reduções significativas na ansiedade de prova em todos os três tratamentos, foram notados benefícios

---

[134]. American Test Anxieties Association. Acessado em 1º de novembro de 2017. http://amtaa.org.

[135]. Jones, S., Thornton, J. e Andrews, H. "Efficacy of EFT in reducing public speaking anxiety: A randomized controlled trial." *Energy Psychology: Theory, Research, and Treatment* 3, nº 1 (2011): 19-32.

mais rápidos nos tratamentos experimentais (WHEE e EFT). Tanto o WHEE quanto a EFT obtiveram os mesmos benefícios que a TCC em cinco sessões, mas eles levaram apenas duas sessões cada para alcançá-los, sugerindo que a EFT e o WHEE podem ter efeitos de tratamento mais rápidos. Os alunos que receberam os tratamentos experimentais também foram orientados a utilizar com sucesso as habilidades aprendidas e aplicá-las a outras áreas estressantes de suas vidas.[136]

A EFT também foi comparada à respiração diafragmática, com resultados sólidos. Esse tipo de respiração é frequentemente ensinado às pessoas para lidar com a ansiedade e o estresse (respiração feita por meio da contração do diafragma). Pesquisadores nos Estados Unidos distribuíram aleatoriamente 168 estudantes universitários em três grupos: o grupo 1 aprendeu EFT para ansiedade de prova, o grupo 2 aprendeu a respiração diafragmática e o grupo 3 não recebeu nenhum tratamento (grupo de controle).[137]

Os pesquisadores mediram os sintomas psicológicos, os níveis de ansiedade de prova e os comportamentos de autocuidado antes e depois do recebimento das palestras de duas horas. Em uma escala de 1 a 5, em que 1 era "de forma alguma" e 5 representava "absolutamente", os alunos foram questionados sobre seu comprometimento com as seguintes áreas:

- Ingerir uma dieta saudável e nutricionalmente equilibrada
- Descansar adequadamente em uma base regular
- Praticar uma boa quantidade de exercícios físicos toda semana
- Praticar formas saudáveis de relaxamento regularmente

Eles também foram solicitados a criar uma lista qualitativa de problemas específicos que acreditavam estar contribuindo para a ansiedade de prova, o problema para estudar e o desempenho abaixo do ideal. Essa lista foi usada no tratamento recebido.

---

136. Benor, Dan *et al*. "Pilot study of emotional freedom technique (EFT), wholistic hybrid derived from EMDR and EFT (WHEE) and cognitive behavioral therapy (CBT) for treatment of test anxiety in university students." *Explore: The Journal of Science and Healing* 5, nº 6 (2009): 338–340.
137. Jain, S. e Rubino, A. "The effectiveness of emotional freedom techniques (EFT) for optimal test performance." *Energy Psychology: Theory, Research, and Treatment* 4 (2012): 13–24. doi:10.9769.EPJ.2012.4.2.SJ.

Os estudantes também preencheram o inventário de Reações a testes (RTT) de Sarason, um questionário de 40 itens para avaliar os níveis autorreferidos de ansiedade de prova. Quanto maiores as pontuações dos alunos, maior a ansiedade. O RTT mede quatro componentes diferentes que normalmente interferem no sucesso da prova: ele testa pensamentos irrelevantes, sintomas corporais, tensão e preocupação.

O Questionário de Avaliação de Sintomas-45 avalia os sintomas psiquiátricos gerais e também foi usado. Por fim, os alunos preencheram a Escala de Ansiedade de Prova de Westside de dez itens. Seis itens da escala avaliam o comprometimento e quatro itens medem a preocupação.

Os grupos 1 e 2 foram convidados a autoaplicar a técnica que aprenderam por cinco minutos antes de qualquer sessão de estudo ou prova, por um total de quatro semanas. Eles foram acompanhados várias semanas depois, no final do semestre letivo.

O grupo de respiração teve um aumento significativamente maior nas pontuações de ganho de autocuidado do que os grupos de *tapping* ou de controle (não houve diferença relevante nas pontuações de ganho para esses grupos).

O grupo de respiração também teve uma diminuição significativamente maior nos níveis de ansiedade de prova do que os grupos de *tapping* ou de controle. No entanto, o grupo de *tapping* relatou uma redução significativa em seus níveis de ansiedade de prova em comparação aos grupos de controle.

No geral, ambos os grupos de EFT e respiração tiveram reduções significativas em seus sintomas, e os ganhos obtidos ainda estavam presentes no fim do semestre.

A ansiedade, na verdade, aumentou nos participantes do grupo de controle.

Estresse: uma comparação entre EFT e o *tapping* fictício

Outro estudo de 56 estudantes universitários norte-americanos queria examinar a EFT para estresse e compará-la a um *tapping* fictício.[138] Os alunos foram incluídos em um programa de psicologia

---

138. Rogers, R. e Sears, S. "Emotional freedom techniques (EFT) for stress in students: A randomized controlled dismantling study." *Energy Psychology: Theory, Research, and Treatment 7*, nº 2 (2015): 26–32. doi:10.9769/EPJ.2015.11.1.RR.

do quarto ano. Eles foram aleatoriamente distribuídos aos grupos de EFT (26 alunos) ou *tapping* fictício (30 alunos). Para ambos os grupos, 69,6% dos participantes eram do sexo feminino e 28,6% do sexo masculino, com idades variando de 20 a 50 anos (média de 23,4 anos).

Todos foram avaliados em relação a nove sintomas comuns de estresse antes e depois de uma única sessão em grupo de 15 a 20 minutos com cinco a (dez) alunos.

Eles foram solicitados a avaliar (nos últimos seis meses) se seu sono ou apetite havia mudado. No dia do grupo, também foi-lhes pedido para avaliar se estavam sentindo alguma tensão física ou mais estresse emocional do que o normal, se estavam preocupados ou ansiosos com eventos futuros, se estavam com dificuldade de respirar fundo ou concentrar-se em tarefas, se estavam experimentando alguma dor física, e se aquele havia sido um bom dia.

Os participantes de ambos os grupos repetiram as declarações de um roteiro contendo oito conjuntos de cognições estressantes centradas em se sentir sobrecarregado e sem esperança, e terminando com afirmações positivas.

O grupo de EFT aplicou o *tapping* de acordo com os pontos do *The EFT Manual*. O grupo de *tapping* fictício usou um procedimento idêntico, exceto que os participantes foram ensinados a aplicar o *tapping* com as pontas dos dedos em pontos fictícios. Esses pontos incluíam o topo da mão, cotovelo, ombro, testa, barriga, joelho e coxa. Todo esforço foi feito para manter os dois protocolos idênticos, com exceção dos pontos no corpo.

Os sintomas de estresse diminuíram significativamente mais no grupo de EFT do que no grupo de *tapping* fictício. No grupo de EFT (26), os sintomas diminuíram 39,3%, enquanto no grupo de *tapping* fictício, houve uma redução de 8,1%. Enquanto o Capítulo 3 discutiu os outros estudos comparativos, este mostrou que, quando todos os outros componentes do tratamento permanecem idênticos, *a estimulação dos pontos reais é superior aos pontos fictícios.*

Ansiedade de falar em público:
teste da EFT e generalização

Pesquisadores do Reino Unido estão interessados em ver se a EFT, como uma habilidade, seria generalizada a outras áreas ensinadas.[139] Em 2013, a Dra. Boath e colegas concentraram-se na comparação de 47 estudantes de ciências do esporte entre 20 e 47 anos, com 43 mulheres de 26 a 59 anos que estudavam terapia alternativa complementar (TAC). Todos estavam sofrendo de ansiedade de falar em público.

Os estudantes foram solicitados a avaliar seu nível de desconforto e preencher a Escala Hospitalar de Ansiedade e Depressão (HADS). Eles assistiram a uma breve palestra de 20 minutos que os apresentou à EFT. Cada grupo foi guiado por meio de três rodadas de EFT, com foco em sua ansiedade em torno da apresentação avaliada. Cada rodada de EFT durou aproximadamente dois minutos.

Eles foram instruídos que poderiam continuar usando a EFT a qualquer momento para reduzir sua ansiedade de apresentação. Uma folha de lembretes resumindo os pontos de *tapping* e com afirmações de configuração de exemplo foi disponibilizada para os alunos.

Embora esse estudo não tenha sido focado em uma população clinicamente diagnosticada, curiosamente, suas pontuações indicaram um corpo estudantil muito ansioso. Normalmente, uma pontuação HADS de 8 a 10 indica um possível problema clínico que precisa ser monitorado. Vinte e oito (60%) dos estudantes de esportes pontuaram 8 ou mais na subescala de ansiedade antes da EFT em comparação com 23 (53%) dos alunos da TAC.

Nos estudantes de esportes, a pontuação média da subescala de ansiedade reduziu para abaixo do ponto de corte clínico de oito após a EFT (média de 7,24), enquanto os níveis de ansiedade ainda estavam dentro do intervalo clínico para muitos dos estudantes da TAC (média de 8,06).

As pontuações da subescala de depressão estavam abaixo do ponto de corte clínico em ambos os grupos no início; portanto, não houve diferenças significativas para nenhum dos grupos de alunos.

No geral, os estudantes experimentaram uma redução significativa na ansiedade autorreferida, independentemente do grupo em que estavam, da idade ou do sexo. A EFT reduziu com sucesso a

---

139. Boath, E., Stewart, A. e Carryer, A. "Is Emotional freedom techniques (EFT) generalizable? Comparing effects in sport science students versus complementary therapy students." *Energy Psychology: Theory, Research, and Treatment* 5, nº 2 (2013). doi:10.9769.EPJ.2013.5.2.EB.AC.AS.SU.

ansiedade de apresentação em ambos os grupos. Esse estudo gerou uma imagem da EFT como uma terapia generalizável.

O estudo reconheceu abertamente as limitações. A HADS não é projetada especificamente para medir a ansiedade de apresentação, e a grande maioria dos estudantes era branca e britânica nesse estudo. Se os resultados desse estudo com alunos da Inglaterra podem ser generalizados para outras origens étnicas e culturais ainda é uma incógnita.

Um estudo adicional sobre a ansiedade de falar em público

Esses mesmos pesquisadores analisaram 52 estudantes universitários que se propuseram a estudar um assunto de métodos de pesquisa e realizar uma apresentação.[140] Era sabido que isso era uma fonte de ansiedade para eles. Todos os alunos participaram de uma palestra de EFT de 15 minutos, em que aplicaram o *tapping* para seu medo de falar em público.

Sua preocupação foi avaliada utilizando a HADS antes e depois da palestra (aproximadamente 30 minutos) e eles foram informados que poderiam usar a EFT sempre que quisessem para sua apresentação, que iria ocorrer oito semanas depois. Imediatamente após a apresentação, 46 estudantes foram entrevistados para descobrir quem utilizou a EFT além da palestra de 15 minutos.

Dezenove tinham usado a EFT para ansiedade de apresentação e 27 não. Os motivos para não ter usado a EFT incluíram o esquecimento, o sentimento de fazer papel de "bobo(a)" ao aplicar o *tapping* em público e a incerteza de estar fazendo certo.

Os estudantes que utilizaram a EFT receberam notas significativamente mais altas do que aqueles que não usaram (p < 0,01). Houve também uma redução significativa em suas pontuações de ansiedade. As pontuações médias de ansiedade antes da EFT (10,22) estavam bem acima do ponto de corte clínico para ansiedade; após a

---

140. Boath, E., Stewart, A. e Carryer, A. "Tapping for success: A pilot study to explore if emotional freedom techniques (EFT) can reduce anxiety and enhance academic performance in university students." *Innovative Practice in Higher Education* 1, nº 3 (2013): 1–13.

intervenção por EFT, no entanto, elas reduziram para 7,83 (um nível não clínico). A depressão não foi afetada de forma alguma, já que as taxas basais estavam normais.

As entrevistas indicaram que os alunos descobriram que a EFT é útil para melhorar o desempenho acadêmico. Eles acharam que a técnica acalma e ajuda a manter o foco:

> *Sim. Fiz isso [EFT] no carro. Ajudou. Não dormi bem na noite passada, fiquei com a boca seca e me senti instável, mas não fiquei tão ruim quanto normalmente fico antes de uma apresentação. Minhas pernas geralmente ficam bambas, mas hoje estão bem. Realmente ajudou a acalmar. Vou usar novamente. Usei para me ajudar a dormir e vou utilizar novamente – Kelly*
>
> * * *
>
> *Sim, geralmente esqueço o que tenho para dizer. E usei para ajudar a manter meu foco. Também utilizei quando me sentei pela primeira vez e olhei para a tarefa. Na verdade, funcionou. – Jacky*
>
> * * *
>
> *Sim, fiz antes de chegar e ontem. Realmente me auxiliou. Ajudou a me acalmar. Ajudou minhas emoções, minha ansiedade, nervosismo. Ajudou a me acalmar de verdade. Ajudou a me acalmar para a apresentação. – Roberta*
>
> * * *
>
> *Já fiz algumas vezes para outras coisas, por exemplo, quando ficava um pouco preocupada... Fazia enquanto ainda estava do lado de fora da sala. Tapping no corredor! – Anne*

As limitações incluíam que o pesquisador líder não estava em caráter cego para o grupo de tratamento, os alunos estavam cientes de que os autores eram profissionais de EFT avançados altamente experientes e que todos tinham uma forte fidelidade à EFT. Isso pode ter influenciado as respostas dos alunos. No entanto, os resultados sugerem um papel potencial para EFT como uma intervenção breve em grupo para reduzir a ansiedade de apresentação e potencialmente melhorar o desempenho acadêmico.

PESQUISA SOBRE ALUNOS DO ENSINO MÉDIO

Embora muitas pesquisas sejam focadas em estudantes para reduzir sentimentos negativos, a EFT também pode ser ensinada para superar diversas coisas, como crenças limitantes, que podem atuar como um bloqueio mental para alcançar suas metas.

Definição de metas

Ensinamos esse tipo de abordagem a alunos do ensino médio de 16 a 17 anos de idade que estavam chegando ao fim do curso escolar. Muitos deles tinham objetivos como alcançar uma nota boa, para entrar na faculdade ou universidade ou objetivos esportivos.

Sabíamos que um aluno realmente queria ser o capitão da escola (líder) e representá-la no ano seguinte. Mas ele precisava ser votado por seus colegas e professores. Ele tinha uma longa lista de motivos pelos quais isso "não poderia" se concretizar, como não ser popular o necessário entre seus colegas e não ser suficientemente extrovertido como líder. Pedimos que anotasse todos os possíveis motivos que poderiam bloquear o sucesso de seu objetivo, ele mediu sua classificação de SUD e, em seguida, usamos a EFT para aplicar o *tapping* sistematicamente e reduzir a intensidade desses motivos, um por um.

Sua lista de motivos pelos quais ele talvez não se tornasse capitão de escola incluía:

- Ninguém realmente me conhece, porque eu sou quieto.
- Eu estou na escola há pouco tempo. (Ele havia entrado na escola no ano anterior.)
- Eu não sei se posso fazer um bom discurso na assembleia, onde os potenciais estudantes disputam a posição (para votar).
- Eu nunca ganhei nada antes, então por que eu venceria agora?

Usamos essas afirmações exatas e as colocamos na fórmula "Embora..." e aplicamos o *tapping* para todas elas. Quando chegamos ao fim, ele estava se sentindo bastante relaxado. Perguntei qual era sua crença agora de que ele poderia se tornar o capitão da escola, e ele disse 10 de 10! Ele não tinha nenhum pingo de dúvida.

Obviamente, ele ainda precisou fazer o discurso na assembleia mais tarde naquele ano e então ser votado. Sugeri que ele usasse o *tapping* para esse evento, caso estivesse nervoso ou receoso.

Um ano depois, eu estava conversando com o diretor da escola, tendo esquecido completamente o contato com aquele aluno muitos meses antes. Mas, de repente, me lembrei e perguntei quem era o capitão da escola naquele ano. O diretor disse: "Você sabe, esse aluno desconhecido se destacou, e ele tem sido fantástico. É o_____". É claro que comecei a rir e disse ao diretor que ele era um dos alunos com quem trabalhamos para aquele mesmo objetivo no curso oferecido na escola um ano antes.

Ansiedade antes da prova

Em um grande estudo, pesquisadores americanos avaliaram 312 alunos do ensino médio e identificaram 70 deles com ansiedade de prova de alto nível usando o Inventário de Ansiedade Antes da Prova.[141] Eles distribuíram aleatoriamente esses 70 estudantes a um grupo de controle que recebeu técnicas de relaxamento muscular progressivo (RMP) ou a um grupo experimental que recebeu tratamento com EFT. Todos os alunos participaram de uma prova de exemplo antes de receber uma sessão de tratamento única. O grupo de controle recebeu instruções sobre o RMP e o grupo experimental sobre a EFT. No final da sessão, todos os estudantes fizeram novamente uma prova de exemplo. Eles foram então convidados a continuar o autotratamento em casa.

Após dois meses, todos os alunos foram novamente testados com o Inventário de Ansiedade Antes da Prova, e 32 dos 70 originais atenderam a todos os requisitos. Os resultados mostraram uma diminuição estatisticamente significativa nas pontuações de ansiedade de prova em *ambos* os grupos experimental e de controle. No entanto, o grupo de EFT apresentou uma *redução significativamente maior* do que o grupo de RMP ($p < 0,05$). O grupo de EFT também apresentou menor pontuação nas subescalas de emocionalidade e preocupação do Inventário de Ansiedade Antes de prova ($p < 0,05$). Embora o grupo de EFT tenha melhorado mais na prova de exemplo

---

141. Sezgin, N. e Ozcan, B. "The effect of progressive muscular relaxation and emotional freedom techniques on test anxiety in high school students: A randomized controlled." *Energy Psychology: Theory, Research, and Treatment* 1, nº 1 (2009): 23–30.

após a intervenção, ambos os grupos pontuaram alto, e quaisquer diferenças não foram estatisticamente significativas.

Em última análise, enquanto ambos os grupos relataram uma redução relevante na ansiedade do estudante, uma diminuição maior foi observada para aqueles que receberam a EFT.

Ansiedade matemática

Um estudo de 2014 investigou os efeitos da cognição numérica e EFT na ansiedade matemática entre alunos do ensino médio em três escolas secundárias públicas em Ibadan, na Nigéria.[142] Eles tinham registros de notas consistentemente baixas em matemática, e os pesquisadores conseguiram obter os registros acadêmicos com permissão e cooperação da autoridade da escola.

Foram incluídos 120 alunos, e uma escala de pseudodiscalculia foi usada para identificar aqueles com fobia à matemática. Eles também completaram a Escala de Ansiedade Matemática, a Escala de Autoeficácia Matemática e um teste de aproveitamento de matemática.

Os estudantes foram distribuídos a um dos três grupos: Cognição Numérica, EFT ou um grupo de controle. A Cognição Numérica propõe que os alunos tenham maior probabilidade de encontrar uma solução para um problema quando se concentram em seus sucessos, e não em seus insucessos. O estudo durou dez semanas, durante o período letivo.

Os resultados mostraram que a intervenção por EFT foi mais efetiva que a abordagem por cognição numérica. Ela reduziu mais a ansiedade matemática dos alunos na avaliação pós-teste, especialmente entre os estudantes com alta eficácia matemática.

Estresse acadêmico em alunos com notas altas

Minha própria pesquisa com estudantes do ensino médio surgiu como resultado da atenção da mídia que ganhamos por causa

---

142. Aremu, A. O. e Taiwo, A. K. "Reducing mathematics anxiety among students with pseudo-dyscalculia in Ibadan through numerical cognition and emotional freedom techniques: Moderating effect of mathematics efficacy." *African Journal for the Psychological Studies of Social Issues* 17, nº 1 (2014): 113–129.

de nossos estudos de compulsão alimentar. Na superfície, isso não parece relacionado, mas um dos principais fatores afetados quando se usa a EFT para as compulsões alimentares é a ansiedade. Observamos continuamente uma grande redução na ansiedade quando os adultos aplicam o *tapping* para o desejo de comer um alimento. Então, a mídia na época estava relatando isso em histórias.

Um orientador da escola local entrou em contato para perguntar se a EFT funcionaria precisamente para a ansiedade dos alunos. A resposta foi *sim,* claro. E, assim, realizamos o maior estudo com estudantes de 15 anos de idade sofrendo de estresse acadêmico até o momento.[143]

No total, participaram do estudo 204 alunos do 10º ano (calouros) de duas escolas secundárias australianas: 80 foram distribuídos ao grupo de intervenção por EFT de uma escola, e 124 da segunda escola serviram como grupo de controle de lista de espera (e receberam a intervenção no final do curso do primeiro grupo, ambos os grupos eram demograficamente semelhantes).

A idade média dos estudantes era de 14,8 anos, e mais de 50% eram do sexo feminino. Todos os alunos estavam envolvidos em programas acadêmicos avançados, e todos os tratamentos com EFT foram administrados no *horário escolar,* com permissão dos pais e da escola (e aprovação ética da universidade e do Departamento de Educação, Treinamento e Emprego da Austrália).

Todos os estudantes receberam cinco sessões semanais de 75 minutos cada, durante o horário escolar normal e uma sessão de reforço um ano depois. Todos os alunos preencheram questionários sobre autoestima, resiliência, forças e dificuldades percebidas por eles e o medo de insucesso no início do programa, no final do programa, aos seis meses e um ano depois.

Os tipos de afirmações que os estudantes usaram no processo de EFT no estudo incluíram medos e crenças comuns apontados por outro pesquisador australiano que investiga esses agentes

---

143. Stapleton, Peta *et al.* "Effectiveness of a school-based emotional freedom techniques intervention for promoting student well-being." *Adolescent Psychiatry* 7, nº 2 (2017): 112–126.doi:10.2174/2210676607666171101165425.

estressantes em estudantes adolescentes.[144] Exemplos incluíram estas afirmações:

- A escola é uma perda de tempo.
- Eu não consigo fazer isso.
- Não há sentido em tentar.
- Não há como eu conseguir.
- Eu poderia desistir também.

Os alunos também aprenderam a aplicar o *tapping* para três barreiras que são proeminentes nos adolescentes (isso era importante para os adolescentes quererem usar a técnica além do estudo e também em casa entre as sessões):

- Esquecimento de aplicar o *tapping*.
- Dúvida em relação à eficácia da EFT.
- Confusão ou frustração com a EFT.

A EFT também foi usada para direcionar crenças limitantes e sua aplicação a áreas como desempenho acadêmico e esportivo (isso foi bastante atrativo!):

- O sucesso me fará sobressair.
- O sucesso prejudicará meus relacionamentos com colegas.
- O sucesso colocará mais pressão sobre mim no futuro.
- Eu não mereço o sucesso.

E, finalmente, outras três áreas foram abordadas:

- Expectativas limitantes do aluno sobre si mesmo na escola e em outras áreas da vida.
- Suas percepções das expectativas de outras pessoas em relação ao seu comportamento e realizações (por exemplo, pais).
- Estabelecimento de metas para o futuro, incluindo dúvidas sobre o alcance dessas metas.

Interessantemente, as pontuações de resiliência basais dos estudantes indicaram a presença de níveis de ansiedade comumente

---

144. Martin, Andrew. *Building Classroom Success: Eliminating Academic Fear and Failure.* New York: Continuum International Publishing Group, 2010.

encontrados em populações que sofrem de transtorno de ansiedade generalizada. As medições autorreferidas dos alunos indicaram níveis normais de autoestima, no entanto, isso não foi afetado no estudo. Em geral, o que eles indicaram como principais preocupações foram as dificuldades de autopercepção da vida e um forte medo do insucesso.

A maior mudança estatisticamente significativa que observamos foi do início do programa até um ano depois. O *medo do insucesso* foi a variável mais significativamente afetada, e os estudantes indicaram em sua pesquisa 12 meses depois (em comparação com a pesquisa no início do estudo) que essa era a área mais afetada em suas vidas. *Isso significa que eles não sentiam o mesmo medo do insucesso que antes de começarem a aplicar o* tapping.

Observamos que a maioria dos alunos não continuou a aplicar o *tapping* depois do final do estudo. No entanto, os resultados alcançados indicaram que um programa de EFT de cinco semanas teve o potencial de ajudar as dificuldades percebidas pelos alunos e impactar seu medo do insucesso e permanecer estável um ano depois (a teoria da reconsolidação da memória pode ser a resposta aqui). As melhorias potenciais na capacidade funcional do aluno, a facilidade de ensinar a EFT em grupo e a relação de ótimo custo-benefício sugerem que mais pesquisas são necessárias; mas a EFT pode oferecer aos estudantes benefícios significativos com baixos riscos e demandas de tempo, a um custo financeiro relativamente baixo para as escolas.

EFT PARA CRIANÇAS SUPERDOTADAS

Aplicar o *tapping* com crianças pode ser um processo bastante simples, pois elas tendem a ser menos complicadas do que os adultos em suas preocupações e muitas vezes estão abertas ao processo. Sugere-se que crianças superdotadas possam experimentar agentes estressantes adicionais graças às suas características únicas, e elas podem sofrer de níveis mais altos de estresse por causa de tendências perfeccionistas, maior sensibilidade, desafios sociais e pressões externas adicionais.

Essa é uma área que é em grande parte subpesquisada, no entanto, requer o consentimento dos pais ou tutores e precisa ser guiada por padrões éticos mais rigorosos. Há poucos estudos publicados sobre a EFT especificamente para crianças até o momento, mas um estudo da Dra. Amy Gaesser e colegas destaca-se por se concentrar em crianças e adolescentes superdotados.[145]

Esse estudo foi realizado em dez escolas (oito públicas e duas privadas) em dois estados do nordeste dos Estados Unidos. No total, 63 estudantes com notas altas (com idades entre 10 e 18 anos) foram identificados como ansiosos. Dezoito eram do sexo masculino e 45 do sexo feminino, e todos estavam entre os 15 a 20% melhores de suas classes. Todos completaram o Manifesto Revisado de Ansiedade Infantil Escala 2, e todos pontuaram em níveis de ansiedade moderada a alta.

Os alunos foram distribuídos aleatoriamente a um grupo de EFT, um grupo de TCC ou um grupo de controle de lista de espera (todos os grupos tinham 21 alunos). Os estudantes dos grupos de tratamento com TCC ou EFT receberam três sessões individuais de tratamento. As sessões ocorreram ao longo de um período de cinco meses, com a maioria tendo um intervalo não inferior a uma semana ou superior a duas semanas.

O grupo de EFT mostrou reduções significativas em seus níveis de ansiedade em comparação com o grupo de controle de lista de espera; e, embora os alunos do grupo de TCC também tenham exibido redução na ansiedade, eles não diferem significativamente dos estudantes do grupo de EFT. Isso significa que a EFT é comparável a um tratamento padrão-ouro, como a TCC, e pode alcançar os mesmos resultados. Estudos maiores são necessários, mas pelo menos as evidências são promissoras.

Espero que continuemos a ver estudos publicados sobre crianças mais novas, e já começamos vários deles na Austrália. Incentivar que uma habilidade como o *tapping* seja uma parte normal de processo de lidar com o estresse quando a criança é pequena pode resultar em diferenças em diagnósticos mais tarde na vida.

---

145. Gaesser, Amy e Karan, Orv. "A randomized controlled comparison of emotional freedom technique and cognitive-behavioral therapy to reduce adolescent anxiety: A pilot study." *Journal of Alternative and Complementary Medicine* 23, nº 2 (2017): 102–108.

OBSERVAÇÕES DE UM PROFISSIONAL: ANSIEDADE EM ESTUDANTES COM NOTAS ALTAS

A profissional de EFT, Julie Vandermaat, compartilhou comigo como a aplicação do *tapping* em um estudante adolescente que tenta alcançar a perfeição pode ter um impacto real.

"Alex" tinha 15 anos. Ele foi encaminhado por sua mãe, pois ela estava preocupada com o quão infeliz e negativo ele estava se sentindo. Alex era academicamente brilhante e bom em esportes, mas socialmente ele enfrentava dificuldades há anos.

Na primeira sessão, Alex imediatamente disse o que havia de errado com ele e por que estava se sentindo infeliz e negativo. Ele disse: "Eu não sou bonito, eu sei disso. Ninguém me dá valor na escola. Sou inseguro, não tenho um bom grupo de amizades. Sou indesejado. Tenho alguns amigos, mas não me relaciono bem com outras pessoas. Eu nunca faço a escolha certa".

Ele afirmou que não era perfeito, nem perto de ser perfeito. Quando perguntado sobre qual percentual de perfeição ele achava que era, ele disse: "Cerca de 2%". Ele sentia que nunca alcançaria sua meta de ser 100% perfeito e estimou que se sentia constrangido cerca de 85% das vezes. Sua falta de confiança, combinada com esses problemas associados, incomodava-o em 10 de 10.

Alex disse que queria ser feliz, sentir-se aceito e se sentir bem em ser ele mesmo perto de outras pessoas. Ele achava que seus problemas haviam começado no final do sexto ano, quando a maior parte dos seus amigos de infância se mudou para uma escola diferente. Ele relatou que estava se sentindo negativo em relação a si mesmo há três anos. Tentou mudar de escola, mas isso piorou o problema.

Depois de várias rodadas de EFT, Alex se conscientizou de que havia muita tristeza não expressada por causa da perda dessas boas amizades na sexta série. Ele refletiu que essa foi a última vez que sentiu que poderia ser ele mesmo e que as pessoas o aceitaram como ele era. Derramou algumas lágrimas enquanto falava sobre a falta daqueles amigos, e sobre como era doloroso sentir que ele nunca sentiria aquele nível de aceitação novamente.

Eles terminaram a sessão com Alex se sentindo 6 de 10 na escala de classificação de SUD.

Na sessão seguinte, uma semana depois, Alex só teve mudanças positivas para relatar. Sua autoconsciência havia diminuído para 70%, depois para 50% no final daquela sessão. Classificou sua falta de confiança como 5 de 10 e diminuiu para 3,5 de 10. Ele se sentia cerca de 30% perfeito e disse que havia feito ótimos amigos novos.

Ele estava feliz em fazer mais algumas sessões de EFT, pois agora sabia que funcionava.

Depois da primeira sessão, a mãe de Alex disse que parecia ter um "garoto novo" em sua casa. Ela ficou impressionada com a rapidez com que a EFT o ajudou a ficar tão feliz e relaxado. Alex se classificou como autoconsciente em menos de 10% do tempo.

Depois de completar várias sessões de EFT, Alex continuou melhorando. Sua falta de confiança só o incomodava 0,5 de 10 agora. Seu humor era 9 de 10, e ele disse que agora tinha pensamentos melhores, como "eu sou bom, sou aceito e simpático." Ele afirmou que não era mais tão duro consigo mesmo e estava aprendendo a aceitar mais a si mesmo e a sua aparência.

Alex disse que odiava a escola antes da EFT, mas agora estava gostando de aprender mais.

Ele relatou, com alegria, que havia formado um novo time de basquete com todos os seus novos amigos no ano acima dele. Quando perguntado se não havia mais nada ao qual aplicar o *tapping*, ele respondeu: "Não, eu consertei todos os meus problemas agora".

Semanas depois, a mãe de Alex relatou que ele ainda estava se sentindo muito feliz consigo mesmo e tinha o novo grupo de amigos.

O DESCONFORTO EMOCIONAL DAS DEFICIÊNCIAS DE APRENDIZAGEM

Houve um estudo de caso completo sobre como a EFT pode ser usada para a dislexia (uma condição de aprendizagem evidente na compreensão de leitura, ortografia e escrita). Muitas vezes, essa condição também causa desconforto emocional na criança. Embora esse estudo seja um estudo de caso único (geralmente útil como base para estudos maiores), ele é um ponto de partida para aprender o que funciona e o que não funciona e é digno de nota.

Fiona McCallion, uma terapeuta de Londres, trabalhou com uma mulher de 20 anos que sofria de dislexia e apresentava desorientação e sentimentos emocionais ligados a essa condição. Elas tiveram três sessões juntas e abordaram todas essas áreas com a EFT. Começaram com lembranças do passado, de professores que a ridicularizaram em sala de aula quando ela era mais jovem.[146]

A segunda sessão concentrou-se em dois incidentes específicos envolvendo dois professores na escola. Um deles era a aula de matemática, na qual ela não recebia notas pelas respostas corretas porque não conseguia explicar o método que usava para chegar até elas. Embora ela recebesse marcas de "x" pelas respostas incorretas (com base no método usado), quando ela acertava a resposta, não ganhava nenhum ponto porque não conseguia explicar o método utilizado. Você pode imaginar como isso pode ser confuso para uma criança.

No final das três sessões de EFT, a paciente conseguiu ler com facilidade e fluência e entender as frases. A desorientação associada à dislexia da paciente também havia diminuído significativamente até um ponto em que não era mais um problema. Portanto, o uso do *tapping* para explorar e auxiliar o desconforto emocional vinculado a problemas de aprendizado é altamente recomendável, e as aplicações nessas configurações podem ser ilimitadas.

FORMAÇÃO DE PROFESSORES EM MELHORES PRÁTICAS PARA EFT COM SEUS ALUNOS

Começou a haver interesse nos sistemas escolares para que os professores sejam treinados na aplicação de EFT como uma habilidade diária de regulação do estresse. Estudos pontuais podem não ser a disseminação mais eficaz da técnica, e como os professores não lidam tipicamente com problemas relacionados ao trauma em uma sala de aula, o uso do *tapping* como uma ferramenta diária para estresse e preocupação pode ser muito útil.

Alguns programas estão surgindo para dar aos professores, orientadores escolares, psicólogos e pais uma ferramenta eficaz para ajudar os alunos a superar o estresse, a ansiedade e os desafios comportamentais na sala de aula diariamente. A ideia de usar o *tapping*

---

146. McCallion, Fiona. "Emotional freedom techniques for dyslexia: A case study." *Energy Psychology: Theory, Research, and Treatment* 4, nº 2 (2012). doi:10.9769/EPJ.2012.4.2.FM.

nas salas de aula para ansiedades cotidianas (por exemplo, nervosismo antes de uma prova, excesso de cansaço após o almoço) está provando ser uma opção melhor.

A seguir estão as condições para as quais os professores estão usando EFT na sala de aula:

- Para reduzir o estresse, a ansiedade, o medo do insucesso e a procrastinação
- Para ajudar os alunos a melhorar seu desempenho acadêmico em provas e tarefas
- Para auxiliar os alunos a reconhecer, entender e expressar suas emoções
- Para problemas com amigos, raiva, intimidação e autoflagelação (embora os orientadores escolares possam atuar mais nisso)
- Para ajudar os alunos a definir e alcançar suas metas
- Para auxiliar a reduzir seus próprios níveis de estresse e cansaço como professores
- Para aumentar a felicidade, a energia e a sensação de bem-estar e a felicidade dos alunos

Tapping in the Classroom® como um treinamento para professores foi desenvolvido a partir de nossos próprios estudos escolares. O nível de interesse que estávamos recebendo de todo o mundo demonstrou que eles queriam aprender essa habilidade, mas a Austrália era muito longe para eles.

O desenvolvimento do nosso treinamento para professores *on-line* demorou algum tempo para ser lançado, mas agora ele é 100% *on-line* e autodidata. É um treinamento composto por oito módulos projetado para fornecer aos professores as habilidades para ajudar seus alunos a:

- Reconhecer e entender suas emoções
- Descobrir como se tornar confiantes, resilientes e adaptáveis
- Melhorar seu bem-estar, a autoestima e o sucesso acadêmico

Ele é baseado em nossa pesquisa de estudos clínicos e foi projetado para ser entendido e aplicado por qualquer pessoa nova na técnica de EFT ou *tapping*. O suporte *on-line* continua após o treinamento, em uma área de fórum.

O treinamento é uma combinação de arquivos de filmes com instruções e aplicação da EFT, vídeos de alunos aplicando o *tapping* para assistir e aprender sobre sua experiência, exercícios práticos para fazer durante o treinamento e entre os módulos e roteiros de *tapping* de exemplo, planilhas, folhetos e amostras de cartas para pais e funcionários da escola.

Para saber mais, acesse: https://evidencebasedeft.com/tapping-in-the-classroom.

EFT E MELHORIA ATLÉTICA

Comparação entre a EFT e o treinamento padrão no basquete universitário

Dr. Dawson Church completou as pesquisas com 26 atletas usando EFT.[147] A primeira foi um estudo randomizado com membros femininos e masculinos do time de basquete universitário de alto desempenho Pac-10. No total, 14 homens e 12 mulheres participaram.

Todos participaram de um padrão de aquecimento para os processos das equipes com duração de dez minutos, composto por alongamentos e corridas. Em seguida, executaram dez lances livres e dois grupos de três saltos (seis saltos no total). A altura vertical dos saltos foi medida usando uma almofada de salto Probotics, que registra os dados eletronicamente e exibe a altura do salto em décimos de uma polegada.

Em seguida, os atletas foram randomizados por um assistente de pesquisa independente em dois grupos combinados, com base na altura média do segundo grupo de três saltos. Durante o estudo, eles foram instruídos a praticar lances livres, correr, driblar, fazer saltos verticais e, em geral, ficar aquecidos.

Um grupo recebeu 15 minutos de EFT. Um participante foi levado a uma sala e recebeu instruções de EFT por dez minutos sozinho. Eles então voltaram para a quadra, realizaram três saltos verticais e retornaram à sala de tratamento para uma sessão adicional com duração de cinco minutos (recebendo, no total, 15 minutos

---

147. Church, Dawson. "The Effect of EFT (emotional freedom techniques) on athletic performance: A randomized controlled blind trial." *The Open Sports Sciences Journal* 2 (2009): 94-99.

de instrução de EFT). Depois disso, eles voltaram para a quadra para realizar três saltos finais e um conjunto de dez lances livres pós-tratamento. Cada atleta fez isso individualmente até que todo o grupo tivesse terminado.

O grupo de controle recebeu 15 minutos de dicas e técnicas inspiradoras de basquete, mas sem EFT.

Os membros da equipe de EFT melhoraram em média 20,8% nos lances livres, em comparação com o grupo de controle que *diminuiu* em média 16,6% o desempenho na habilidade de lance livre. Curiosamente, os lances livres aumentaram uma média de 2,6% para as mulheres no grupo de tratamento com EFT, enquanto o grupo de controle *diminuiu* uma média de 22,2%. Não houve diferença no grupo de tratamento para os homens.

A altura do salto vertical não foi afetada de forma alguma, mas dado que foi apenas uma sessão de EFT de 15 minutos, que ainda alcançou resultados significativos, valeria a pena replicar esse estudo com um período de tempo maior para ver o que poderia ser alcançado!

Comparação entre a EFT e o treinamento padrão no futebol

No futebol, duas equipes femininas de futebol (26 jogadoras no total, com idades entre 15 e 30 anos) participaram de uma sessão de EFT com foco em aumentar o número de gols marcados ou participaram de treinamento de futebol normal.[148] Todas elas fizeram exercícios de aquecimento e completaram uma série de chutes livres ao gol. O grupo de EFT recebeu uma sessão de dez minutos projetada para corresponder ao estudo de basquete descrito anteriormente para tentar verificar os resultados de uma EFT breve e, em seguida, tentar fazer um gol em um chute livre a 15 metros de distância (como um pênalti).

Os resultados revelaram uma melhoria significativa na capacidade de marcar gols na situação de pênalti após a breve sessão de EFT. O estudo também mostrou uma diferença estatisticamente significativa entre os dois grupos, que os autores hipotetizaram que

---

148. Llewellyn-Edwards, T. e Llewellyn-Edwards, M. "The effect of EFT (emotional freedom techniques) on soccer performance." *Fidelity: Journal for the National Council of Psychotherapy* 47 (Spring 2012): 14–19.

poderia estar relacionada a uma diminuição nos níveis de ansiedade associados no grupo de EFT.

Memória traumática no voleibol feminino

Church e Darlene Downs, D. D., também avaliaram a confiança nos esportes em atletas com alguma memória traumática relacionada ao desempenho esportivo.[149] Os atletas foram avaliados quanto ao nível de desconforto quando solicitados a recordar uma memória emocionalmente perturbadora na qual sua "equipe não venceu" ou sua "pior experiência com um técnico". Eles eram excluídos se a pontuação fosse menor que 3 em uma escala de Likert (variando de 0: *desconforto mínimo* a 10: *desconforto máximo*).

Participaram dez atletas de voleibol do sexo feminino (com idade média de 19 anos) com bolsas de estudos baseadas em suas habilidades esportivas. Em média, elas jogavam vôlei há nove anos. Todas as mulheres completaram o Inventário de Confiança Esporte-Estado e a Pesquisa de Recordação de Incidente Crítico no Esporte e classificaram seu desconforto em uma escala de SUD. Elas foram avaliadas 30 dias antes da intervenção, 15 dias antes e logo antes da sessão de EFT.

As pulsações das atletas também foram medidas em todos os momentos com o Insta-Pulse 107, um dispositivo portátil que mede o ritmo do eletrocardiograma e exibe uma média de quatro batimentos cardíacos. Elas também completaram todas as avaliações imediatamente após a intervenção por EFT e 60 dias depois.

As participantes receberam uma sessão individual de EFT de 20 minutos, onde cada atleta focou na descrição de sua memória traumática (ou seja, de sua equipe não ganhar ou de sua pior experiência com um treinador).

Melhorias significativas nos componentes emocional e físico do desempenho esportivo foram observadas após a sessão, e todas as melhorias foram mantidas 60 dias depois. A pulsação não exibiu reduções significativas imediatamente após a EFT, mas exibiu uma diminuição relevante no acompanhamento.

---

149. Church, D. e Downs, D. "Sports confidence and critical incident intensity after a brief application of emotional freedom techniques: A pilot study." *The Sport Journal* 15 (2012).

Embora o tamanho da amostra fosse pequeno, composto apenas por mulheres e não houvesse grupo de controle, o estudo ainda destacou a possibilidade da EFT impactar os níveis de confiança e desconforto das atletas e possíveis resultados de desempenho futuros. Vamos avaliar outra área esportiva.

OBSERVAÇÕES DE UM PROFISSIONAL: OUTRAS PREOCUPAÇÕES INFANTIS

A maioria das pesquisas discutidas aqui se concentrou em crianças e adolescentes na escola; no entanto, a EFT é usada para muitos problemas fora do mundo acadêmico. Essa história compartilhada comigo por Magda Mesquita, em Portugal, destaca como o *tapping* pode ser eficaz em outras preocupações da infância. O segundo estudo, do profissional australiano Desley Murphy, indica que às vezes as crianças precisam aplicar o *tapping* para seu relacionamento com adultos.

Estudo de caso: Sam, 10 anos de idade

A mãe do paciente compareceu à primeira sessão com Sam, seu filho de 10 anos, e disse que ele sofria de incontinência fecal. Isso era um grande problema há alguns anos, desde o jardim de infância. Ela relatou que levara o filho a psicólogos e que ele havia tomado medicação receitada por um médico, mas nunca obteve resultado.

A mãe relatou que fazia Sam ficar dez minutos no banheiro todos os dias, para ver se conseguia mudar essa situação, já que às vezes ele não conseguia se controlar na escola. Como resultado, seus colegas de escola zombavam dele. Ela descreveu Sam como introvertido, o que tornava difícil para ele fazer amizade com alguém.

Enquanto sua mãe falava sobre esse problema e sobre ele, Sam sentou-se em silêncio e pareceu constrangido com a conversa, recusando-se a comentar ou acrescentar qualquer informação.

Magda explicou a natureza da EFT e perguntou a Sam se ele estava disposto a experimentar aqueles "toques mágicos com a ponta dos dedos" em si mesmo, e ele concordou. Magda pediu que a mãe saísse antes de começar a ensinar o *tapping* para Sam.

Magda disse a Sam que havia uma maneira de resolver o problema sem que ele precisasse falar sobre isso. Ele ouviu muito atentamente. Ela pediu que ele descrevesse essa situação com apenas uma ou duas palavras, e ele disse em voz baixa: "Esse problema". Magda pediu para ele dizer como se sentia sobre "esse problema", e ele disse: "Eu me sinto mal" e "sinto vergonha." Ela perguntou o nível de SUD, e ele respondeu 10 de 10. Ela perguntou se ele poderia localizar essas emoções em seu corpo, e ele disse rosto e cabeça.

Eles aplicaram o *tapping* por algumas rodadas para "esse problema", com os dizeres: "Embora eu tenha esse problema que faz eu me sentir tão mal e envergonhado, eu sou um menino muito bom". Quando a intensidade da vergonha chegou a 6, Magda perguntou a Sam se poderia ter ocorrido algo em sua infância que pudesse ter contribuído para esse problema. Ele disse: "Aconteceu uma coisa no jardim de infância quando eu tinha 4 anos. Eu me senti envergonhado e eles zombaram de mim; eu me senti muito triste". Quando ele disse isso, começou a chorar. Então, eles aplicaram o *tapping* para: "Embora eles tenham zombado de mim por causa do que aconteceu, eu ainda sou um ótimo garoto". Ele se recusou a dar qualquer detalhe, então eles continuaram aplicando o *tapping* para a tristeza e a vergonha que o evento trouxe para ele.

No final da sessão, Magda testou a intensidade de "esse problema", e ele disse que era 2. Ele parecia aliviado e mais relaxado.

Em sua segunda sessão, Magda perguntou a Sam como ele se sentiu depois da primeira sessão, como as coisas estavam em relação a "esse problema". Ele disse que estava bem melhor. Ainda estava tímido e encolhia o corpo enquanto falava. Disse que era difícil falar sobre isso, sentia-se envergonhado.

Magda perguntou-lhe o quanto estava envergonhado, em uma escala de 0 a 10, e ele disse: "Dez". Eles começaram a aplicar o *tapping* imediatamente: "Embora eu esteja com vergonha de falar sobre isso, eu sou um ótimo garoto". Depois que a intensidade se tornou mais suportável, 5, Magda perguntou a Sam se ele se lembrava de qualquer incidente em que havia se sentido muito envergonhado.

Ele deu um título: "Um dia ruim", e classificou a intensidade em 7 de 10. Quando ela lhe pediu para dizer como se sentia a respeito, ele disse: "Envergonhado" (nível de SUD 10). Eles aplicaram o *tapping* para o título da história por algumas rodadas, e os 10 chegaram a 5. Então, ele se sentiu confortável o suficiente para falar sobre isso. Disse que estava no quarto ano. Era o fim do dia de aula, e eles estavam arrumando suas coisas na sala de aula para irem para casa, "e então aconteceu; meus colegas de classe contaram ao professor, eu queria matá-los!"

Eles aplicaram o *tapping* para a raiva que ele sentia, bem como para os aspectos que surgiram:

"Todo mundo ouviu."

"Eles estavam se queixando de mim."

"Uma garota se queixou de mim para a professora (as meninas estão sempre se queixando)."

"Ela disse que eu estava fedendo."

"Eu não podia fazer nada sobre isso."

A intensidade inicial de 10 desceu para 0. Sam disse: "Eu não me sinto mais envergonhado, isso não me incomoda mais".

Na visita seguinte, Sam entrou no escritório sorrindo e demonstrando uma postura corporal muito mais confiante. Magda perguntou como ele se sentia e ele disse com um grande sorriso: "Está funcionando! Estou me sentindo muito melhor! Eu não faço mais nas calças na escola".

Sam recontou toda a sequência de eventos das sessões, sem hesitar ou mostrar constrangimento. Ele até mencionou coisas sobre as quais não havia falado antes. Depois do que aconteceu na sala de aula, Sam saiu para trocar de roupa; e quando voltou, seus colegas tiraram sarro dele. Ele disse: "Eles não deveriam ter feito isso. Isso poderia ter acontecido com qualquer um", e ele estava bastante calmo ao falar disso. Ele terminou dizendo: "Quando estou bem, imagino que um dia eu me sentirei como uma pessoa normal, e tudo vai mudar. Meus colegas se esquecerão disso; vou esquecer também, e não será mais um problema".

Foi incrível ver isso.

Essa foi a última sessão que Magda teve com Sam. Ele nunca mais teve incidentes na escola depois de três sessões; e após um acompanhamento de seis meses, sua mãe relatou que ele se tornara um menino completamente diferente, e aquilo não era mais um problema. Tinha "desaparecido completamente."

Estudo de caso: Thomas, 5 anos de idade

Madonna levou seu filho de 5 anos, Thomas, para uma sessão de EFT com Desley porque o garoto não gostava da escola. Depois de brincar com algumas peças de LEGO no chão com Thomas, Desley pediu-lhe para dizer qual era sua coisa favorita na escola. Ele disse: "Leitura, mas sempre lemos as mesmas palavras chatas". De acordo com sua mãe, ele era uma criança brilhante que tinha paixão por aprender, mas era humilhado por sua professora, que o via como uma criança perturbadora e rude por dizer que estava entediado na sala de aula.

Desley disse: "Então, você quer ler coisas diferentes".

Thomas respondeu: "Sim, mas a Sra. Stone disse que eu tenho de ler as mesmas palavras que todos os outros". Ele então disse: "A Sra. Stone é muito má". Suas bochechas estavam vermelhas e sua testa franzida. Desley classificou seu sinais não verbais como um 9 ou 10 em intensidade.

Desley disse: "Parece que você está muito zangado com a Sra. Stone, estou certa?" O garoto assentiu. Ele parecia oprimido, então Desley não lhe pediu para medir sua raiva.

Ela perguntou se ele queria aplicar o *tapping* para ver se isso poderia ajudá-lo a se sentir mais feliz em aprender palavras novas. Ele concordou.

Eles aplicaram o *tapping* para "Embora eu esteja com raiva da Sra. Stone por não me deixar ler novas palavras, eu sou uma boa criança". Eles aplicaram o *tapping* nos pontos usando a frase: "irritado com a Sra. Stone".

As bochechas de Thomas ficaram muito coradas enquanto ele aplicava o *tapping*. No final da sessão, ele disse: "Mamãe, senti um vento quente subir pelo meu rosto, e toda a minha raiva da Sra. Stone voou para longe". Ele estava visivelmente feliz e relaxado, realmente animado.

Duas semanas depois, a professora Stone chamou a mãe de Thomas e disse que estava feliz em informar que ele realmente havia se adaptado à escola. Ela disse que não sabia explicar como, mas o aluno parecia mais feliz e mais cooperativo, e que até a caligrafia dele havia mudado. Ela pegou duas amostras de sua caligrafia:

uma de duas semanas anteriores, rabiscada e confusa, e seu trabalho naquele dia, mais limpo e legível. Ela ficou surpresa com a diferença visível.

Esse caso ocorreu, na verdade, muitos anos atrás. Ironicamente, Thomas se tornou o *dux* (aluno com as melhores notas) da escola, e, na cerimônia de premiação, ele fez um discurso no qual agradeceu aos professores e disse: "Embora a Sra. Stone e eu tenhamos nos estranhado na primeira série, nós nos tornamos amigos".

A Sra. Stone estava sentada em frente à mãe, virou-se para ela e disse: "Você deve estar muito orgulhosa do seu filho". E ela estava!

PONTOS A RELEMBRAR

Como você pôde ver nos estudos de casos, há muitas aplicações da EFT para crianças e jovens. Embora eu sempre tenha trabalhado clinicamente na área de peso e minha pesquisa sobre EFT tenha sido a mesma, a possibilidade de trabalhar com essa próxima geração tem sido uma bênção. Ensiná-los a serem capazes de se acalmar, alcançar seus objetivos e lidar com o estresse pode resultar em um mundo muito diferente nas próximas décadas. Eles também têm uma ferramenta para libertar o desconforto que podem estar carregando do passado.

Embarcamos agora em vários projetos na Austrália, que envolvem a escola inteira, e os professores de todas as salas de aula aprenderam EFT e a estão usando diariamente. Os alunos variam de 5 a 13 anos de idade. Estaremos acompanhando esses estudantes pelos próximos sete anos para documentar os resultados. Nosso objetivo é tornar o *tapping* uma atividade normal para quando você se sente sobrecarregado ou estressado como estudante. Os professores estão se beneficiando também!

A oportunidade de escrever *EFT for Teens*, um livro desenvolvido especialmente para os adolescentes aprenderem o *tapping* na privacidade de seus próprios quartos, também tem sido uma jornada pela estrada da memória.[150] Eu só posso imaginar como teria sido minha vida de adolescente se conhecesse o *tapping* na época. Agora

---

150. Stapleton, Peta. *EFT for Teens*. Califórnia: Hay House, 2017.

é uma alegria ver minhas filhas ensinando aos seus amigos e contar com ele como uma ferramenta de redução de estresse!

Lembra-se da Melinda, da abertura deste capítulo? Ela estava indo muito mal em ortografia. Sua mãe era uma profissional de EFT e se ofereceu para ajudar com o crescente estresse e preocupação de sua filha. Elas não se concentraram tanto na ortografia real das palavras, mas, em vez disso, aplicaram o *tapping* com afirmações relacionadas a "decepcionar a professora", "sentir-se idiota" e "não querer repetir o ano".

Após uma hora de *tapping*, Melinda disse que se sentia muito mais calma, e elas pararam. Durante a semana seguinte, a mãe ajudou-a a revisar as palavras de ortografia e a praticá-las (por exemplo, com os olhos fechados e soletrando em voz alta). Melinda nunca havia adotado essa estratégia antes, mas ela descobriu que isso a ajudava a se concentrar.

Dez dias depois da falha no teste, Melinda refez a prova de ortografia. Ela conseguiu 65 de 100 e estava a caminho da sexta série! A Jovem continuou a aplicar o *tapping* para suas preocupações.

Capítulo 9

O Impacto da EFT em Outras Condições

O *tapping* foi pesquisado em muitas outras condições além daquelas já destacadas. No entanto, muitas vezes são estudos únicos, que ainda precisam ser ampliados ou replicados. Mesmo assim, eles mostram outras áreas que começam a surgir.

Uma recente revisão sistemática de uma de minhas doutoras em filosofia, Dra. Mahima Kalla, avaliou a EFT para melhorar a saúde física, mental e emocional de pessoas com doenças crônicas e/ou problemas de saúde mental.[151] Ela avaliou as alterações específicas ocorridas no corpo físico como resultado da administração da EFT (por exemplo, mudanças nos níveis de cortisol, redução de aglomeração nas células do sangue ou redução na somatização), ou quando as pessoas relatavam benefícios emocionais e mentais imediatamente e em um momento posterior no acompanhamento.

A revisão sugeriu que a EFT pode potencialmente ser um método de tratamento de suporte eficaz para pacientes que precisam gerenciar os sintomas do estresse e estresse psicológico de maneira contínua oriundos de um problema de saúde.

Dra. Kalla também entrevistou oito profissionais de EFT para explorar o uso de EFT para apoiar pacientes com doenças

---

151. Kalla, Mahima e Khalil, Hanan. "The effectiveness of emotional freedom techniques (EFT) for improving the physical, mental, and emotional health of people with chronic diseases and/or mental health conditions: A systemic review protocol." *JBI Database of Systemic Reviews and Implementation Reports*, 12, nº 2 (2014): 114–124.

crônicas.[152] Todas as entrevistas foram transcritas na íntegra, e os dados foram analisados usando a metodologia de análise fenomenológica interpretativa (essa é uma maneira de ver como determinada pessoa, em um dado contexto, dá sentido a um fenômeno como um grande evento da vida).

Ela propôs que os pacientes com doenças crônicas podem se beneficiar de abordagens holísticas biopsicossociais centradas no paciente, e que a EFT oferece esse potencial.

Com isso em mente, este capítulo destaca os estudos de EFT com foco nas preocupações mentais e emocionais, bem como condições físicas e fisiológicas.

FOBIAS

Fobias são um medo infundado e muitas vezes irracional que pode causar evitação (do objeto/situação temida) e até mesmo pânico. Elas são classificadas como um transtorno de ansiedade. Qualquer pessoa que já tenha experimentado a profundidade do medo associado a uma fobia saberá como é difícil superá-lo.

Fobia de animais pequenos

A primeira pesquisa sobre fobias usando o *tapping* foi realizada pelo profissional de EFT australiano Steve Wells em 2003.[153] Ele e sua equipe avaliaram a EFT para reduzir fobias específicas de animais pequenos. No total, 35 indivíduos com medo de animais pequenos foram distribuídos aleatoriamente a um grupo de intervenção por EFT ou a um grupo de intervenção por respiração diafragmática (RD). Todos eles atenderam aos critérios de diagnósticos para uma fobia animal específica.

A idade média dos participantes era de 39,6 anos (variação de 19 a 72 anos), e o número médio de anos com fobia era 20 anos. Todos os adultos completaram as seguintes medições antes de iniciar o tratamento:

---

152. Kalla, Mahima *et al.* "Emotional freedom techniques (EFT) as a practice for supporting chronic disease healthcare: A practitioners' perspective." *Disability and Rehabilitation* 40, nº 14 (2018): 1654–1662. doi:10.1080/09638288.2017.1306125.
153. Wells, Steve *et al.* "Evaluation of a meridian-based intervention, emotional freedom techniques (EFT), for reducing specific phobias of small animals." *Journal of Clinical Psychology* 59 (2003): 943–966.

- *Uma tarefa de abordagem comportamental (BAT):* Projetada para medir o nível de evitação dos participantes, observando o quão perto eles se permitiam chegar do animal temido. Houve oito pontos de medição pontuados de 1 a 8, de acordo com o ponto alcançado pelo participante: (1) fora do quarto, porta fechada e (2) fora do quarto com porta aberta (a seis metros do animal). Os próximos seis pontos estavam dentro da sala, nas seguintes distâncias do animal temido: (3) cinco metros; (4) quatro metros; (5) três metros; (6) dois metros; (7) um metro; (8) diretamente na frente. Os participantes não foram encorajados a se aproximar do animal em nenhum momento.
- *Um questionário de medo:* Uma forma modificada da "autoavaliação padrão breve para pacientes fóbicos" foi usada para medir os sintomas fóbicos e as mudanças.
- *Uma classificação de unidades subjetivas de desconforto (SUD) ao imaginar o animal (SUD imaginado).* Composto por uma escala de 10 pontos, variando de 0: sem medo/desconforto a 10: medo/desconforto intenso/insuportável. Os participantes foram convidados a dar uma classificação de SUD indicando como eles se sentiram quando imaginaram seu animal fóbico "aqui, agora." Foi pedido a eles que avaliassem como se sentiam naquele momento, não como imaginavam que se sentiriam. As classificações de SUD também foram registradas em cada passo da tarefa de abordagem comportamental.
- *Pulsação:* Um assistente de pesquisa mediu a pulsação manualmente após a conclusão dos dados demográficos e, mais uma vez, no momento em que o paciente interrompeu voluntariamente a tarefa de abordagem comportamental.
- *Classificação de confiança:* Os participantes indicaram durante as avaliações pré-tratamento como estavam confiantes de que seu tratamento ainda não identificado funcionaria em uma escala de 10 pontos, de 0: nada confiante a 10: absolutamente confiante.

Ambos os grupos receberam 30 minutos cada um de seus respectivos tratamentos (todos eram sessões individuais). Vinte e um participantes (12 na condição de EFT e 9 na condição de RD) participaram de um acompanhamento de seis meses. O restante não pôde ser contatado.

Para as sessões de EFT, a versão completa da EFT (com 12 acupontos) foi usada para as três primeiras rodadas de tratamento, e uma versão resumida (com sete acupontos) foi usada para o restante. A condição de respiração diafragmática foi projetada para se assemelhar à condição EFT, e a principal diferença foi o fato de os participantes da EFT aplicarem o *tapping* em acupontos e os participantes da RD utilizarem a respiração controlada como sua intervenção (sem uma afirmação de autoaceitação).

Os participantes da EFT melhoraram significativamente mais do que os da RD nas medições de desconforto comportamental e subjetivo antes e após o tratamento, e, embora ambas as condições tenham exibido uma diminuição significativa na pulsação, não houve diferença entre elas.

Melhorias na medição comportamental também foram aprimoradas no acompanhamento de seis meses para os participantes da EFT. Ainda houve evidências de que as melhorias nas medições subjetivas de desconforto foram mantidas, uma vez que não retornaram aos níveis basais. No entanto, a superioridade da EFT em relação à respiração diafragmática se dissipou um pouco no ponto de acompanhamento. Os autores atribuem isso em parte ao pequeno tamanho da amostra.

A. Harvey Baker e Linda S. Siegel fizeram uma replicação e ampliação parcial do estudo de fobia de Wells de 2010.[154] Eles seguiram um protocolo semelhante, mas acrescentaram um grupo de controle, ausente no estudo original. Os indivíduos com medo intenso de animais pequenos foram distribuídos a um grupo de intervenção única por EFT de 45 minutos, um grupo de entrevista de apoio ou um grupo de controle sem tratamento.

Em geral, diminuições significativas no medo de animais pequenos foram observadas para aqueles que receberam apenas a intervenção por EFT; nenhuma alteração foi observada para os indivíduos que não receberam tratamento ou a entrevista de apoio.

---

154. Baker, A. H. e Siegel, L. S. "Emotional freedom techniques (EFT) reduce intense fears: A partial replication and extension of Wells, Polglase, Andrews, Carrington, & Baker (2003)." *Energy Psychology: Theory, Research, and Treatment* 2 (2010): 13–30. doi:10.9769.EPJ.2010.2.2.AHB.

Um ano e quatro meses depois, os efeitos significativos observados no grupo de EFT foram mantidos e continuaram superiores às outras duas condições.

Ambos os conjuntos de descobertas desses estudos de fobia dão suporte à eficácia do *tapping* para o tratamento do medo intenso, com efeito aparentemente duradouro. Ambos os estudos também indicaram que os resultados foram alcançados em menos de uma hora de tratamento com EFT.

Claustrofobia

Os pesquisadores queriam investigar os efeitos do *tapping* em pacientes com claustrofobia, em particular seus efeitos fisiológicos.[155] Claustrofobia é o medo intenso de ficar enclausurado em um espaço ou sala pequena e ser incapaz de escapar; ela causa um desconforto intenso em quem sofre com esse transtorno. Para esse estudo, foram selecionados quatro indivíduos claustrofóbicos e quatro normais. Esse foi um estudo pequeno, mas muitas vezes é melhor conduzir esse tipo de avaliação como piloto quando a natureza da condição é complexa.

Os participantes claustrofóbicos foram avaliados com o Inventário de Ansiedade Traço-Estado, submetidos a medições fisiológicas de EEG, EMG, frequência cardíaca, taxa de respiração e eletrocondutância nos meridianos da acupuntura.

Os resultados, quando comparados com os de indivíduos normais, mostraram que um tratamento com *tapping* de 30 minutos pareceu criar redução na EMG para o músculo trapézio (um dos principais músculos das costas, responsável por mover, girar e estabilizar a escápula e estender a cabeça no pescoço), alterações na atividade da onda teta no EEG e mudanças na condutância elétrica entre acupontos ao longo de um meridiano. As medições pré e póstratamento no Inventário de Ansiedade para o grupo de *tapping* foram significativamente menores, mesmo duas semanas depois.

---

155. Lambrou, P., Pratt, G. e Chevalier, G. "Physiological and psychological effects of a mind/body therapy on claustrophobia." *Journal of Subtle Energies and Energy Medicine* 14 (2005): 239–251.

Fobias específicas

Finalmente, foi conduzido outro estudo piloto de 22 estudantes com fobias significativas de situações ou objetos específicos.[156] Mais da metade da amostra era do sexo feminino (15 pessoas, 68%), com idade média de 20,8 anos. Eles eram predominantemente hispânicos (16 pessoas, 73%), além de caucasianos (5 pessoas, 23%).

Todos eles pontuaram pelo menos 8 de 11 em uma escala de intensidade para sua fobia, e as fobias incluíam medo de altura, cobras, escuro, agulhas e baratas.

Todos foram distribuídos aleatoriamente a um grupo de EFT ou um grupo de respiração profunda; no entanto, o estudo tinha um desenho cruzado para que os alunos do grupo de respiração também recebessem o tratamento com EFT. Todos os alunos foram avaliados com um teste de abordagem comportamental (BAT), SUD e o Inventário de Ansiedade de Beck (BAI).

O BAT variou para cada fobia:

- *Medo de altura:* Os participantes foram levados para o estádio da universidade, que continha 38 arquibancadas, e encorajados a subir pelo lado do corrimão externo, onde podiam notar claramente a altura. A avaliação considerou uma arquibancada (3%) para 38 arquibancadas (100%).
- *Fobia de cobra:* Isso foi realizado no serpentário da universidade, com uma sala de observação contendo mais de 20 tanques com cascavéis vivas. A pontuação variou de estar a menos de dois metros da sala de observação (14%) até estar dentro da sala de observação, a dois metros de distância das cobras (100%).
- *Escuro:* Isso foi feito em um escritório sem luz e envolveu caminhar em direção ao quarto escuro, parando em frente à porta fechada (14%) até estar dentro do quarto escuro, com a porta completamente fechada por pelo menos cinco segundos (100%).
- *Agulhas:* Isso variou de ver o pesquisador (sentado a cerca de 1,5 metro) segurar uma seringa dentro de um pacote de

---

156. Salas, M., Brooks, A. e Rowe, J. "The immediate effect of a brief energy psychology intervention (emotional freedom techniques) on specific phobias: A pilot study." Explore: *The Journal of Science and Healing* 7 (2011): 155–161.

plástico (14%) até ver o pesquisador simular uma injeção (esfregando álcool no braço e colocando a agulha próxima ao braço; 100%).
- *Baratas:* Uma barata viva estava dentro de um pote fechado, e o teste variou de ficar a 1 metro de distância do pote (20%) até segurar o pote e abrir a tampa (100%).

O *tapping* reduziu significativamente a ansiedade relacionada à fobia dos alunos (p = 0,042). Sua pontuação de SUD também diminuiu significativamente (p = 0,002), assim como sua capacidade de abordar o estímulo temido (p = 0,046). Todos esses valores p foram excelentes.

Os mesmos resultados foram obtidos ao receberem a EFT primeiro ou após o aspecto de respiração profunda. Quando os estudantes receberam a EFT primeiro, os efeitos positivos do *tapping* permaneceram através da condição de respiração profunda também.

OBSERVAÇÕES DE UM PROFISSIONAL: FOBIAS

Estudo de caso: Susan (agorafobia)

A profissional de EFT Lorna Hollinger oferece um relato sobre uma jovem mãe chamada Susan que apresentava agorafobia. Ela mal conseguia sair de casa, o que estava causando grande impacto em seu casamento, além de não poder desfrutar de prazeres simples com a filha, como ir ao parque ou à piscina. As sessões para Susan foram realizadas via Skype, o que não é incomum quando os pacientes não conseguem sair de casa.

Agorafobia é um transtorno de ansiedade em que alguém fica com medo de deixar ambientes que conhece ou considera seguros. Em casos graves, uma pessoa pode evitar sair de casa (o único ambiente seguro que possui) por dias, meses ou até anos. Agorafobia significa "medo do mercado". Locais públicos (como supermercados, bondes, shoppings, trens, aviões e aeroportos) tendem a ser os mais temidos.

No caso de Susan, ela disse a Lorna que tinha um vale para um salão de beleza e gostaria de ir. Lorna perguntou-lhe qual era a intensidade do medo quando ela simplesmente "pensava" em ir ao salão. Sua classificação de SUD foi 10+.

Elas aplicaram o *tapping* em várias rodadas enquanto Susan pensava em sair de casa. Depois de cinco rodadas de *tapping*, o SUD dela reduziu para 4.

Lorna pediu a Susan para visualizar-se com a chave na mão, caminhando para a porta da frente. Solicitou também para contar-lhe o que viu e quando suas emoções atingiram o pico.

Suas emoções atingiram 10 da classificação de SUD novamente quando ela se visualizou perto da porta da frente. Elas fizeram uma pausa e aplicaram o *tapping*, repetindo "saindo de casa". Foram necessárias seis rodadas de *tapping* para levá-la a um SUD de 2.

Elas repetiram a visualização, com o SUD de Susan chegando a 5 ao se imaginar girando a maçaneta da porta. Elas aplicaram o *tapping* e repetiram "saindo da casa" mais quatro rodadas, e isso trouxe sua classificação de SUD de volta para 2.

Nesse ponto, Lorna perguntou a Susan se ela se sentiria bem em realmente pegar a chave e caminhar até a porta da frente. Susan concordou e aplicou o *tapping* em sua clavícula enquanto passava pelo corredor. Ela continuou aplicando o *tapping* no momento em que abria a porta da frente de sua casa.

Elas aplicaram o *tapping* por quatro rodadas enquanto repetiam "estou segura". Susan ainda estava se sentindo ansiosa, então continuaram aplicando o *tapping* e repetindo "estou segura", até que Susan indicou que estava se sentindo muito melhor. Lorna perguntou a Susan mais uma vez qual era sua classificação de SUD em "pensar" em sair. Ela disse que estava muito mais calma e não se sentia nem um pouco preocupada com isso, algo que não sentia há muitos meses.

Lorna gentilmente sugeriu a Susan que ela podia considerar dar um passo fora de casa, se quisesse. E para surpresa da própria Susan, ela deu o passo. No entanto, enquanto estava na varanda, balançou as chaves e disse que sentiu o estômago apertar e o pânico aumentar. Lorna conversou com Susan sobre os vários *aspectos* do balançar das chaves para identificar seu gatilho.

Susan conseguiu identificar que muitos anos antes, ela estava dirigindo seu carro e teve um ataque de pânico enquanto estava parada em um semáforo. Ela precisou ser retirada do carro, e seus pais tiveram de buscá-la. Ela havia associado o balançar das chaves com esse incidente. Isso parecia ser um contribuinte para seus ataques de pânico.

Lorna pediu a Susan para contar o incidente enquanto aplicava o *tapping* nos acupontos. Ela descreveu como estava seguindo o carro de seu namorado e depois havia chegado a um local que não conhecia. Seu SUD chegou a 10+ neste momento da história.

Elas continuaram aplicando o *tapping* e repetindo "estou segura", até a Susan se sentir melhor. Ela continuou sua história, inclusive sentindo o estresse e a pressão que o namorado colocou sobre ela. Mais uma vez, aplicaram o *tapping* nos acupontos repetindo "estou segura". Essa afirmação pareceu ter um impacto significativo para Susan.

Quando ela se lembrou do incidente, elas aplicaram o *tapping* para: "estou segura, não estou mais com ele, sou uma mulher adulta, tenho minha própria família, tenho um marido que me ama, estou segura". Elas continuaram isso por cinco rodadas até Susan parecer muito calma e cansada. Sua classificação de SUD nesse estágio era aproximadamente 2 de 10.

Lorna perguntou a Susan como se sentia naquele momento, estando na varanda de sua casa, e ela disse que se sentia bem. Ela perguntou a Susan se poderia dar um passo e avançar para a entrada de sua casa (apenas se quisesse), e ela quis. Lorna se ofereceu para ir até o portão com ela, se quisesse (via Skype), e para Susan avisá-la se houvesse alguma ansiedade crescente.

Susan escolheu aplicar o *tapping* no acuponto da clavícula enquanto caminhava até a calçada. Ela interrompeu o *tapping* ao chegar na calçada de sua casa e, simplesmente, parou com um grande sorriso no rosto. Lorna ficou surpresa ao ver lágrimas escorrendo pelas bochechas de Susan, mas eram lágrimas de sucesso e alegria.

Estudo de caso: Sandra (fobia de agulha)

A profissional de EFT Margaret Munoz compartilhou comigo sua história ao trabalhar com uma paciente com fobia de agulha. Considera-se que essa fobia afeta até 10% de uma população. A maioria teme a visão, o pensamento ou a sensação relacionada a agulhas, e o principal sintoma é o desmaio, por causa da queda da pressão arterial.

Esse caso fornece uma visão completa de como as fobias podem ser angustiantes, mas o quão eficaz é o *tapping*.

Margaret recebeu um telefonema urgente de Sandra, que havia sido encaminhada por causa de uma grave fobia de agulha. Ela estava grávida e precisava fazer um exame de sangue, programado para o dia seguinte, então estava realmente se sentindo pressionada. A única maneira de se conectar naquele momento era por telefone. Tornou-se evidente que a fobia era de fato severa e existia desde que ela tinha 3 anos e meio de idade. Sandra tinha uma lembrança vívida de si mesma gritando enquanto a mãe a segurava para o médico da família dar-uma injeção em sua nádega. Ela também havia sido segurada quando precisou retirar seu apêndice aos 7 anos de idade, e mencionou dificuldades quando precisou operar a tireoide, já adulta.

Agora, com 38 anos, Sandra havia conseguido evitar agulhas e exames de sangue por um longo tempo. Houve uma tentativa de tirar sangue uma vez durante a gravidez, mas não conseguiu comparecer. Ela estava apavorada de voltar a "enlouquecer", entrar em pânico, querer fugir, chorar e ficar histérica ou desmaiar, como no passado.

Falar sobre a agulha fez com que Sandra se sentisse enjoada, com tensão no peito e tivesse dificuldade em respirar. Margaret começou aplicando o *tapping* (enquanto ainda no telefone) para esses sintomas físicos, e Sandra relatou que seus ombros estavam menos curvados, a tensão diminuíra e sua respiração estava mais fácil.

Assim que Sandra se sentiu estável, Margaret lhe pediu que contasse a história de suas experiências passadas, aplicando o *tapping* durante o tempo todo. A lembrança que realmente incomodava Sandra era a primeira como uma menininha, em que conseguia se lembrar até da roupa do médico e exatamente como era a sala.

Depois disso, no entanto, Sandra estava expressando muito medo sobre o que achava que ia acontecer no dia seguinte que Margaret lhe pediu para imaginar cada passo do procedimento. Elas começaram se imaginando entrando pela porta e indo até o balcão, e incluíram a Sandra sentada e lendo uma revista na sala de espera. Aplicaram o *tapping* até que ela conseguisse se imaginar sentada lá, calmamente e olhando ao redor da sala. Margaret também incluiu muitas afirmações de escolha sobre estar segura.

Margaret e Sandra trabalharam diligentemente em todos os aspectos, inclusive visualizando a recepcionista ou o médico chamando seu nome, ela andando pelo corredor, entrando na sala de coleta com todo o equipamento, o torniquete e o aperto que ela odiava, a saliência da veia, a dor no braço, a agulha sendo inserida, sentindo-se enjoada e com vontade de tirar a agulha e correr, a enfermeira dizendo que precisaria de outro frasco e o sangue.

Curiosamente, Sandra se deu conta de que estava com medo de *deixar a fobia ir*. Elas aplicaram o *tapping* para sua resistência e a possibilidade de que, se a fobia não estivesse presente, ela teria de passar pelo exame de sangue, e talvez achasse que iria morrer. Daí a fobia; ela estava lá para protegê-la da morte. Então, fizeram várias rodadas de *tapping* para o medo de morrer e fazer mais escolhas em torno de estar segura.

Sandra ficou incrivelmente grata por poder fazer o exame de sangue após a sessão, mas ficou ainda mais empolgada quando se tornou evidente que a fobia havia desaparecido completamente, e agora ela poderia fazer o exame de sangue sempre que precisasse.

Margaret recebia *e-mails* de vez em quando da Sandra. Em um deles, ela disse que havia conseguido lidar com um enfermeiro que não estava encontrando sua veia, e em outro disse que tinha acabado de tirar nove frascos de sangue!

A EFT se destaca como uma maneira única de acalmar o corpo, como uma ferramenta de gerenciamento de estresse, e abordar medos irracionais associados a fobias. No entanto, vamos ver agora como ela foi usada para auxiliar problemas físicos e médicos.

DOENÇA MENTAL: ESQUIZOFRENIA

O uso da EFT para doença mental crônica está emergindo agora. Condições como a esquizofrenia são caracterizadas por profunda ruptura na cognição e na emoção, afetando os atributos humanos mais fundamentais: linguagem, pensamento, percepção, afeto e senso de si. As emoções negativas na esquizofrenia (estresse, ansiedade, depressão, raiva, culpa, desespero, preocupação, alegria excessiva, grande tristeza, choro e impotência) também são comuns e impactam profundamente a capacidade funcional.

Um estudo na Indonésia examinou o impacto da EFT para reduzir o nível de depressão, ansiedade e estresse em cinco pacientes com esquizofrenia.[157]

A EFT melhorou significativamente todas as três emoções negativas (p < 0,017) nos pacientes, e os enfermeiros têm conseguido utilizar a técnica para reduzir os níveis de estresse em pacientes no hospital psiquiátrico.

DOENÇA MENTAL: TRANSTORNO OBSESSIVO-COMPULSIVO

O uso da EFT para outras condições psiquiátricas tem sido explorado, embora em estudos isolados até o momento.

Foi realizada uma avaliação do *tapping* para portadores de transtorno obsessivo-compulsivo (TOC).[158] O TOC é caracterizado por pensamentos e medos irracionais (obsessões) que podem levar a comportamentos compulsivos. É um transtorno de ansiedade e, muitas vezes, concentra-se em temas, como o medo de germes ou a necessidade de organizar objetos de uma maneira específica. Esses pensamentos, imagens ou impulsos indesejados recorrentes, bem como obsessões e rituais repetitivos, são tipicamente muito angustiantes para quem possui esse transtorno.

Nesse estudo, 70 indivíduos com diagnóstico de TOC foram distribuídos a um grupo de *tapping* de autoajuda ou a um grupo de relaxamento muscular progressivo (RMP) por um período de quatro semanas. Todos eles completaram a avaliação basal na internet, incluindo medições de resultados padrão para TOC e depressão. Então, receberam manuais de autoajuda (incluindo demonstrações em vídeo da técnica) para autoaplicar a EFT ou o RMP.

---

157. Puspitaningrum, I. e Wijayanti, D. Y. "Effectiveness of spiritual emotional freedom technique (SEFT) intervention in schizophrenia with depression anxiety stress." Apresentado em Java International Nursing Conference, Semarang, 6 de outubro de 2012. Acessado em 18 de janeiro de 2018 do Repositório institucional da universidade de Diponegoro: http://eprints.undip.ac.id/40379.
158. Moritz, S. et al. "Knock and it will be opened to you? An examination of meridian-tapping in obsessive compulsive disorder (OCD)." *Journal of Behavior Therapy & Experimental Psychiatry* 42 (2011): 81–88.

Do ponto de vista dos participantes, eles sentiram que o *tapping* foi mais útil do que o RMP (30% *versus* 19%, respectivamente); e 72% indicaram que continuariam usando o *tapping*, em comparação com apenas 48% para o RMP. No entanto, não houve evidências de maior redução dos sintomas do TOC com o *tapping* em qualquer uma das medições psicométricas.

Os autores argumentaram que o estudo não apoiava afirmações sobre a eficácia do *tapping* como uma técnica autônoma. No entanto, ele não foi administrado presencialmente, e não houve relato de quantas vezes os participantes se envolveram na técnica. Os diagnósticos de TOC não foram verificados, e as técnicas podem não ter sido implementadas corretamente.

Estudos de caso único sobre o uso da EFT para condições como o TOC têm sido mais positivos, e trabalhar com alguém presencialmente, em comparação com a administração *on-line*, pode ser vital para o sucesso.

VÍCIO

Isso nos leva à questão de saber se a EFT é útil para vícios. Um estudo piloto para avaliar os sintomas psicológicos no tratamento de vícios demonstrou que utilizar a EFT para reduzir os sintomas relacionados ao estresse pode realmente diminuir o risco de recaída no vício.[159]

Os participantes participaram de um *workshop* de fim de semana com foco no vício, conduzido por quatro especialistas em EFT. Dos cem que compareceram, 39 participaram e 28 completaram o acompanhamento de 90 dias. A amostra foi predominantemente feminina (71,8%), com idade média de 54 anos (variação de 35 a 78 anos).

Todos completaram o SA-45, que é um formulário resumido da Lista de Verificação de Sintomas de Derogatis (SCL-90). Ele mede a gravidade e a amplitude dos sintomas e nove outras áreas: ansiedade, depressão, comportamento obsessivo-compulsivo, ansiedade fóbica, hostilidade, sensibilidade interpessoal, paranoia, psicoticismo e somatização.

---

159. Church, Dawson e Brooks, Audrey. "The effect of EFT (emotional freedom techniques) on psychological symptoms in addiction treatment: A pilot study." *Journal of Scientific Research and Reports* 2, nº 2 (2013): 315–323.

Ocorreram reduções significativas no desconforto psicológico, com melhorias na intensidade e amplitude dos sintomas psicológicos, além da ansiedade e dos sintomas obsessivo-compulsivos. Elas foram todas mantidas no acompanhamento 90 dias depois, fornecendo evidências de efeito terapêutico duradouro da EFT.

Os autores reconheceram que não havia nenhum grupo de comparação ou controle, e o tamanho da amostra era pequeno. Os profissionais também ensinaram a EFT de formas diferentes no *workshop*. Alguns demonstraram com voluntários, outros se concentraram nas compulsões dos vícios, e outro usou a EFT para combater os efeitos de experiências adversas na infância. No entanto, como um estudo piloto, ele pelo menos apoiou a noção de que a EFT pode ser eficaz ao considerar as preocupações com vícios.

Tabagismo

Conduzi um dos únicos estudos que investigaram a EFT para parar de fumar. Foi oferecida uma única sessão de oito horas para parar de fumar usando a EFT aos funcionários de uma grande empresa nutricional em 2011, seguida de uma sessão individual de 45 minutos, uma semana depois.[160] Todos os participantes aderiram voluntariamente ao tratamento. Antes de iniciar a sessão intensiva de oito horas, todos os participantes completaram uma pesquisa sobre sucessos e insucessos anteriores em suas tentativas de parar de fumar, histórico familiar, emoções associadas ao tabagismo e a parar de fumar, custos e lados negativos percebidos da mudança no hábito de fumar, benefícios e lados positivos de continuar a fumar, crenças de saúde percebidas sobre as consequências do tabagismo, problemas relativos ao presente, passado e futuro que podem estar ligados aos seus comportamentos de fumar e crença pessoal no objetivo de parar de fumar.

Após a conclusão da sessão de oito horas, todos os participantes receberam um plano de tratamento com EFT que continha crenças/pensamentos ou situações comuns, afirmações de configuração e

---

160. Stapleton, Peta, Porter, Brett e Sheldon, Terri. "Quitting smoking: How to use Emotional Freedom Techniques." *The International Journal of Healing and Caring* 13, nº 1. (2013): 1–16.

frases de lembrete para processos futuros de *tapping*. Posteriormente, eles participaram de uma sessão individual de 45 minutos uma semana após o término do programa.

Os componentes específicos do programa de EFT e tabagismo para as oito horas intensivas incluíam o seguinte:

- Explicar os fatores desencadeantes e aspectos do hábito de fumar, incluindo o reflexo e o ciclo da compulsão e as emoções comuns que surgem quando se tenta parar de fumar
- Explorar crenças, emoções da situação presente, emoções passadas e memórias relacionadas a tentativas anteriores de parar de fumar e preocupações futuras relacionadas a situações ou eventos desencadeantes
- Psicoeducação sobre a EFT e como aplicá-la
- A aplicação de protocolos de EFT para parar de fumar, incluindo compulsões imediatas, horário favorito do dia para fumar, sintomas de abstinência, pensamentos e crenças, e emoções e problemas associados ao passado e ao futuro que podem estar mantendo o comportamento de fumar
- Os benefícios positivos de beber água durante o processo de parar de fumar
- Exposição *in* vivo, em que os participantes aplicam o processo da EFT enquanto fumam cigarros (fora)
- Aspectos envolvidos no processo de parar de fumar (por exemplo, inversão psicológica em que uma parte do indivíduo deseja mudar e outra parte, energética ou inconsciente, é resistente à mudança, benefícios ocultos de continuar a fumar ou sentimentos de privação)
- O uso de afirmações positivas e afirmações de configuração do tipo "eu escolho"
- Visualizações futuras como um não fumante, e instalação de crenças positivas e negativas ligadas ao sucesso

Para um homem (34 anos) no programa em grupo, a sensação de precisar ter algo na boca foi descoberta durante o processo de EFT. "Eu tentei parar antes e sempre acabava chupando três pacotes de balas por dia. Não percebi o quão intensa era a necessidade de ter algo na boca."

Uma integrante do grupo, de 40 anos, compartilhou no final das oito horas intensivas: "Não tenho mais vontade de fumar e não estou sentindo falta disso". Ela relatou uma semana depois: "Eu estava preocupada em acabar trocando o cigarro por comida, mas não o fiz. Ainda não senti falta deles [os cigarros]".

OBSERVAÇÕES DE UM PROFISSIONAL: TABAGISMO

Conrad era um homem de 48 anos, casado e com dois filhos adolescentes. Ele trabalhava em tempo integral como supervisor de uma empresa nutricional. Como parte do programa em grupo da EFT para tabagismo, ele discutiu a vontade de parar de fumar para estar mais "em forma." Ele havia tentado parar 12 meses antes, largando o cigarro de uma vez, mas recomeçou a fumar como parte de uma celebração.

Conrad relatou que fumava 30 cigarros por dia desde os 16 anos de idade, que seus filhos fumavam e que antes sua esposa também fumava, mas havia parado há 23 anos. Ele relatou beber álcool com moderação (duas cervejas por noite) para fins de relaxamento, e que estava em boa forma e saudável, apesar de fumar. Ele afirmou, no entanto, que sentia o peito "chiar" na maioria das manhãs, o que atribuía ao tabagismo.

Ele listou os seguintes motivos pelos quais gostava de fumar:

- Era parte do seu estilo de vida.
- Acalmava-o.
- Tinha um efeito relaxante para ele.
- Dava-lhe um motivo para fazer uma pausa no trabalho.

Na sessão individual após o programa em grupo, Conrad relatou que ainda tinha compulsão por cigarros, apesar de não fumar há uma semana, e parte dele não queria fumar. Usando a EFT, essa compulsão foi abordada com a afirmação: "Embora antes eu quisesse fumar, mas agora eu não quero, eu me aceito mesmo assim". Conrad classificou seu SUD como 2 em 10 após uma rodada de *tapping*, e ele relatou que não estava focando exatamente no que estava sentindo.

Quando o texto foi alterado para: "Embora eu tenha esse hábito, e não quero mais tê-lo, eu aceito a mim mesmo", Conrad inicialmente classificou a afirmação como 9 de 10. Três rodadas depois, ele a classificou como 1 de 10.

Usando a EFT, concentramo-nos em certos estados de sentimento que o Conrad relatou. Esses incluíram a raiva por parar de fumar, algumas preocupações com sua saúde (sensação no peito) e decepção consigo mesmo por ser um mau exemplo para seus filhos. Ele também se culpou por seus hábitos de fumar. Ao abordar cada um deles com uma afirmação de *tapping*, experimentou um aspecto mais profundo do sentimento de raiva. Lembrou-se de uma memória aos 12 anos de idade, com seu pai gritando com ele para fazer uma tarefa. Conrad descreveu a raiva que sentiu do pai naquele momento por querê-lo obrigar a fazer algo que ele não queria e por não poder fazer nada a respeito, já que era apenas uma criança de 12 anos.

Ao aplicar o *tapping* para essa lembrança e os sentimentos de raiva em relação ao pai, Conrad descreveu que a raiva que ele sentia atualmente em relação a parar de fumar era semelhante. Ele disse que sempre se perguntou por que nunca gostou de ser "mandado" no trabalho e em casa, e riu alto quando percebeu a conexão com a memória de quando tinha 12 anos de idade.

Depois de aplicar o *tapping* para esses problemas, Conrad relatou uma classificação de SUD de 0 em 10. Na sessão, nós o envolvemos em uma exposição *in* vivo, fazendo-o carregar um cigarro apagado para sentir o cheiro e a sensação, com o intuito de saber se isso aumentaria sua intensidade ou compulsão. Isso não teve nenhum efeito, e Conrad ainda classificou sua compulsão baixa, como 1.

Ele disse que ao aplicar o *tapping* para a "afirmação do hábito" no início da sessão, deu-se conta de que não tinha nenhum objetivo na vida. Após várias outras rodadas de *tapping* para isso, Conrad relatou que havia desistido de um objetivo de vida, muitos anos antes, de se tornar altamente qualificado no caratê, porque acreditava ser inadequado por causa do tabagismo. Ele ficou surpreso quando isso surgiu por meio do *tapping*.

Usamos a EFT para abordar essa crença subjacente ("Embora eu tenha desistido do caratê porque acreditava ser inadequado por causa do tabagismo..."), e vários outros aspectos e crenças surgiram:

- Se Conrad não fumasse mais, como poderia desfrutar de uma pausa do trabalho? (Ele acreditava que, sem fumar, não tinha um motivo legítimo para sair do trabalho por cinco a dez minutos.)
- Se Conrad não fumasse mais, como ele se conectaria com seus filhos na varanda todas as manhãs, ao fumar o primeiro cigarro do dia e tomar café? (Sentimentos de preocupação, inadequação e estranheza surgiram.)
- Se Conrad não fumasse mais e perseguisse seu antigo objetivo de caratê, e se ele não fosse mais tão habilidoso quanto costumava ser? (Ansiedade, medo e autoconsciência emergiram em sua consciência.)

O *tapping* foi usado em todas as crenças e emoções que surgiram, até Conrad alcançar uma classificação de 1 em 10 para todas elas. Ele relatou estar se sentindo "muito calmo e centrado" quando terminamos a sessão, e que não tinha nenhuma compulsão por cigarro. Afirmou que agora reconhecia a mudança na crença de que merecia uma pausa no trabalho, tanto quanto qualquer outra pessoa, e sentia-se confiante de que poderia fazer isso sem fumar.

Nenhuma outra sessão foi marcada, pois o programa em grupo e a sessão individual originais foram oferecidos no local de trabalho. Um mês depois, Conrad enviou um *e-mail* como atualização. Relatou que houve uma festa de aniversário de família e ele acendeu um charuto para fazer parte da comemoração, porém sentiu repulsa pelo gosto após uma tragada.

Ele não havia fumado nenhum cigarro e ainda se sentia calmo com sua decisão de parar de fumar. Não sentia necessidade de fazer pausas frequentes no trabalho, mas, ainda assim, sentia-se confiante para fazê-las sem precisar fumar.

CONDIÇÕES FÍSICAS: PSORÍASE

A psoríase é considerada um problema do sistema imunológico e é uma doença crônica de pele. O sintoma mais comum é uma erupção na pele, mas às vezes a erupção envolve as unhas ou articulações. Ela pode ser muito dolorosa e angustiante, por causa de sua aparência.

Foi realizado um pequeno estudo piloto para quem sofre de psoríase.[161] O objetivo desse estudo foi verificar se a redução do estresse poderia melhorar a qualidade de vida em portadores de psoríase. No total, eram 12 portadores da doença, e todos receberam um *workshop* de EFT de seis horas, e foram instruídos a usar a EFT diariamente. Seus sintomas foram avaliados usando o questionário Skindex-29, e o desconforto psicológico foi medido em uma pesquisa de 45 itens. Os participantes foram avaliados pré-intervenção, pós-intervenção e em acompanhamentos de um e três meses.

Melhoras significativas na gravidade e na gama de sintomas de psoríase e nas funções psicológicas/emocionais foram observadas para todos os participantes, destacando o benefício duplo da EFT (ou seja, alívio/melhora dos sintomas psicológicos e fisiológicos).

O alívio muitas vezes foi imediato e sustentado, e melhorou ao longo do tempo; a EFT pode ser um complemento útil para o tratamento dessa condição.

CONDIÇÕES FÍSICAS: SONO

A EFT foi comparada com a educação de higiene do sono (SHE), em um formato de terapia em grupo, em uma população geriátrica.[162] Dado que metade dos adultos com 60 anos ou mais relatam dificuldade em iniciar o sono ou dormir durante a noite toda, essa é uma área importante. A perda de sono em idosos tem sido associada à perda de memória, redução da concentração e diminuição do desempenho funcional nas atividades diárias.

As 20 mulheres idosas desse estudo (idade média de 80 anos) foram examinadas e diagnosticadas com insônia por um neuropsiquiatra, e depois distribuídas aleatoriamente a dois grupos. Um grupo recebeu SHE, e o outro, uma EFT adaptada para uso com insônia (eles usaram técnicas de movimento e relaxamento para imitar os

---

161. Hodge, P. M., e Jurgens, C. Y. "Psychological and physiological symptoms of psoriasis after group EFT (emotional freedom techniques) treatment: A pilot study." *Energy Psychology: Theory, Research, and Treatment* 3, nº 2 (2011): 13–23.
162. Jung Hwan Lee, Sun Yong Chung e Jong Woo Kim. "A Comparison of Emotional Freedom Techniques-Insomnia (EFT-I) and Sleep Hygiene Education (SHE) for Insomnia in a Geriatric Population: A Randomized Controlled Trial." *Journal of Energy Psychology: Theory, Research, and Treatment* 7, nº1 (2015): 22–29.

elementos físicos da EFT e também simplificaram as frases de lembrete). Todas receberam oito sessões de uma hora: o encontro ocorreu duas vezes por semana durante quatro semanas.

Todas as mulheres foram avaliadas quanto à gravidade de insônia, depressão, ansiedade e satisfação com a vida antes e após o tratamento; e os acompanhamentos ocorreram em cinco e nove semanas. Elas também foram instruídas a autoaplicar a EFT através do uso de uma fita cassete e gravador, e a ouvir e seguir as instruções pelo menos uma vez por dia.

Embora nenhuma das intervenções tenha resultado em uma melhora significativa na ansiedade ou na satisfação com a vida, a EFT foi mais eficaz do que SHE para a insônia. Ela também teve um ótimo custo-benefício ao ser administrada em formato de grupo, e destacou o potencial da EFT como um tratamento eficaz para a insônia.

CONDIÇÕES FÍSICAS: PROBLEMAS RESPIRATÓRIOS

Pesquisadores iranianos realizaram um estudo único a respeito do impacto da EFT sobre fatores imunológicos.[163] Eles estavam muito interessados em veteranos de guerra que haviam sido expostos a armas químicas e agora possuíam problemas respiratórios crônicos e distúrbios psicológicos e físicos provocados pela guerra.

Foram incluídos 28 veteranos do sexo masculino com idades entre 43 e 58 anos, com lesão pulmonar por gás de mostarda na Guerra Irã-Iraque entre 1980 e 1988. Todos apresentavam problemas pulmonares leves a moderados com base nos critérios da Iniciativa Global para a Doença Pulmonar Obstrutiva Crônica (GOLD).

Todos os homens foram distribuídos aleatoriamente ao grupo de EFT (14) ou a um grupo de controle de lista de espera (14). Antes de qualquer tratamento, todos completaram o Questionário de Saúde Geral (GHQ), os Questionários Respiratórios de St. George (SGRQ) e testes imunológicos.

---

163. Babamahmoodi Abdolreza et al. "Emotional freedom technique (EFT) effects on psychoimmunological factors of chemically pulmonary injured veterans." *Iranian Journal of Allergy, Asthma and Immunology* [S.l.] 14, nº 1 (2015): 37–47, ISSN 1735-5249. http://ijaai.tums.ac.ir/index.php/ijaai/article/view/414.

O grupo de EFT recebeu oito sessões de EFT. Na primeira sessão, a história e as aplicações da EFT foram descritas. Em seguida, um filme educativo sobre a experiência anterior de outros pacientes foi exibido. Depois disso, os terapeutas ajudaram os pacientes a identificar três problemas de desconforto comuns.

Esses distúrbios incluíam: sintomas respiratórios como tosse e falta de ar, deficiência imunológica, doenças infecciosas recorrentes e problemas psicológicos como depressão e ansiedade.

Foram usadas afirmações de configuração para cada um desses problemas, que foram abordados com o *tapping*. Os participantes receberam oito sessões em grupo semanais de 90 minutos e foram solicitados a praticar em casa duas vezes ao dia.

Após o período de oito semanas, todos os participantes retornaram para completar as mesmas medições, incluindo os testes imunológicos.

Durante o período de oito semanas da EFT, o grupo da lista de espera foi solicitado a não participar de nenhuma nova intervenção ou tratamento. Eles receberam a EFT após esse ciclo.

Em comparação com o grupo de lista de espera, o grupo de EFT apresentou melhora significativa na saúde mental dos homens e na qualidade de vida relacionada à saúde. Também apresentou diminuição significativa de seus sintomas somáticos, ansiedade/insônia, disfunção social e frequência e gravidade dos sintomas respiratórios.

O *tapping* resultou em um aumento da proliferação de linfócitos com mitógenos inespecíficos concanavalina A (Con A) e fito-hemaglutinina (PHA) e IL-17 no sangue periférico. Essa maior proliferação está associada a uma resposta imune mais efetiva. A IL-17 é uma citocina pró-inflamatória produzida por células T de memória ativadas e tem um papel fundamental na defesa do hospedeiro contra infecções causadas por microrganismos, como o *Mycobacterium tuberculosis*. Ela tem um papel fundamental na iniciação e manutenção de respostas inflamatórias.

Outros estudos mostraram que o estresse pode afetar a função e o número de células do sistema imunológico, a produção de muitas citocinas e a redução da proliferação de linfócitos. Outras intervenções de administração de estresse, como a redução do estresse baseada em *mindfulness*, mostraram reduzir os efeitos imunossupressores dos agentes estressantes. Mas esse foi o primeiro estudo sobre EFT e imunidade.

Ele mostrou que a EFT pode ser uma abordagem não invasiva para melhorar os fatores psicológicos e imunológicos.

CONDIÇÕES FÍSICAS: FIBROMIALGIA

A fibromialgia é uma condição de dor crônica que inclui dor e sensibilidade generalizadas e, muitas vezes, fadiga e alteração do sono, bem como problemas de memória e humor. É uma das condições mais comuns de dor crônica, afetando de 3% a 6% da população mundial. Foram realizados dois estudos de pesquisa sobre a eficácia do *tapping* para fibromialgia.

No primeiro estudo, 86 mulheres diagnosticadas com fibromialgia e em licença médica por pelo menos três meses foram selecionadas na Suécia e distribuídas aleatoriamente a um grupo de *tapping* (43) ou a um grupo de lista de espera (43). Para aquelas no grupo de tratamento, um programa de tratamento com EFT de oito semanas foi administrado via internet.[164]

Todas as participantes completaram pesquisas relacionadas aos seus níveis de saúde, ansiedade e depressão, pensamentos relacionados a dor, aceitação de sua dor e autoeficácia geral.

O grupo de *tapping* foi instruído a usar a EFT uma vez por dia durante oito semanas. Para cada sessão diária, as participantes da EFT registraram a gravidade do problema ou sintoma tratado na escala de avaliação de desconforto (1 a 10, onde 1: nenhum problema, 10: problema grave). Uma vez por semana, elas enviavam por *e-mail* suas fichas de classificação de desconforto da EFT para o líder do estudo, que também instruía as participantes por *e-mail*, quando necessário. Aquelas que não enviavam os *e-mails* com as fichas eram lembradas com telefonemas.

Reduções significativas na dor, pensamentos catastróficos (ruminação, ampliação e impotência), ansiedade e sintomas de depressão foram observados nas mulheres envolvidas no tratamento com

---

164. Brattberg, Gunilla. "Self-administered EFT (emotional freedom techniques) in individuals with fibromyalgia: A randomized trial." *Integrative Medicine: A Clinician's Journal* 7, nº 4 (agosto/setembro de 2008): 30–35.

EFT. A dor autorreferida diminuiu no grupo de *tapping* de 7 para 5; no grupo de lista de espera, no entanto, não houve redução alguma.

Ocorreu uma alta taxa de evasão (40%) para o grupo de EFT, mas cerca de metade das desistentes não interrompeu o treinamento com EFT por falta de efeito; eles nem haviam iniciado o treinamento. Embora os resultados positivos para o grupo de tratamento devam ser interpretados com cautela, esse foi um estudo de referência.

Em outro estudo, um aluno focou toda sua dissertação sobre a eficácia da EFT nos sintomas somáticos da fibromialgia.[165] Em uma amostra de seis mulheres diagnosticadas com fibromialgia, os pesquisadores aplicaram a EFT em um ambiente clínico para metade das mulheres (a outra metade estava na lista de espera). A idade média de todas as mulheres era de 54,67 anos, e o número médio de anos com o diagnóstico era 12,68.

Com base no autorrelato, todas as participantes responderam positivamente a um histórico de trauma emocional: cinco mulheres relataram abuso emocional, abuso físico, abuso sexual e a morte súbita de um ente querido, e uma relatou histórico isolado de abuso emocional.

Os investigadores conduziram três sequências de EFT em cada uma das quatro sessões de tratamento. Os dados sugerem que houve melhora na dor geral (pontos sensíveis) para as mulheres; no entanto, não havia informações suficientes para resultar em dados estatísticos. As reduções na dor não foram estatisticamente diferentes das do grupo de controle, que não recebeu tratamento. No entanto, o autor argumentou a melhora geral na dor em pontos sensíveis em quem aplicou a EFT, e os dados das sessões dentro do tratamento mostraram grandes diminuições na dor em pontos sensíveis de uma sequência para outra. Portanto, clinicamente, a EFT foi impactante para quem sofre de fibromialgia, e estudos futuros com amostras maiores podem confirmar isso.

---

165. Connais, C. "The effectiveness of emotional freedom technique on the somatic symptoms of fibromyalgia." Doctoral dissertation 3372777. University of the Rockies, Denver, CO, 2009.

CONDIÇÕES FÍSICAS: CÂNCER DE MAMA

Um motivo comum pelo qual as mulheres com câncer de mama descontinuam as terapias hormonais são os efeitos adversos associados ao tamoxifeno e ao inibidor de aromatase. Os inibidores de aromatase interrompem a produção de estrogênio em mulheres na pós-menopausa, o que transforma o hormônio andrógeno em pequenas quantidades de estrogênio no corpo. Isso significa que menos estrogênio está disponível para estimular o crescimento de células de câncer de mama positivas para receptores de hormônio.

Como a má adesão ao tratamento médico está associada a um risco elevado de mortalidade e recidiva precoce do câncer de mama, um estudo objetivou melhorar o estado de humor, os sintomas da menopausa, a fadiga e a dor em mulheres com câncer de mama em tratamento hormonal.[166]

Questionários de autorrelato foram usados para avaliar o humor, a dor, a fadiga, os sintomas endócrinos (menopausa), as ondas de calor e os suores noturnos em 41 mulheres. Elas também preencheram um diário de ondas de calor no início do programa com EFT e nos acompanhamentos de seis e 12 semanas. Todas preencheram uma ficha de prática em casa de sete dias para as primeiras seis semanas e um formulário de *feedback* às seis semanas, e foram convidadas a participar de um grupo focal de acompanhamento às oito semanas.

As mulheres receberam uma sessão de EFT (três horas por semana) durante três semanas. Nas nove semanas seguintes, elas foram solicitadas a aplicar a técnica quando necessário.

Houve melhorias estatisticamente significativas nas 6 e 12 semanas no distúrbio do humor total (ansiedade, depressão e fadiga), em comparação aos valores basais.

Além disso, a média de pontuações globais e de interferência de fadiga, números de ondas de calor e pontuação de classificação de problemas de onda de calor diminuíram às seis e/ou 12 semanas.

---

166. Baker, B. e Hoffman, C. "Emotional Freedom Techniques (EFT) to reduce the side effects associated with tamoxifen and aromatase inhibitor use in women with breast cancer: A service evaluation." *European Journal of Integrative Medicine* 7, nº 2 (2014): 136–142. doi: 10.1016/j.eujim.2014.10.004.

As descobertas sugerem que a EFT pode ser uma ferramenta de autoajuda eficaz para mulheres com câncer de mama que experimentam efeitos colaterais das terapias hormonais. Como resultado, elas podem apresentar menor probabilidade de interromper o tratamento hormonal.

CONDIÇÕES FÍSICAS: DIABETES

A prevalência de diabetes tipo 2 no Irã aumentou muito nos últimos anos, e mais de 1% dos iranianos, com mais de 20 anos é afetado por ela a cada ano. Os pesquisadores queriam melhorar o controle glicêmico em pacientes diabéticos, reduzindo a necessidade de serviços médicos caros e melhorando sua saúde mental.[167]

Como o estresse pode resultar em excesso de glicose liberada no corpo para suprir energia, e o diabetes é uma condição metabólica em que o corpo não é capaz de fazer pleno uso desse excesso de açúcar, a EFT pode ser um modo de reduzir o estresse no corpo. Isso pode resultar no melhor controle dos níveis de açúcar no sangue de diabéticos.

Em 2012, 30 pacientes com diabetes tipo 2 internados em um hospital de Teerã, recebendo doses completas de insulina, foram classificados aleatoriamente em dois grupos: um grupo de EFT e um grupo de controle.

A amostra incluiu 27 pacientes diabéticos do sexo feminino e três do sexo masculino, com idades entre 40 e 65 anos. Foi usado um teste de glicose no sangue (teste de hemoglobina glicosilada, HbA1C), e os participantes do grupo de EFT receberam 12 sessões de tratamento.

Os resultados mostraram que a EFT foi eficaz no controle dos níveis de glicose no sangue em pacientes diabéticos, e ela foi proposta como uma forma de auxiliar outros transtornos físicos, metabólicos e glandulares.

CONDIÇÕES FÍSICAS: LESÃO CEREBRAL

Tem sido sugerido que as "feridas invisíveis" dos soldados que retornam de guerras incluem o transtorno de estresse pós-traumático,

---

167. Hajloo, M. *et al.* "Investigation on Emotional Freedom Technique effectiveness in diabetic patients' blood sugar control." *Mediterranean Journal of Social Sciences* 5, nº 27 (2014):1280. doi:10.5901/mjss.2014.v5n27p1280.

a depressão maior e o traumatismo cranioencefálico (TCE). O TCE tem sido chamado de "lesão característica" dos militares enviados às zonas de guerra do Afeganistão e do Iraque.

O TCE varia de leve (uma lesão externa ao cérebro, com confusão, desorientação ou perda ou estado alterado de consciência por 30 minutos ou menos), moderado (envolvendo perda de consciência e amnésia pós-traumática) a grave.

Como os estudos de EFT para TEPT têm sido positivos, o Dr. Church e colegas procuraram avaliar se a resolução dos sintomas de TEPT usando a EFT também se correlacionaria com uma redução nos sintomas de TCE.

Um grupo de 59 veteranos (com idades entre 24 e 86 anos, média de 52 anos) com níveis clínicos de sintomas de transtorno de estresse pós-traumático foi randomizado em um grupo de EFT (30) ou em grupo de controle de lista de espera de cuidados padrão (29).[168] Todos os participantes tinham de estar sob os cuidados de um médico da *Veterans Affairs* ou outro estabelecimento de saúde licenciado. A intervenção por EFT foi administrada como um complemento ao tratamento padrão.

Os participantes completaram as avaliações no início do tratamento, após três sessões de EFT, depois de seis sessões de EFT, no final do tratamento e em acompanhamentos de três e seis meses. As medições incluíam características demográficas, transtornos somatoformes, dor, escolhas de estilo de vida, uso de álcool, cigarro, drogas recreativas e de medicamentos prescritos, e sintomas de TCE.

A EFT foi apresentada aos participantes como um treinamento pessoal, e não como terapia. Seis sessões de uma hora de EFT foram administradas individualmente por 15 *coaches* certificados pela EFT, tanto no escritório do *coach* quanto por telefone. Durante cada sessão, os *coaches* e os participantes criaram listas de eventos traumáticos e, em seguida, autoavaliaram seu nível de desconforto emocional (variando de 0: nenhum desconforto a 10: maior desconforto possível).

Os participantes autoaplicaram a EFT e trabalharam com cada uma das memórias traumáticas com o *coach*. Os participantes foram encorajados a continuar aplicando o *tapping* entre as sessões também.

---

168. Church, D. e Palmer-Hoffman, J. "TBI symptoms improve after PTSD remediation with emotional freedom techniques." *Traumatology* 20, nº 3 (2014): 172–181.

Um participante do grupo de EFT desistiu depois de três sessões e quatro participantes do grupo de controle desistiram antes da segunda sessão. Vinte e nove participantes no grupo de EFT e 20 no grupo de lista de espera de atendimento padrão completaram as avaliações e todas as seis sessões de EFT.

No acompanhamento de três meses, foram obtidos dados de 25 participantes no grupo de EFT e 17 no grupo de lista de espera de cuidados padrão; aos seis meses, os números foram 26 e 13, respectivamente. Os participantes que desistiram do estudo citaram como motivos para não concluir o estudo: um alto nível de desconforto causado pelas emoções ligadas às memórias revividas, o trabalho de preencher os formulários e a falta de tempo.

Uma porcentagem significativa de veteranos caiu abaixo do limite clínico para TEPT após seis sessões de EFT (86%, $p < 0,0001$) e permaneceu subclínica nos acompanhamentos de três e seis meses.

Em comparação com o início do tratamento, foram encontradas reduções significativas nos sintomas de TCE após apenas três sessões, com uma diminuição ainda maior após seis meses (41%, $p < 0,0021$). Os ganhos dos participantes foram mantidos nos acompanhamentos de três e seis meses ($p < 0,0006$).

Esse estudo destacou o potencial de reabilitação parcial do TCE após o tratamento bem-sucedido do TEPT, e a possibilidade da EFT ser uma parte integrante disso.

CONDIÇÕES FÍSICAS: DOR CRÔNICA

O primeiro estudo a analisar a EFT para redução da dor crônica em adultos foi liderado por Nick Ortner.[169] Cinquenta adultos com dor crônica (por no mínimo três meses) participaram de um *workshop* de três dias. Sua dor foi avaliada na Escala de Catastrofização da Dor e no Inventário Multidimensional de Dor, imediatamente antes e após o tratamento, e nos acompanhamentos de um mês e seis meses.

---

169. Ortner, N., Palmer-Hoffman, J. e Clond, M. A. "Effects of emotional freedom techniques (EFT) on the reduction of chronic pain in adults: A pilot study." *Energy Psychology: Theory, Research, and Treatment* 6, nº 2 (2014): 14–21. doi:10.9769.EPJ.2014.6.2.NO.

A maioria do grupo era composta por mulheres (86%), e a idade média era de 57 anos (intervalo de 35 a 72 anos). Quando solicitado a avaliar sua dor em uma escala de 0 a 10 (0: nenhuma dor, 10: dor máxima), a classificação média foi de 8, indicando dor severa.

No *workshop*, a EFT foi demonstrada ao grupo em três dias de oito horas, mas eles se autoaplicaram. Os integrantes puderam se voluntariar em uma demonstração na frente do grupo, se quisessem. Voluntários treinados também estavam disponíveis para sessões de *tapping* individuais, se necessário. Todos foram encorajados a continuar usando a EFT após o *workshop* (embora não tenham sido coletados dados sobre o que eles fizeram).

Os pacientes também puderam participar de três telefonemas com Nick Ortner para sessões de *tapping* adicionais, que depois seriam gravadas para eles. Poucos utilizaram essa opção, mas todos receberam duas sessões de *tapping* meditativo em áudio (aproximadamente sete minutos de duração) para uso individual.

Foram encontradas reduções significativas em cada um dos itens da Escala de Catastrofização da Dor (ruminação, ampliação e impotência) e na pontuação total (diminuições de 43%, $p < 0,001$).

No Inventário Multidimensional de Dor, foram observadas melhorias significativas na intensidade da dor, interferência, controle da vida, desconforto afetivo e composição disfuncional ($p < 0,001$).

Nove participantes não completaram as medições no acompanhamento de um mês, sobrando 41 integrantes. Entre um mês e seis meses, mais sete pacientes perderam o acompanhamento, sobrando 34 participantes para a análise.

No entanto, os pacientes disponíveis mantiveram suas melhorias significativas nas pontuações da Escala de Catastrofização da Dor nos acompanhamentos de um mês e de seis meses, com exceção da ampliação no acompanhamento de um mês. No acompanhamento de seis meses, as reduções ainda foram mantidas nessa escala (diminuição de 42%, $p < 0,001$), mas apenas no item de controle de vida do Inventário Multidimensional de Dor.

A EFT reduziu definitivamente a intensidade da dor como uma estratégia imediata e também melhorou a capacidade dos participantes de viver com a dor. O grupo continuou a relatar melhor senso de controle e capacidade de lidar com a dor crônica ao longo do tempo, e a EFT foi considerada uma ferramenta útil no autogerenciamento da dor.

Em 2016, também explorei a eficácia da EFT para a dor crônica em um programa local de dor persistente que inclui a EFT como parte da abordagem.[170]

Inicialmente, analisamos o impacto, os desafios e a experiência atual dos portadores de dor crônica em uma pesquisa anônima, *on-line* e aberta. Esse aspecto do estudo destacou os problemas que os portadores tinham com seus empregos, relações interpessoais e emoções. Incríveis 82% discutiram o estigma que experimentaram em relação aos profissionais de saúde que não acreditavam na extensão de sua dor, e apenas 4% indicaram que obtiveram algum alívio da dor graças a tratamento psicológico.

Essa imagem parece ser o padrão para o portador de dor crônica, e não a exceção; pegamos essas informações e desenvolvemos uma breve sessão de quatro horas em grupo de EFT. Ela foi administrada aos participantes em um único dia como parte de um programa local para dor de 12 meses.

A maioria das 24 pessoas do grupo eram mulheres (84%), acima de 50 anos (72%) e casadas (44%). É importante notar que elas não escolheram participar dessa terapia, todas foram incluídas no programa de dor naquele momento.

Uma visão geral da técnica de *tapping* foi fornecida no início da sessão, e todo o grupo participou de exercícios de *tapping* por duas horas com o facilitador. Depois disso, formaram pequenos grupos de seis pessoas (com um profissional de EFT em cada grupo como pessoa de apoio e guia) para desenvolver afirmações de *tapping* mais específicas.

Eles se concentraram em experiências de dor mais pessoais (por exemplo, um participante aplicou o *tapping* para uma dor relacionada a um acidente com automóvel e outra aplicou o *tapping* para uma dor ciática resultante de sua gravidez).

---

170. Stapleton, Peta *et al.* "The lived experience of chronic pain and the impact of brief emotional freedom techniques (EFT) group therapy on coping." *Energy Psychology: Theory, Research, and Treatment* 8, nº 2 (2016): 18–28.

Ao longo das quatro horas, os participantes relataram uma diminuição significativa na gravidade (redução de 12,04%, p = 0,044) e impacto (diminuição de 17,62%, p = 0,008) de sua dor. Seu desconforto psicológico melhorou em 36,67% (p < 0,001), e as pontuações de depressão melhoraram em 29,86% (p = 0,007). Eles também relataram redução na ansiedade (41,69%, p < 0,001) e estresse (38,48%, p = 0,001). Você pode ver que esses níveis de significância são excelentes.

Apenas metade da amostra indicou que ainda estava aplicando a técnica no acompanhamento de seis meses, mas um efeito principal do tempo ainda era relevante. Isso significa que houve diferença nos sintomas entre o início do programa e seis meses depois. Porém, ao analisar os dados, não encontramos nenhum resultado significativo nos pontos de tempo individuais. Isso pode ocorrer quando o tamanho da amostra é pequeno. Também faltou um grupo de comparação, e um período de acompanhamento mais longo poderia ter sido benéfico. Esses são os itens a ter em mente para os próximos estudos.

CONDIÇÕES FÍSICAS: PROBLEMAS NO OMBRO

Dr. Church realizou vários estudos sobre problemas no ombro.[171] Em 2008, ele investigou sintomas psicológicos e a amplitude de movimento em 47 indivíduos com comprometimento clinicamente comprovado da articulação do ombro. O foco estava em saber se o tratamento do trauma emocional tinha algum efeito sobre a função fisiológica. As condições psicológicas, como ansiedade e depressão, foram avaliadas por meio de uma pesquisa de autoavaliação com 45 itens, e a dor foi avaliada em uma escala do tipo Likert de 10 pontos.

Todos receberam uma única intervenção de 30 minutos após serem randomizados a um grupo de EFT (16 pessoas) ou a um grupo de respiração diafragmática (18 indivíduos). Havia também 13 pacientes de um grupo de controle basal sem tratamento.

---

171. Church, Dawson. "Measuring physiological markers of emotional trauma: A randomized controlled trial of mind-body therapies." Artigo apresentado na 10ª conferência anual da Association for Comprehensive Energy Psychology (ACEP), maio de 2008.

Maiores melhorias na dor foram observadas no grupo de EFT, tanto imediatamente após o tratamento quanto no acompanhamento de 30 dias depois do tratamento. No acompanhamento, a amplitude de movimento continuou a melhorar em ambos os grupos de tratamento; no entanto, melhorias maiores foram observadas naqueles que receberam a EFT.

Mais recentemente, o Dr. Church analisou a síndrome do ombro congelado e os efeitos da EFT.[172] O estudo incluiu 37 participantes com ombro congelado consistindo em amplitude limitada de movimento (ROM) e dor. Eles foram randomizados a um grupo de lista de espera ou a um dos dois grupos de tratamento (EFT ou respiração diafragmática).

Todos completaram questionários sobre ROM, seus níveis de dor e a amplitude e a profundidade das condições psicológicas, como ansiedade e depressão, antes e depois de uma sessão de tratamento de 30 minutos, e 30 dias depois.

Um grupo de tratamento recebeu EFT, enquanto o outro recebeu um protocolo cognitivo/de exposição idêntico, mas com respiração diafragmática (RD) substituindo o *tapping*. Nenhuma melhora significativa em qualquer sintoma psicológico foi encontrada na lista de espera.

Os participantes dos grupos de EFT e RD demonstraram melhora significativa nos sintomas psicológicos e dor após a sessão. O acompanhamento mostrou que ambos os grupos mantiveram seus ganhos para a dor; porém, o grupo de EFT foi superior ao grupo de RD.

No entanto, apenas o grupo de EFT manteve seus ganhos para os sintomas psicológicos ($p < 0,001$). Foram observados grandes efeitos do tratamento com EFT, com d de Cohen = 0,9 para a ansiedade e a dor e $d = 1,1$ para a depressão.

A ROM não foi significativamente melhorada, embora o grupo de EFT tenha demonstrado uma tendência maior para ROM melhorada. Pesquisas futuras devem ter amostras maiores para verificar se

---

172. Church, D. e Nelms, J. "Pain, range of motion, and psychological symptoms in a population with frozen shoulder: A randomized controlled dismantling study of Clinical EFT (emotional freedom techniques)." *Archives of Scientific Psychology* 4, nº 1 (2016): 38–48. doi:10.1037/arc0000028.

isso ocorreria dessa forma. O interessante, porém, foi que as reduções no desconforto psicológico também foram associadas à diminuição da dor, bem como com melhora da ROM. Isso pode apontar para a relação entre problemas emocionais e a dor/desconforto físico.

OBSERVAÇÕES DE UM PROFISSIONAL: DOR FÍSICA

A profissional de EFT, Johann Gray, demonstra neste caso que a EFT nem sempre precisa ser séria para distúrbios crônicos, mesmo que problemas sérios, como a resistência e a inércia, estejam sendo tratados.

O joelho esquerdo de Mel a incomodava há seis meses. Foi algo que ocorreu gradualmente, ela não sabia dizer ao certo a data da lesão original. Ela disse que sentia muita dor ao colocar as botas de esqui, e o marido precisava ajudá-la a colocar e a tirar as botas. Isso foi há seis meses. Mas agora a dor era excruciante, e ela mal conseguia colocar sua roupa. Sua classificação de SUD foi 8 de 10 ao dobrar o joelho.

Johann perguntou a Mel o que estava acontecendo em sua vida nesses últimos seis meses. Ela falou sobre gerenciar colegas que reclamavam de tudo e tinham atitudes muito negativas. Mel não gostava de confrontar conversas que "exaltariam os ânimos", então frequentemente trabalhava horas extras para consertar as coisas, em vez de pedir à pessoa certa para assumir a responsabilidade. Consequentemente, Mel começou a se sentir péssima por ser uma péssima mãe para seus filhos, já que deveria trabalhar apenas meio expediente. Ela trabalhava o tempo todo, mesmo quando estava em casa.

Mel achou que seu joelho poderia estar dolorido porque estava com excesso de peso. Ela também tinha uma crença ou regra interna que seguia: as pessoas com excesso de peso não deveriam se exercitar, pois era "ridículo".

Johann e Mel riam histericamente enquanto ela aplicava o *tapping* para a dor que sentia ao vestir suas roupas íntimas; as situações embaraçosas que enfrentava no trabalho, o fato de assumir toda a responsabilidade e nunca pedir ajuda, e seu desejo de ser mais ativa com seus filhos, ao mesmo tempo julgando como deveria parecer ridícula ao se exercitar com suas roupas de ginástica.

Depois de várias rodadas, Johann perguntou a Mel o que estava acontecendo com ela. Ela disse que gostaria de fazer fisioterapia, mas sentiu muita resistência ao dar o telefonema. Ela teve o mesmo problema com o exame de Papanicolau e ao pintar o cabelo. Apenas o pensamento de fazer os telefonemas para marcar os compromissos era sufocante. Mel disse que era porque não tinha certeza se poderia comparecer aos compromissos.

Ela preferia aparecer sempre que estivesse com tempo livre, em vez de marcar uma consulta com antecedência, já que não fazia ideia de qual emergência surgiria todos os dias e estava simplesmente com medo de assumir compromissos pessoais.

Elas fizeram várias rodadas de *tapping*, aos risos, sobre como era desafiador usar seu telefone para ligar ao fisioterapeuta e dizer à recepcionista que ela não conseguiria se comprometer com uma consulta porque o futuro era imprevisível demais. Então, Mel teve outra revelação. Ela disse que não queria "ouvir notícias". Não queria que lhe dissessem o que havia de errado com ela e o que precisava fazer a respeito. Ela pensou que era melhor estar em um lugar neutro, onde poderia adivinhar quais seriam seus problemas de saúde, e não fazer nada especificamente sobre eles, porque não era oficial.

No final da sessão, a classificação de SUD da Mel permaneceu em 8 de 10. No entanto, ela disse que ligaria para o fisioterapeuta para marcar uma consulta, e Johann considerou que isso era uma conclusão bem-sucedida, já que a EFT levara a paciente a tomar uma ação clara. Johann explicou a Mel que sua dor no joelho talvez fosse uma metáfora para algo em sua vida: algo que ela preferiria suportar porque não queria que lhe dissessem o que estava errado e o que tinha de fazer.

Mel participou de uma sessão de acompanhamento porque tinha ido ao fisioterapeuta várias vezes, mas se recusava a fazer os exercícios que ele prescrevia. O fisioterapeuta lhe disse que, se ela fizesse os exercícios, o joelho ficaria bom em seis semanas. Johann e Mel riram sobre como ela suportara a dor por seis meses, quando levaria apenas seis semanas para ser curada. E agora que se esforçara para ver o fisioterapeuta, a paciente não sabia o porquê da ausência de motivação para fazer os exercícios. Sua classificação de SUD era 10 de 10 em termos de resistência aos exercícios.

Johann pediu a Mel que aplicasse o *tapping* apenas em sua clavícula enquanto conversavam. Elas riram quando Mel disse que só havia feito os exercícios uma vez, e tinha sido no consultório do fisioterapeuta quando ele os estava ensinando. Ela disse que os exercícios eram fáceis de fazer, mas simplesmente não tinha tempo para isso.

Johann pediu a Mel para fazer os exercícios na frente dela, para que pudessem calcular quanto tempo demoraria. Mel disse que não conseguia, esse era o problema. Ela precisava do seu tapete de yoga, e talvez ele estivesse no sótão. Esse era o pior lugar possível, porque seu joelho não a permitiria subir a escada.

Depois de aplicar uma rodada de *tapping* para sua frustração com o tapete de yoga fora de seu alcance, no sótão, Mel teve uma ideia. Poderia pedir ao marido para pegá-lo para ela. Nesse momento, o marido bateu à porta. Elas riram dessa coincidência.

"Aqui está ele", disse a Mel. "Você poderia procurar o meu tapete de yoga no sótão?"

E o marido respondeu: "Seu tapete de yoga? Não está no sótão. Eu o vi aqui em baixo". E imediatamente lhe deu o tapete de yoga. Elas riram muito do tempo que ela havia perdido ficando preocupada sobre isso, e como foi facilmente resolvido depois que pediu ajuda.

Mel fez seus exercícios, e ela e Johann quase não conseguiam parar de rir, já que a maioria dos exercícios havia sido feita fora do tapete de yoga e, no total, levara apenas dois minutos. Elas fizeram algumas rodadas sobre a regra de que as pessoas com excesso de peso "não devem se exercitar porque parecem ridículas". Mel percebeu que, ao não fazer seus exercícios, ela estava mais ridícula do que qualquer outra coisa, já que nem precisou trocar de roupa para fazê-los. Sua classificação de SUD caiu para 0, quando sua resistência se dissolveu completamente.

Vários meses depois, o joelho de Mel estava melhor, e ela riu novamente ao dizer: "Eu nem consigo me lembrar qual era o joelho ruim". Além do joelho, alegremente deu exemplos de iniciar algumas conversas difíceis no trabalho. Elas "renovaram as energias" e melhoraram sua vida completamente. "Eu nunca teria feito isso antes!", ela disse.

CONDIÇÕES FÍSICAS: ACUIDADE VISUAL

Você pode estar se perguntando: *como a EFT poderia funcionar para problemas visuais?* Considere esta afirmação: "Ele(a) me deixou tão bravo(a) que eu não conseguia ver um palmo à frente do nariz!"

Estudos têm mostrado que a raiva pode realmente causar vermelhidão nos olhos e dilatar vasos sanguíneos menores. A raiva também pode causar visão turva e "deformada", de modo que a pessoa realmente não consegue enxergar direito quando está com muita raiva. Emoções como essa se tornaram o foco do estudo de Carol.

Os participantes já familiarizados com a EFT escolheram participar de um estudo de EFT de oito semanas com foco em preocupações de acuidade visual. No total, 120 integrantes completaram o programa, e 82% eram mulheres. A maioria dos integrantes (quase 70%) não teve sua acuidade visual testada durante os três meses anteriores ao estudo; no entanto, 80% indicaram que usavam óculos para correção da visão. A idade média era de 52 anos, com pouco mais da metade dos participantes em seus 50 anos.

Cada participante do estudo recebeu *e-mails* semanais com um tópico relacionado a acuidade visual (por exemplo, medo, raiva, culpa, mágoa). Foram fornecidos três séries completas de afirmações de configuração de EFT. Cada grupo aplicou uma rodada de *tapping* para o problema, seguida por uma segunda rodada que se concentrou na possibilidade de uma solução.

Todos foram solicitados a usar a EFT uma vez por dia, e 86% relataram que aplicaram o *tapping* sete ou mais vezes até o fim da primeira semana. Ao término da segunda semana, o número de pessoas aplicando o *tapping* sete ou mais vezes caiu para cerca de 82%. Nas três semanas seguintes, essa tendência se manteve razoavelmente bem. Durante as últimas três semanas, o número de pessoas que relataram aplicar o *tapping* sete ou mais vezes diminuiu novamente para um intervalo médio de 70%. No entanto, a maioria das pessoas parecia obedecer bem às instruções.

Houve uma diferença significativa entre homens e mulheres em termos de melhoria geral da acuidade visual ($p = 0,022$), em que a visão das mulheres melhorou mais do que a dos homens. Quase 75% dos participantes indicaram que houve melhora em sua visão durante e ao final do estudo, e 50% indicaram que sua miopia melhorou. Mais de 42% dos participantes que relataram ser hipermetropes indicaram uma melhora.

Os participantes foram perguntados: "Para qual emoção você aplicou o *tappping* que causou as mudanças mais dramáticas em sua acuidade visual?" A raiva foi mencionada 42 vezes, com muito mais frequência do que qualquer outra emoção.

Embora mais de 28% tenham relatado que procuraram ajuda adicional de EFT, não houve diferença significativa entre aqueles que fizeram isso e aqueles que não o fizeram em termos de melhora geral da acuidade visual.

Curiosamente, não houve diferenças estatisticamente significativas nos grupos etários em termos de melhoria geral da acuidade visual. Isso é interessante, considerando-se a crença popular de que a deterioração da acuidade visual coincide com o processo de envelhecimento. Ainda que nunca tenha sido publicado, o estudo completo com instruções está disponível no site da Vitality Living College.[173]

Embora esse estudo tenha suas limitações (por exemplo, não houve comparação ou tratamento de controle, os participantes não foram monitorados durante todo o estudo e não houve teste oftalmológico formal), foi um estudo interessante e digno de ser reproduzido.

PONTOS A RELEMBRAR

Como está ficando claro, a EFT foi amplamente pesquisada em uma quantidade notável de áreas.

Eu gostaria de terminar este capítulo com um *e-mail* que recebi de alguém que participou de um de meus treinamentos. Depois que compartilhei sobre os curiosos resultados do estudo piloto não publicado de Carol Look sobre a EFT para problemas de acuidade visual, uma pessoa decidiu autoaplicar o programa de acordo com o protocolo de Carol. Três meses depois do meu *workshop*, recebi o seguinte *e-mail*:

> *Olá Peta,*
>
> *Você deve se lembrar que em novembro do ano passado, quando participei do seu curso de* tapping *em Gold Coast, fiquei interessada no guia de* tapping *para visão de Carol Look.*
>
> *Eu apliquei o* tapping *extensivamente para todas as emoções que senti na época (de acordo com suas orientações) e fui ao oftalmologista para meu exame anual no*

---

173. Look, Carol. Improve Your Eyesight with EFT. 2006. http://vitalitylivingcollege.info/wp-content/uploads/2013/06/ Improve-Your-Eyesight-EFT.pdf.

início deste ano. Senti que meus olhos estavam diferentes, porque meus óculos ficavam meio embaçados em certas distâncias. Sempre tive astigmatismo (diagnosticado aos 20 anos) e, posteriormente, comecei a precisar de óculos para leitura.

Então, meu oftalmologista examinou meus olhos e disse que nada havia mudado. Contei-lhe sobre o tapping, mas tudo o que ele fez foi examinar meus olhos de acordo com a receita. Eu vinha batalhando bastante ao longo do ano e tinha me contentado com meus óculos.

Porém, como as coisas estão difíceis, eu estava pensando em cancelar meu seguro de saúde privado, por isso pensei em fazer outro exame e atualizar meus óculos antes disso.

Enfim, fiz um exame ontem, e os resultados foram interessantes! Fui a outra oftalmologista e disse-lhe que eu queria que ela checasse meus olhos do zero e me dissesse o que havia de errado com eles e que ela não podia ver meus óculos até o fim do exame!

Curiosamente, ao examinar meus olhos, ela não mencionou nada sobre astigmatismo, e acho que ela ficou um pouco surpresa ao descobrir que meus óculos haviam sido receitados para isso. De qualquer forma, ela me disse que meus olhos não estavam tão ruins! Vou ver como os novos óculos ficarão!!! Acredito que sou um pouco míope e um pouco hipermetrope. Vou ter de aplicar o tapping para isso!!!

Atenciosamente, Debbie

Talvez valha a pena investigar mais essa área, assim como muitas outras.

Capítulo 10

Outras Técnicas de Tapping

Embora o principal corpo das pesquisas empíricas nas últimas décadas tenha se concentrado na EFT, existem outras abordagens de *tapping*. Várias delas foram testadas quanto à eficácia em diversos tipos de estudos, e são exploradas neste capítulo.

TERAPIA DO CAMPO DE PENSAMENTO

Como mencionado no Capítulo 2, Dr. Roger Callahan fundou a Terapia do Campo do Pensamento (TFT) depois de usar sequências específicas de acupontos para diferentes problemas emocionais. Elas são denominadas "algoritmos".

Em 2016, a TFT foi declarada uma terapia efetiva baseada em evidências para reduzir traumas e transtornos relacionados a agentes estressantes pelo Registro Nacional de Programas e Práticas Baseadas em Evidências (NREPP) da Administração de Serviços de Saúde Mental e Abuso de Substâncias (SAMHSA).[174] De acordo com o NREPP, a TFT pode ser considerada uma terapia eficaz, o que justificaria estudos adicionais. Isso foi de fato um marco na área da psicologia energética e técnicas de *tapping*.

Uma série de estudos tem sido realizada para a TFT.

---

174. Irgens, A. *et al.* "Thought Field Therapy compared to cognitive behavioral therapy and wait-list for agoraphobia: A randomized, controlled study with a 12-month follow-up." *Frontiers in Psychology* 8 (2017): 1027. doi:10.3389/ fpsyg.2017.01027.

TEPT

Um estudo inicial em 2002 com 31 pacientes (com idades entre 5 e 48 anos) que receberam TFT examinou seu impacto sobre os sintomas do trauma após 30 dias.[175] As pontuações totais de pré e pós-teste mostraram uma queda significativa em todos os subgrupos de sintomas dos critérios para TEPT.

Muitos outros estudos se concentraram na eficácia da TFT com sobreviventes do genocídio. Cinquenta adolescentes órfãos que sofriam com sintomas de TEPT desde o genocídio de Ruanda, 12 anos antes, receberam uma única sessão de TFT.[176] Seus sintomas diminuíram significativamente ($p < 0{,}0001$), e entrevistas informais com adolescentes e cuidadores indicaram reduções dramáticas nos sintomas de TEPT, como *flashbacks*, pesadelos, xixi na cama, depressão, isolamento, dificuldade de concentração, nervosismo e agressividade.

Após o estudo, o uso da TFT sozinho e em pares tornou-se parte da cultura no orfanato; e no acompanhamento de um ano, as melhorias iniciais foram mantidas.

Outro estudo sobre a eficácia da TFT na redução dos sintomas de TEPT envolveu 145 sobreviventes adultos do genocídio de 1994 em Ruanda e distribuiu aleatoriamente os participantes a um grupo de tratamento com TFT ou a um grupo de controle de lista de espera.[177] Foram observadas reduções nos sintomas de trauma para o grupo que recebeu TFT para todas as medições, que foram mantidas em uma avaliação de acompanhamento de dois anos.

Estudos sobre trauma conduzidos na comunidade

Como o TFT é um tratamento de autoajuda, ele é considerado de fácil disseminação por meio do desenvolvimento de parcerias

---

175. Folkes, C. "Thought field therapy and trauma recovery." *International Journal of Emergency Mental Health* 4 (2002): 99–103.
176. Sakai, C., Connolly, S. e Oas, P. "Treatment of PTSD in Rwanda genocide survivors using Thought Field Therapy." *International Journal of Emergency Mental Health* 12, nº 1 (2010): 41-49.
177. Connolly S. e Sakai C. "Brief trauma symptom intervention with Rwandan genocide-survivors using Thought Field Therapy." *International Journal of Emergency Mental Health* 13, nº 3 (2011): 161–172.

baseadas na comunidade de profissionais de saúde mental treinados e líderes comunitários treinados.

Um estudo examinou o uso da TFT após um evento traumático de larga escala.[178] Técnicas de TFT foram originalmente ensinadas aos líderes comunitários de Ruanda, que então administraram intervenções únicas por TFT, focadas no trauma, para 164 adultos sobreviventes do genocídio ruandês de 1994 em seu idioma nativo, Kinyarwanda. Eles tinham entre 18 e 100 anos (a média era de 47,7 anos), e a maioria era do sexo feminino (141 pessoas, 86%; 23 homens, 14%).

Oitenta e três (50,6%) participantes relataram que já haviam procurado tratamento para seus problemas desde o genocídio de 1994. Todos os pacientes também atenderam aos critérios de diagnósticos para TEPT.

Foram utilizados o Inventário de Sintomas de Trauma (TSI) e a Escala de Sintomas de Transtornos de Estresse Pós-Traumático Modificada (MPSS) traduzidos em Kinyarwanda. Havia 36 terapeutas ruandeses que eram respeitados líderes comunitários das regiões de Byumba e Kigali, em Ruanda, e todos falavam o idioma nativo, Kinyarwanda. Os terapeutas também falavam francês e/ou inglês.

Depois que os participantes concordaram com o estudo, eles foram distribuídos aleatoriamente a um grupo de TFT ativo ou a um grupo de controle de lista de espera, que também recebeu o tratamento com TFT, mas não antes do tratamento ativo estar completo.

Os terapeutas foram contatados um ano após a conclusão do estudo. Eles relataram que trataram uma média de 37,50 pessoas e se encontraram com cada paciente em uma média de 3,19 vezes. Eles haviam tratado entre 3 e 123 pessoas e tinham visto cada paciente entre uma e seis vezes.

Apesar da randomização do estudo, algumas das pontuações do pré-teste foram significativamente diferentes entre os grupos de tratamento e de controle. Essas diferenças foram encontradas nos

---

178. Connolly, S. M. *et al.* "Utilizing community resources to treat PTSD: A randomized controlled trial using Thought Field Therapy." *The African Journal of Traumatic Stress* 3, nº 1 (2013): 82–90.

sintomas de trauma e nível de frequência e gravidade dos sintomas de TEPT entre o tratamento e os grupos de controle de lista de espera.

As pontuações pós-teste mostraram reduções relevantes nos sintomas de trauma para o grupo de tratamento em todas as subescalas da TSI e diminuições significativas nas escalas de frequência e gravidade da MPSS.

Os participantes do grupo da lista de espera também apresentaram reduções significativas nos sintomas de trauma após o tratamento com TFT subsequente, que ocorreu após o primeiro pós-teste.

Foram descobertos tamanhos de efeito grandes (de 0,8 a 1,33) entre o tratamento e as condições de controle sem tratamento nas subescalas de TSI de estimulação ansiosa, depressão, raiva/irritabilidade, experiências intrusivas, evitação defensiva, autorreferência prejudicada e dissociação, bem como as escalas de frequência e gravidade MPSS.

Foram descobertos tamanhos de efeito médios altos (acima de 0,60) para a subescala de Comportamento de Redução de Tensão. Foram encontrados tamanhos de efeito pequenos (0,2) para as subescalas de Preocupações Sexuais e Comportamento Sexual Disfuncional. O tamanho do efeito na Escala de Frequência MPSS foi de 1,33 na Escala de Gravidade e de 1,2 na Escala de Frequência.

No geral todos foram muito fortes, demonstrando a magnitude da mudança após o tratamento com TFT. Embora os resultados possam não ser generalizáveis para todos os ruandeses ou outros sobreviventes de guerra, esses resultados positivos iniciais sugerem que uma intervenção por TFT única com foco no trauma e facilitada por um líder da comunidade pode ser benéfica com o TEPT prolongado em sobreviventes do genocídio.

O tratamento com TFT em uma população rural em Uganda também foi administrado por 36 agentes comunitários locais depois de receber um treinamento de dois dias.[179] Eles trataram 256 voluntários com sintomas sugestivos de TEPT que foram

---

179. Robson, R. H. *et al.* "Effectiveness of Thought Field Therapy provided by newly instructed community workers to a traumatized population in Uganda: A randomized trial." *Current Research in Psychology* 7, nº1 (2016): 1–11. doi:10.3844/crpsp.2016.1.11.

distribuídos aleatoriamente a um grupo de tratamento ou a um grupo de lista de espera (controle).

Uma semana após o tratamento, as pontuações do grupo de TFT melhoraram significativamente, de 58 para 26,1, com base na Lista de Verificação Pós-Traumática para Civis (PCL-C), na qual as pontuações variam de 17 (sem trauma) a 85 (TEPT grave). As pontuações do grupo de lista de espera melhoraram sem tratamento, de 61,2 para 47; no entanto, elas foram expressivamente menores do que o grupo de tratamento. Depois que receberam a TFT, melhoraram para 26,4. Houve alguma evidência de benefício persistente 19 meses depois.

Uma metanálise para o trauma

Em 2017, uma metanálise explorou se os participantes teriam uma redução maior nos sintomas de trauma específicos do TEPT guiados por profissionais treinados em TFT ou paraprofissionais do que aqueles sem tratamento.[180] Cinco estudos atenderam às qualificações para a inclusão; eles foram realizados entre 2001 e 2016. Os autores pesquisaram 39 bancos de dados e também enviaram solicitações aos colegas para compartilhar quaisquer estudos que não tivessem sido publicados.

O tamanho do efeito global para as condições de tratamento pré e pós-TFT foi extremamente grande e estatisticamente significativo (-2,27).

Embora os autores tenham concluído que a TFT foi altamente eficaz na redução dos sintomas de trauma em uma variedade de populações e cenários, eles reconheceram as limitações da revisão. As metodologias dos estudos incluídos eram diferentes entre si, e nem todos os estudos foram incluídos. Por causa do pequeno número de treinadores de TFT experientes e aprovados, e ao financiamento limitado disponível para estudos controlados randomizados em larga escala, a qualidade dos estudos publicados pode estar comprometida. As revisões futuras devem abordar isso.

---

180. Edwards, Jenny e Vanchu-Orosco, M. "A meta-analysis of randomized and nonrandomized trials of Thought Field Therapy (TFT) for the treatment of post-traumatic stress disorder (PTSD)." Paper accepted at the Annual Meeting of the Association for Comprehensive Energy Psychology, San Antonio, Texas, 2017.

Falar em público

A aplicação da TFT para a ansiedade de falar em público também converteu-se em resultados positivos.[181] Sessões individuais de TFT, de 60 minutos, foram realizadas com 48 pessoas que sofrem de ansiedade de falar em público por 11 psicoterapeutas licenciados e treinados. Os participantes foram distribuídos aleatoriamente ao grupo de TFT ou a um grupo de tratamento tardio (lista de espera).

Havia 38 participantes do sexo feminino e dez do sexo masculino, com idades variando de 29 a 63 anos. Todos preencheram a Escala de Ansiedade do Orador e receberam uma lista de possíveis tópicos de fala. Todos escolheram um tópico e tiveram três minutos para preparar um discurso.

Então, todos fizeram o discurso de três minutos, que foi gravado em vídeo, na frente de uma plateia ao vivo composta por outros sujeitos do estudo e pessoas adicionais selecionadas como plateia. O público foi instruído a não responder de forma alguma durante a apresentação de um participante.

Após os discursos, todos completaram a Escala de Ansiedade do Orador uma segunda vez. Os participantes do grupo de tratamento receberam 60 minutos de TFT e depois fizeram um segundo discurso. Após o segundo discurso, eles completaram a Escala de Ansiedade do Orador pela terceira e última vez.

Aqueles no grupo de controle de lista de espera não receberam psicoterapia ou outra intervenção após o preenchimento do questionário pela primeira vez. Quatro semanas depois, cada um deles fez um segundo discurso e preencheu a avaliação pela terceira vez. Eles então receberam a TFT, fizeram um terceiro discurso e completaram o formulário pela quarta vez.

Os participantes do grupo de controle não apresentaram melhora enquanto estavam na lista de espera. Mas depois de ambos os grupos terem recebido TFT, todos mostraram diminuição na ansiedade de falar em público e aumento nas medições positivas relacionadas à antecipação de futuras experiências de falar em

---

181. Schoninger, B. e Hartung, J. "Changes on Self-Report Measures of Public Speaking Anxiety Following Treatment with Thought Field Therapy." *Energy Psychology: Theory, Practice, and Research* 2, nº 1 (May 2010): 13–26.

público. A redução do tamanho do efeito na ansiedade para o grupo de tratamento foi de 1,52 (isto é muito alto), indicando que a TFT teve um efeito positivo.

Cinco meses após o último discurso, o autor principal realizou um acompanhamento informal com 31 (64%) dos sujeitos do tratamento. Destes, três não relataram melhora do tratamento. Vinte e cinco disseram que sentiram "menos" apreensão em situações de falar em público e relataram: "Eu consigo dizer o que estou pensando" e "eu não fico mais aterrorizado quando tenho de fazer uma apresentação".

Essas entrevistas podem ter vieses em relação ao nível de relatórios positivos graças às características da demanda. Isso se refere a dicas sutis que podem tornar um participante ciente do que o pesquisador espera encontrar e, portanto, de como se espera que os participantes devam se comportar. Eles podem então combinar isso. Mais pesquisas nesta área são necessárias.

Transtornos de ansiedade

A TFT também tem sido explorada para uma ampla gama de transtornos de ansiedade. Em um estudo com 45 pacientes distribuídos aleatoriamente a um grupo de tratamento (23) ou a um grupo de lista de espera (22), o grupo de TFT apresentou um resultado significativamente melhor em duas medições de ansiedade e uma medição de função.[182] Todos os pacientes foram acompanhados de uma a duas semanas após o tratamento com TFT e aos três e 12 meses. O grupo da lista de espera recebeu a TFT no final do período do estudo (após dez semanas). A melhora significativa após a TFT foi mantida nas avaliações de três e 12 meses.

- *Agorafobia:* Um estudo de 2017 foi o primeiro a comparar a eficácia da TFT e da TCC para pacientes com agorafobia,[183] um transtorno de ansiedade que geralmente se desenvolve após

---

182. Irgens, A. *et al.* "Thought Field Therapy (TFT) as a treatment for anxiety symptoms: A randomized controlled trial." *Explore: The Journal of Science and Healing* 8, nº 6 (2012): 331–337.
183. Irgens, A. *et al.* "Thought field therapy compared to cognitive behavioral therapy and wait-list for agoraphobia: A randomized, controlled study with a 12-month follow-up." *Frontiers in Psychology* 8 (2017): 1027. doi:10.3389/fpsyg.2017.01027.

um ou mais ataques de pânico. Os sintomas incluem medo e evitação de lugares e situações que possam causar sensações de pânico, aprisionamento, desamparo ou constrangimento (por exemplo, transporte público, *shoppings*).

Setenta e dois pacientes adultos que atenderam aos critérios de diagnósticos para "transtorno do pânico com agorafobia" ou "agorafobia sem histórico de transtorno do pânico" foram distribuídos aleatoriamente a um grupo de tratamento com TCC (24), a um grupo de TFT (24) ou a um grupo de lista de espera de três meses (24). Após o período de espera, esses participantes foram distribuídos aleatoriamente ao grupo de TCC (12) ou ao grupo de TFT (12). Setenta e um dos pacientes tinham transtorno do pânico com agorafobia, enquanto um dos 72 apresentava agorafobia sem transtorno do pânico.

Todos completaram o Cronograma de Entrevistas de Ansiedade e Transtornos Relacionados com um entrevistador e as seguintes medições autorreferidas: o Inventário de Mobilidade para Agorafobia (ou a avaliação da gravidade do comportamento de evitação agorafóbico), o Inventário de Depressão de Beck, o Inventário de Ansiedade de Beck, o Questionário de Cognições Agorafóbicas e o Questionário de Sensações Corporais.

A intervenção por TFT incluiu cinco sessões de 50 a 55 minutos de terapia individual, e a intervenção por TCC incluiu 12 sessões de 50 a 55 minutos cada.

Ambos os grupos de TCC e TFT mostraram melhores resultados do que o grupo de controle de lista de espera ($p < 0,001$) no pós-tratamento. No entanto, não houve diferenças entre os grupos de TCC e TFT após o tratamento e no acompanhamento aos 12 meses ($p = 0,33$ e $p = 0,90$, respectivamente).

No entanto, no acompanhamento aos 12 meses, 18 (50%) dos pacientes com TCC e dez (28%) dos pacientes com TFT não atendiam mais aos critérios de diagnósticos para agorafobia ($p = 0,09$).

Esse foi um estudo rigoroso; e mesmo que a TFT não tenha se apresentado superior à TCC, ele mostra que ela foi comparável. Estudos posteriores podem fortalecer o argumento de que a TFT não é apenas promissora, mas efetiva para transtornos de ansiedade.

- *Fobia de agulha:* Um estudo de fobia de agulha examinou se a TFT poderia reduzir ou eliminar a sintomatologia fóbica.[184] O estudo incluiu 21 participantes de 11 a 50 anos de idade (média de 37 anos), sendo 14 do sexo feminino e 7 do sexo masculino. O tempo de diagnóstico de fobia variou até 16 anos. Do grupo, oito pessoas tinham membros da família que também sofriam da mesma fobia. Dezenove pessoas nunca haviam se submetido a qualquer tratamento, e as duas restantes tinham tentado hipnose e psicoterapia.

  É importante notar que muitos desses participantes precisavam de tratamento médico; mas por causa de sua fobia, eles não conseguiam buscar ajudar. Por exemplo, uma mulher havia sido diagnosticada com câncer e não iniciou o tratamento de quimioterapia por causa do medo intenso. Outra queria ter um filho, mas não se permitia por causa dos possíveis procedimentos durante a gravidez que envolviam agulhas.

  Todos completaram o Cronograma de Pesquisa de Medo e receberam uma sessão individual de uma hora de TFT. Uma seringa hipodérmica foi usada como teste de resposta fóbica, e os pesquisadores observaram a capacidade dos participantes de olhar ou tocar a seringa usando a Escala de Impressões Clínicas Globais.

  Então, aguardaram por um mês e, durante esse período, foram solicitados a não participar de nenhum outro tratamento. Eles foram reavaliados com o Cronograma de pesquisa de medo e a apresentação da seringa hipodérmica.

  Ocorreu uma diferença significativa pré e pós-tratamento no Cronograma de Pesquisa de Medo ($p = 0,001$), mas não houve diferença entre os gêneros. Houve também uma diferença relevante na tolerância dos participantes ao observar outras pessoas recebendo injeção ($p = 0,002$). No entanto, não houve diferença significativa na tolerância dos pacientes na exposição à seringa hipodérmica.

---

184. Darby, D. W. "The efficacy of Thought Field Therapy as a treatment modality for individuals diagnosed with blood-injection-injury phobia." *Dissertation Abstracts International*, 64 (03), 1485B. (UMI Nº 3085152), 2002.

Embora os achados sugerissem que a TFT poderia, de fato, ser um método efetivo de tratamento para a fobia de agulha, esse estudo utilizou uma amostra pequena e apenas um instrumento de pesquisa. Além disso, são necessários períodos mais longos de acompanhamento para determinar a verdadeira eficácia dos tratamentos e a garantia de estudos maiores.

- *Acrofobia:* Uma investigação da TFT no início de 1997 para acrofobia ou medo de altura exibiu resultados positivos em 49 estudantes universitários.[185] Todos completaram o questionário de acrofobia de Cohen e também se aproximaram de uma escada de quatro degraus com a intenção de subi-la. Eles usaram uma escala de SUD de 0 a 10 para seu desconforto em cada degrau, e podiam interromper a tarefa a qualquer momento.

Todos os alunos se reuniram com outro experimentador em uma sala separada, e uma classificação de SUD foi obtida enquanto eles imaginavam uma situação provocadora de ansiedade relacionada a altura. Posteriormente, eles foram distribuídos aleatoriamente a um dos dois grupos: TFT ou tratamento com placebo (em que foi aplicado o *tapping* em partes do corpo diferentes da TFT).

Se o aluno não obtivesse uma classificação de 0 após uma rodada, o processo (experimental ou controle de placebo) era administrado mais uma vez. O pós-teste foi realizado invariavelmente após a segunda rodada. Todos experimentaram a mesma classificação de SUD quando se aproximaram e, possivelmente, subiram a escada.

Houve uma diferença estatisticamente relevante entre os que receberam TFT e aqueles que receberam o *tapping* de placebo, com os pacientes do grupo de TFT exibindo melhorias significativamente maiores. Quando todas as classificações de SUD foram calculadas para cada indivíduo, observou-se uma diferença maior ao examinar as pontuações enquanto os alunos subiam a escada.

---

185. Carbonell, J. "An experimental study of TFT and acrophobia." *The Thought Field* 2, nº 3 (1997): 1–6.

Infelizmente, esse estudo nunca foi publicado em um periódico acadêmico. Ele tem mérito e destaca-se como um piloto útil que vale a pena replicar com um tratamento de comparação.

- *Zumbido:* Foram publicadas duas discussões de casos de indivíduos que sofrem de sintomas psicológicos causados pelo zumbido.[186] Zumbido é qualquer som que você ouve em sua cabeça, que não é audível externamente ou causado por uma fonte externa. As pessoas relatam diferentes tipos de sons, mas são frequentemente descritos como: chiado, apito, zunido. Isso pode estar associado à exposição a ruídos altos, perda auditiva, lesões no ouvido ou na cabeça, algumas doenças do ouvido, infecções no ouvido ou estresse emocional. Pode também ser um efeito colateral de alguma medicação ou uma combinação de todas essas coisas sem um motivo conhecido. Acima de tudo, pode ser muito perturbador para quem tem, pois afeta sua qualidade de vida e vários outros aspectos, como o sono. O objetivo do tratamento com TFT não era erradicar o zumbido, mas, sim, abordar quaisquer reações psicológicas resultantes dele.

O primeiro paciente desse artigo, um homem casado de 56 anos e empreiteiro de sucesso, foi encaminhado 21 semanas após um acidente de carro. Ele estava sofrendo de ansiedade e depressão, embora todas as suas lesões físicas tivessem sido curadas. Então, relatou um zumbido que causava insônia.

O profissional que usou a TFT primeiro abordou a raiva que o paciente tinha do homem que causara o acidente de carro. Ele classificou a raiva como 7 em uma escala de 0 a 10. Para surpresa do paciente, depois de usar a TFT para esse sentimento, sua raiva desapareceu e ele, subsequentemente, verbalizou: "Ficar com raiva não está me fazendo bem. Está apenas piorando as coisas".

As sessões subsequentes concentraram-se no sentimento de frustração do paciente por ter "problemas mentais" e aborrecimento com o zumbido em seus ouvidos. Uma sessão de

---

186. Pasahow, Robert. "Energy psychology and Thought Field Therapy in the treatment of tinnitus." *International Tinnitus Journal* 15, nº 2 (2009): 130–133.

acompanhamento, 37 dias depois, revelou que a depressão do paciente havia diminuído, assim como sua autocrítica e críticas a outros. Isso também resultou no aumento de concentração, afirmação e energia mental. O paciente indicou que o zumbido ainda estava presente, mas ele estava aceitando isso.

O segundo paciente era um homem casado e vendedor de iates, de 46 anos de idade, que foi encaminhado pelo seu médico de família por causa de insônia, depressão e ansiedade. Ele sofria de um zumbido que não o deixava dormir, e o uso de Valium o fazia se sentir lento e deprimido.

O paciente também descreveu extrema ansiedade em relação a uma futura convenção de iates, que era a maior em sua região geográfica. Isso porque ele precisava fazer várias vendas e falar sobre os recursos dos iates.

A TFT foi focada em sua ansiedade de não dormir antes do evento e sua preocupação com a "dependência de Valium". Na sessão seguinte, 27 dias depois, o paciente relatou não estar mais tomando Valium nem se aborrecendo ao acordar, geralmente voltando a dormir em 30 minutos. Ele relatou que seus discursos e vendas haviam superado as expectativas, e sua depressão foi resolvida.

Ambos os casos demonstraram resultados positivos e que a satisfação do paciente com a TFT foi excelente.

- *Doença mental geral:* Um estudo muito grande, embora não controlado, da TFT para uma série de problemas mentais sugeriu que ela pode ser eficaz.[187] Essa publicação revisou as classificações de SUD para 714 pacientes que receberam um total de 1.594 aplicações de TFT. Os pacientes apresentavam uma série de condições psicológicas (ansiedade, transtorno de adaptação, dor, luto, depressão, transtorno obsessivo-compulsivo, síndrome do pânico, estresse, fobia, TEPT), e os sete terapeutas de TFT envolvidos incluíam assistentes sociais, enfermeiros clínicos e psicólogos.

---

187. Sakai, C. *et al.* "Thought Field Therapy clinical applications: Utilization in an HMO in behavioral medicine and behavioral health services." *Journal of Clinical Psychology* 57, nº 10 (2001): 1215–1227.

As sessões variaram entre 30 e 50 minutos, e os SUDs foram coletados, assim como a variabilidade da frequência cardíaca (VFC) nos regimes pré e pós-tratamento. Os autores afirmaram que reduções significativas nas classificações de SUD ocorreram com uma sessão de tratamento para 31 condições.

Isso foi extremamente impressionante e sugeriu a aplicabilidade da TFT como uma disciplina e também para condições psicológicas; no entanto, a publicação não foi revisada por pares, a pedido dos autores. Não houve nenhum período de acompanhamento e nenhuma randomização dos pacientes. Estudos futuros desse tamanho se beneficiariam da abordagem desses problemas para melhorar a validade, a confiabilidade e a manutenção dos efeitos.

Ambientes educacionais

Houve um estudo de dissertação da TFT em um ambiente educacional que utilizou entrevistas qualitativas em grupos focais.[188] O pesquisador estava interessado em saber de quais maneiras a TFT estava sendo utilizada em ambientes educacionais, os efeitos de usá-la com os alunos e as dificuldades que existiam. Foram realizadas entrevistas detalhadas por telefone e *e-mail* com 12 adultos nos Estados Unidos, no Reino Unido, no Canadá e no México, que foram treinados em TFT e haviam usado a técnica com alunos.

Foram também realizados grupos focais com nove estudantes do ensino fundamental, com idades entre 11 e 14 anos, que participaram de um programa comunitário na parte nordeste dos Estados Unidos. Os integrantes do grupo focal também se reuniram antes do encontro para receber instruções sobre a TFT. Depois de usá-la por uma semana, eles se reuniram em um grupo focal para discutir como, quando e por que a utilizaram, e suas percepções sobre o uso da TFT.

O grupo de alunos indicou que eles usaram a TFT (a) quando confrontados com situações violentas e quando ficaram nervosos, (b) ao lidar com dificuldades no relacionamento com amigos e familiares, e

---

188. Yancey, V. "The use of Thought Field Therapy in educational settings." *Dissertation Abstracts International* 63 (07), 2470A. (UMI nº 3059661), 2002.

(c) para ajudá-los a serem melhores alunos na escola. Eles relataram que gostaram da TFT e acharam fácil de usar.

Os profissionais adultos indicaram que utilizaram a TFT com os alunos para ajudá-los a reduzir o estresse, melhorar as notas nas provas e nas relações com familiares e colegas, reduzir seus ímpetos violentos e aumentar sua autoconfiança. Eles também indicaram usá-la para si, suas famílias e seus amigos para aliviar o estresse e reduzir a tensão. Todos relataram mudanças positivas nos alunos como resultado da aplicação da TFT. Isso incluiu melhorias em comportamento, autocontrole, atitude e lição de casa.

Enquanto o estudo se concentrou apenas na pesquisa qualitativa e careceu de coleta de dados numéricos, e não investigou um tratamento de comparação ou grupo de controle, a exploração apoiou a aceitação de usar uma modalidade de *tapping* em ambientes de sala de aula de ambos estudantes e profissionais.

Variabilidade da frequência cardíaca

Dr. Roger Callahan conduziu estudos sobre o impacto da TFT na variabilidade da frequência cardíaca (VFC). Tradicionalmente, ela tem se mostrado um forte preditor de mortalidade e é adversamente afetada por problemas como ansiedade, depressão e trauma. Em sua maioria, eles foram apresentados como relatos de casos usando escalas de classificação de SUD com medições de VFC.

Inicialmente, 20 indivíduos com problemas cardíacos diagnosticados e VFC muito baixa receberam TFT administrada individualmente.[189,190] Callahan não descreveu as medições do ECG/frequência cardíaca, embora tenha relatado melhorias significativas na VFC (que excedeu as melhorias sugeridas na literatura existente). Não houve grupo de controle nem tratamento de comparação, e o tamanho da amostra foi pequeno, mas foi o início dessas investigações.

Outros pesquisadores também investigaram a VFC com TFT para uma ampla variedade de problemas (incluindo fobias, ansiedade, trauma, depressão, fadiga, transtorno do déficit de atenção

---

189. Callahan, Roger. "Raising and lowering HRV: Some clinical findings of Thought Field Therapy." *Journal of Clinical Psychology* 57, nº 10 (2001a): 1175–86.
190. Callahan, Roger. "The impact of Thought Field Therapy on heart rate variability." *Journal of Clinical Psychology* 57, nº 10 (2001b): 1153–1170.

e hiperatividade, dificuldades de aprendizagem, compulsões, obsessões, transtornos alimentares, raiva e dor física).[191] Trinta e nove casos de práticas clínicas também indicaram uma redução nas classificações de SUD após o tratamento, na maioria dos casos relacionada a uma melhora na VFC.

Embora esses resultados pareçam promissores, algumas críticas a esses estudos de VFC incluíram fortes inferências que se basearam apenas em relatos de casos, amostras potencialmente tendenciosas e falta de controles apropriados. Houve também falta de avaliação sistemática das mudanças da VFC e interpretação incorreta da VFC.[192] Portanto, pesquisas adicionais sobre VFC e outros marcadores fisiológicos são necessárias para estabelecer a eficácia da TFT nessa área.

OBSERVAÇÕES DE UM PROFISSIONAL: TFT

Joannah Metcalfe tratou com sucesso uma paciente com uma combinação de aromaterapia, Reiki e TFT; a paciente estava começando a se sentir tão bem que perguntou se Joannah achava que sua irmã de 10 anos, Julie, também poderia ser atendida.[193] Julie era uma criança inteligente e sensível, e começara a ter um medo doentio de ficar doente, o que passava a se tornar um traço obsessivo. Ela andava muito preocupada com a ideia de ficar doente e tinha começado a restringir sua alimentação. Ela não queria mais sair para comer e havia se tornado obcecada com a limpeza, especialmente quando sua mãe estava preparando comida. Se a palavra *doente* ou *vômito* fosse mencionada, mesmo na TV, ela chorava e passava a se sentir mal também.

O clínico geral havia encaminhado Julie para um psicólogo, mas ela estava em uma lista de espera de pelo menos três meses, e Joannah estava preocupada com o fato de esse ciclo estar começando a se

---

191. Pignotti, M. e Steinberg, M. "Heart rate variability as an outcome measure for Thought Field Therapy in clinical practice." *Journal of Clinical Psychology* 57, nº 10 (2001): 1193–1206.
192. Herbert, J. D. e Gaudiano, B. A. "The search for the holy grail: Heart rate variability and Thought Field Therapy." *Journal of Clinical Psychology* 57, nº 10 (2001): 1207–1214. doi:10.1002/jclp.1087.
193. Metcalfe, Joannah. "Clinical case study: Thought Field Therapy." Base Formula: Well-being Inspired by Nature. 11 de novembro de 2017. https://www.baseformula.com/blog/clinical-case-study-thought-field-therapy.

intensificar. Ela concordou em atender a Julie, mas sugeriu que sua mãe e sua irmã (são uma família muito unida) também participassem da sessão, não apenas para fazer Julie se sentir mais à vontade, mas também para ajudarem a dar informações durante a sessão e a se beneficiarem do processo! Joannah pediu que a família informasse a Julie que todos iriam participar de sua sessão para compartilhar os benefícios, pois ela queria que Julie se sentisse menos resistente e nervosa e mais inclinada a comparecer.

Sua irmã confirmou que ela estava preocupada, mas compareceu à sessão, e a Joannah felicitou-a por ter decidido tentar algo novo e contou-lhe como foi empolgante o novo começo! Joannah então explicou todo o processo por trás da TFT, usando alguns diagramas e muitos recursos visuais. Ela disse a Julie que, em algum momento, seu cérebro ficara "preso" em formas inúteis de pensar sobre as coisas, e tudo o que elas iriam fazer era redirecionar pequenas "conexões" em seu cérebro para criar algumas novas. Isso a ajudaria a se lembrar que *doente* era apenas uma palavra, como *sorriso* e *alegria* (reforço positivo).

Joannah também explicou que o cérebro pode ser visto como uma "criança pequena" que não fica feliz a menos que receba um pouco de orientação e alguns parâmetros, com muito amor. Se ele fosse tratado com "rédeas soltas", não ficaria nada feliz e acabaria descontrolado, infeliz e perdido! O objetivo era permitir que Julie se visse como uma mãe amorosa que seria gentilmente ensinada a como conduzir sua mente. No que ela preferiria pensar, em uma lesma ou no sol? Joannah conduziu a sessão de modo a fazer Julie rir muito, pois ela achava que o humor era essencial nesses casos.

Quando Joannah teve certeza de que elas tinham criado um vínculo, Julie estava mais confortável e confiante (isso levou cerca de 30 minutos, quando se tornou visível a diferença no modo de se sentar de Julie; ela passara da beirada da cadeira, com os ombros curvados e a respiração superficial, para uma postura mais relaxada, totalmente recostada no suporte da cadeira), elas começaram a usar os algoritmos que a menina havia escolhido durante a consulta. O que surgiu foram aqueles para medo, vício, obsessão, ansiedade e pânico.

Depois de trabalhar com três deles e ver suas leituras de SUD caírem de 9 ou 10 para 1 ou 0 (em meio a muito mais risadinhas), Julie foi embora feliz e relaxada.

Como você esperaria, quando elas mencionaram a palavra *doente* antes de ir embora, ela apenas riu. Isso foi muito estimulante para ela e demonstrou o poder ilimitado que possuía para alcançar o que quisesse quando em conexão com seus recursos internos. Sua família estava admirada, mas Joannah achava que Julie estava mais satisfeita do que qualquer um deles.

Vamos voltar agora para outra técnica que incorpora aspectos da EFT e surgiu e foi testada em estudos de pesquisa.

MATRIX REIMPRINTING

A *Matrix Reimprinting* (MR) baseia-se no entendimento de que, quando passamos por um trauma, parte de nossa consciência se divide em uma *matriz holográfica*, o campo energético que sustenta toda a existência. Seu fundador, Karl Dawson, sugere que essas partes dissociadas se transformam em hologramas de consciência energética, ou ECHOs.

O objetivo da MR é mudar os padrões e crenças habituais mantidos pelos ECHOs em nossos campos energéticos, trabalhando diretamente com os ECHOs para fornecer-lhes os recursos necessários para libertar o trauma e criar novas imagens fortalecedoras a serem mantidas em nossos campos energéticos.

A MR usa a EFT como parte de seu processo e é vista como uma técnica dissociativa, considerada favorável quando se trabalha com indivíduos traumatizados.

O primeiro estudo quantitativo de MR: Condições emocionais

Um serviço formal de EFT/MR foi criado em Sandwell, no Reino Unido, em novembro de 2010, como parte do serviço comunitário de bem-estar. Uma avaliação do serviço foi realizada durante um período de 15 meses, e os pesquisadores examinaram pacientes que receberam a MR.[194] Essa foi efetivamente a primeira avaliação de MR já publicada.

---

194. Stewart, Anthony *et al.* "Can Matrix Reimprinting be effective in the treatment of emotional conditions in a public health setting? Results of a U.K. pilot study." *Energy Psychology: Theory, Research, and Treatment* 5, nº1 (2013): 13–31.

Um total de 24 pacientes recebeu MR, e 19 (79%) deles concluíram sua terapia. Destes, 22 (92%) eram do sexo feminino, e a média de idade para todos os pacientes era de 47 anos. O número médio de sessões foi de 8,33, embora o intervalo tenha sido de três a 49. As principais condições apresentadas foram ansiedade (14; 58,3%) e depressão (5; 20,8%).

Todos completaram o CORE-10, uma medida de desconforto psicológico. Ele é composto por dez perguntas sobre ansiedade, depressão, trauma, problemas físicos, capacidade funcional (relações próximas, relações sociais) e risco para si mesmo. Pontuações mais altas indicam maior desconforto psicológico e são classificadas como "grave", "moderadamente grave", "moderado", "leve" ou "normal". Eles também completaram a Escala Hospitalar de Ansiedade e Depressão (HADS), Escala de Autoestima de Rosenberg e a Escala de Bem-estar Mental de Warwick-Edinburgh.

Cada paciente recebeu uma introdução de dez a 15 minutos sobre a EFT, e a MR foi incorporada durante o curso da terapia. Os participantes que receberam MR foram orientados durante o processo por um terapeuta. As consultas iniciais eram de até 90 minutos, com cada consulta subsequente com duração de até 60 minutos.

Houve mudanças estatísticas e significativas no CORE-10 (alteração de 52%, p < 0,001), Autoestima de Rosenberg (alteração de 46%, p < 0,001), Ansiedade de HADS (alteração de 35%, p = 0,007), HADS total (alteração de 34%, p = 0,011) e a escala de bem-estar (alteração de 30%, p < 0,001). Todos os pacientes recebendo MR apresentaram melhora clínica e ninguém procurou tratamento adicional no serviço.

É importante notar que o estudo foi pequeno (em tamanho), não teve um grupo de controle (principalmente porque foi uma avaliação de serviço) e não houve períodos de acompanhamento de longo prazo. No entanto, pouco mais de oito sessões clínicas foram necessárias, sugerindo que a MR pode ser um tratamento de ótimo custo-benefício.

TEPT

O primeiro estudo qualitativo da MR foi publicado em 2014 e examinou o impacto da EFT e da MR em 18 adultos que ainda sofriam de grave desconforto emocional por causa de suas experiências durante a guerra de 1992-1995 na Bósnia.[195] Os participantes foram expostos a um amplo espectro de eventos traumáticos durante a guerra, incluindo espancamentos, confisco ou destruição de bens pessoais, ferimentos de guerra, tortura, estupro, humilhação sexual e/ou testemunho de ferimentos ou assassinatos de outras pessoas. Havia quatro homens e dez mulheres. Quatro tinham entre 30 e 40 anos, sete tinham entre 40 e 60 anos e três tinham mais de 60 anos.

Os participantes foram avaliados para os sintomas de TEPT usando a versão civil da lista de verificação de TEPT (PCL-C) no início do estudo, imediatamente após a intervenção e quatro semanas depois da intervenção. Os pacientes também foram solicitados a preencher formulários de avaliação para análise qualitativa. Todos receberam quatro sessões individuais de uma hora durante duas semanas. Cada um deles também recebeu cópias traduzidas do protocolo básico da EFT, incluindo sugestões para o uso da EFT como auxiliar no sono, e receberam informações sobre uma técnica de respiração centrada no coração.

No início do tratamento, as pontuações médias de TEPT foram 82,71, e imediatamente após as duas semanas de MR e EFT, as pontuações médias foram reduzidas para 53,77 ($p = 0,009$). Isso foi clinicamente e estatisticamente significativo. Essas pontuações permaneceram estáveis e relevantes quatro semanas depois, sugerindo que os efeitos da MR foram sustentados ($p = 0,005$).

A análise qualitativa (que foi feita por meio de um formulário de avaliação no acompanhamento de quatro semanas) identificou os quatro temas a seguir:

- Tema 1: Mudanças físicas e psicológicas: "No começo, eu sentia uma carga enorme sobre meus ombros, e minha mente estava cheia de pensamentos cinzentos; porém, depois de apenas uma sessão, minha mente clareou e me senti mais forte".
- Tema 2: A força para seguir em frente e para o autocuidado: "Conquistei muitas vitórias nos últimos dez dias. Cinco dias depois da primeira sessão, eu me sentia ótimo e relaxado".

---

195. Boath, Elizabeth, Stewart, Anthony e Rolling, Caroline. "The impact of EFT and matrix reimprinting on the civilian survivors of war in Bosnia: A pilot study." *Current Research in Psychology* 5, nº 1 (2013): 64–72.

- Tema 3: Relacionamento harmonioso com os profissionais de MR: "Eu gostaria de expressar minha gratidão ao [meu terapeuta]... que causou uma grande mudança positiva na minha vida".
- Tema 4: Recomendação da terapia a outras pessoas: "Esta terapia definitivamente teve um efeito positivo em mim. Eu adoraria poder fazer esse tipo de tratamento novamente e o recomendaria esse tratamento a qualquer um... Eu mesmo senti seus benefícios".

Nenhum efeito colateral negativo foi relatado, e todos os 14 pacientes que completaram o formulário de avaliação deram *feedback* positivo sobre suas experiências. Apesar do tamanho limitado da amostra, foram indicadas melhoras significativas, e os resultados quantitativos dos participantes apoiam o potencial da MR como um tratamento eficaz para os sintomas de TEPT.

OBSERVAÇÕES DE UM PROFISSIONAL: MR PARA UMA CRIANÇA

O seguinte estudo de caso foi publicado pela primeira vez, em 2009, no livro didático *Matrix Reimprinting Using EFT*, de Karl Dawson e Sasha Allenby. Nele, a profissional de MR, Carol Crowther, no Reino Unido, guia Charlie por meio do processo de trabalhar com seu ECHO (Holograma da Consciência Energética), ou a parte de sua consciência que "congelou" e se dividiu energeticamente em seu campo de energia ou "matriz" no momento de um trauma.[196]

Charlie é um garoto de 11 anos muito simpático, sensível e inteligente. Ele adora jogar futebol, é fã do Manchester United e, na opinião de Carol, é muito maduro espiritualmente.

A primeira sessão de EFT de Carol com Charlie foi realizada durante suas últimas semanas na escola primária. Ele tinha passado em suas provas e deveria começar a escola primária em setembro. O garoto estava preocupado com um incidente desagradável que tivera com dois meninos locais mais velhos que frequentariam sua nova escola. Eles usaram com sucesso a Técnica do Filme na EFT padrão

---

196. Crowther, Carol. "Sarah's Case Study Using EFT." Carol Crowther: Terapeuta e instrutora holística complementar. http://www.eft-reiki.moonfruit.com/case-studies/4568075789.

a fim de afastar a ansiedade da memória e também aplicaram o *tapping* para a ansiedade que ele sentia pela longa viagem de ônibus que ele teria que fazer para chegar à sua nova escola.

Mais tarde, Charlie assistiu a uma palestra e demonstração que Carol deu sobre a EFT e exibiu um pôster que ele havia desenhado dos pontos de *tapping* para ajudar os membros da plateia. Ele aprendeu todo o processo muito rapidamente e parecia muito confiante com a aplicação da EFT.

A segunda sessão de Carol com Charlie foi alguns dias antes de ele começar sua escola nova, e o garoto estava preocupado com seu primeiro dia. Como Charlie adotou a EFT tão naturalmente, Carol decidiu experimentar a técnica de *Matrix Reimprinting* com ele. Ela considerou o que aconteceu em seguida bastante notável, e é melhor expresso nas próprias palavras de Charlie.

O primeiro dia de volta à escola

Eu estava preocupado em começar minha nova escola de gramática. Carol me mostrou como substituir os meus medos, ela me pediu para pensar em um momento em que me senti preocupado. Lembro-me de que Carol me pediu para lembrar de outro instante em que senti medo de ir à escola.

Enquanto Carol aplicava o tapping, *lembrei-me do meu primeiro dia na escola primária. Eu não queria ir. Lá estava eu, sentado no banco de trás do carro com o Charlie, de 7 anos, aplicando o* tapping *para seus medos a caminho da escola.*

Carol me ajudou a me imaginar em pé no parquinho com meu pai. Eu podia me ver de pé na minha escola aos 7 anos. Meu pai estava dizendo à professora o quanto eu estava com medo. Eu estava abraçado ao meu pai, com a cabeça apertada contra a barriga dele. Apliquei o tapping *para ele; ele se virou e me viu, e eu lhe disse quem eu era. Fiz uma excursão com ele por sua nova escola enquanto aplicava o* tapping *para ele. Levei-o de volta para o parquinho e mostrei seus novos amigos. Então, eu disse que iria cuidar dele, e ele ficou feliz. Levei-o de volta para a professora e me despedi. O papai tinha ido embora, mas ele ainda estava muito feliz.*

Aqui estou eu agora, preocupado em começar minha escola secundária, e meu eu de 18 anos estava me levando a uma excursão pela minha grande escola nova. Ele estava cuidando de mim para quando eu começasse. Então, terei o meu eu de 20 anos quando eu começar a faculdade!

Carol relatou que a coisa mais notável sobre essa sessão foi que Charlie, de 11 anos de idade, naturalmente se levou ao futuro com essa técnica. Isso era algo que ela não esperava. Charlie agora está adaptado e feliz em sua nova escola, e a transição foi muito mais suave do que se esperava, graças à aplicação da EFT e *Matrix Reimprinting*.

OUTRAS TÉCNICAS DE PSICOLOGIA ENERGÉTICA

PEAT

A Ativação e Transcendência da Energia Primordial (PEAT) é um dos mais novos protocolos da psicologia energética e, em 2011, pesquisadores examinaram o tratamento para a ansiedade de falar em público em 82 estudantes universitários que se voluntariaram.[197]

A PEAT baseia-se em terapias energéticas como a EFT, a Técnica de Acupressura de Tapas (TAT, discutida mais adiante) e outras técnicas de cura. O psicólogo criador Zivorad Slavinski diz que a PEAT é um sistema de desenvolvimento espiritual que permite que uma pessoa experimente o estado de não dualidade. Ela não leva a um entendimento cognitivo da não dualidade, mas a uma experiência real do mais profundo conjunto de polaridades para cada indivíduo, chamado Primário.

Nesse estudo, todos preencheram o Inventário de Ansiedade de Comunicação (formulário de estado) antes e depois de um tratamento

---

[197]. Fitch, J., DiGirolamo, J. A. e Schmuldt, L. M. "The efficacy of primordial energy activation and transcendence (PEAT) for public speaking anxiety." *Energy Psychology: Theory, Research, and Treatment* 3, nº 2 (2011). doi:10.9769/ EPJ.2011.3.2.JF.

com PEAT de 20 minutos, e os resultados foram comparados com um grupo de controle que não recebeu tratamento.

O processo de PEAT produziu uma redução estatisticamente significativa nas pontuações de ansiedade de comunicação em comparação com o grupo de controle, com um tamanho de efeito médio. A análise das entrevistas dos participantes também identificou temas de eficácia.

Embora seja necessária uma investigação mais aprofundada, aparentemente o protocolo de PEAT Básica conseguiu reduzir a ansiedade de falar em público.

Técnica de acupressura de Tapas

O acupunturista licenciado Tapas Fleming desenvolveu a Técnica de Acupressura de Tapas (TAT) em 1993, enquanto trabalhava na área de alergias. A TAT incorpora elementos da acupressura e baseia-se em outras técnicas provenientes dela. A essência da pose ou do gesto que alguém faz enquanto se concentra em uma série de afirmações inclui posicionar uma mão sobre a área occipital (parte de trás) da cabeça, e com a outra mão, posicionar os dedos anular e polegar suavemente sobre o canto interno de cada olho enquanto descansa os dedos médio e indicador no meio da testa. Embora existam muitos estudos de caso único apoiando o processo de TAT para muitas preocupações, vários estudos o examinaram para a manutenção da perda de peso.

No primeiro, um estudo controlado randomizado de 92 adultos com sobrepeso e obesos selecionados para um programa de perda de peso comportamental de 12 semanas, os participantes foram distribuídos a uma das três intervenções de manutenção de perda de peso.[198] Estas incluíam *qigong* (QI, um exercício de respiração que usa postura e movimento do corpo), TAT e um grupo de apoio autodirigido (SDS) como controle de atenção. Então, 88% dos pacientes completaram o estudo.

---

198. Elder, C. *et al.* "Randomized trial of two mind–body interventions for weight-loss maintenance." *The Journal of Alternative and Complementary Medicine* 13, nº 1 (2007): 67–78. doi:10.1089/acm.2006.6237.

Os autores avaliaram a manutenção da perda de peso aos seis meses após a randomização. Todos os pacientes também participaram de entrevistas para examinar qualquer benefício extra que recebessem, bem como quaisquer barreiras à adesão ao programa. Aos seis meses, o grupo de TAT manteve 1,2 quilo (2,6 libras) a mais de perda de peso do que o grupo de SDS (p = 0,09) e 2,8 quilos (6,1 libras) a mais de perda de peso do que o grupo de QI (p = 0,00), recuperando apenas 0,1 quilo (0,22 libras).

A análise secundária revelou que os participantes que tinham sido malsucedidos na perda de peso no passado eram mais propensos a recuperar o peso se estivessem no grupo de SDS, mas esse efeito não estava presente nos grupos de QI e TAT (p = 0,03).

Um segundo estudo envolveu 285 adultos obesos que tinham pelo menos 30 anos de idade, índice de massa corporal entre 30 e 50, inclusive, pesavam menos de 181,8 quilos (400 libras) e viviam na área metropolitana de Portland, Oregon.[199] Do grupo, 79% eram do sexo feminino, e a idade média era 56 anos.

Todos haviam completado um programa de perda de peso comportamental de seis meses antes da randomização. Aqueles que conseguiram perder peso (pelo menos 4,54 quilos ou 10 libras) e compareceram a mais de 70% das sessões semanais em grupo foram randomizados para o grupo de TAT ou para uma intervenção de controle (reuniões de grupos de apoio social liderados por profissionais).

Ambos os grupos se reuniram por 13 horas em oito sessões em grupo durante os seis meses. O principal resultado foi a mudança no peso desde o início da intervenção para manutenção da perda de peso até 12 meses depois; mas os pesquisadores também examinaram as mudanças em depressão, estresse, insônia e qualidade de vida.

Não houve diferença significativa na recuperação de peso entre as duas condições: 1,72 quilo de ganho de peso para o grupo de TAT e 2,96 quilos de ganho de peso para o grupo de apoio social. No entanto, aqueles adultos com maior perda de peso inicial foram

---

199. Elder C. et al. "Randomized trial of Tapas Acupressure Technique for weight loss maintenance." *BMC Complementary and Alternative Medicine* 15 (2012): 12–19. doi:10.1186/1472-6882-12-19.

mais propensos a ganhar peso no grupo de apoio social, mas apresentaram menor recuperação de peso no grupo de TAT.

Não houve diferenças entre os dois grupos em relação aos achados secundários de depressão, estresse, insônia e qualidade de vida.

Esses estudos nos dizem que, embora a TAT possa ser promissora na área de manutenção da perda de peso, mais estudos são necessários com comparações de abordagens padrão-ouro.

PONTOS A RELEMBRAR

Embora a EFT tenha ganhado evidência atualmente com uma base de pesquisa mais sólida, outras modalidades que também incluem o *tapping* estão sendo publicadas. A vantagem dessas abordagens é que raramente uma abordagem serve para qualquer paciente. E ter outras opções embasadas em pesquisas sólidas oferece ao público uma sensação de confiança em muitos métodos.

Acredito que continuaremos a ver essas áreas evoluírem nas pesquisas, com estudos clínicos maiores e mais sofisticados. À medida que a conscientização da comunidade e o reconhecimento científico aumentam, podemos ver outras técnicas de *tapping* ganhando destaque com base em evidências.

Capítulo 11

Obstáculos Comuns para o Sucesso

Às vezes ouvimos que as pessoas usaram o *tapping*, sozinhas ou com o apoio de alguém, e não obtiveram muitas mudanças. Com as pesquisas e publicações aumentando, e os resultados positivos sendo relatados, isso levanta a questão: *por que às vezes ela parece não funcionar?*

No Capítulo 1, foram abordadas algumas perguntas frequentes, e você pode revisá-las novamente agora. No entanto, muitas vezes há outros motivos pelos quais o *tapping* pode não resultar nos objetivos desejados. Vamos analisar os possíveis motivos e suas soluções.

MOTIVO 1: SER MUITO GERAL

O *tapping* funciona melhor quando alguém é muito específico na escolha de palavras ou, por exemplo, sobre o sentimento no qual está focado. O Capítulo 1 discutiu o conceito de tampo e pernas de mesa; os problemas gerais, maiores, geralmente representam o tampo da mesa. Um exemplo pode ser "sempre estou atrasado". Esse seria um problema geral.

Aplicar o *tapping* apenas para a afirmação "Eu sempre estou atrasado" pode não alterar nada em seu comportamento.

As pernas da mesa representam os momentos da sua vida em que você esteve atrasado, e alguns deles podem ter tido consequências significativas. Aplicar o *tapping* para aqueles momentos específicos da vida, memórias deles ou resultados de estar atrasado teria um resultado mais bem-sucedido.

MOTIVO 2: HÁ MOTIVOS PARA MANTER O PROBLEMA

À primeira vista, isso pode parecer estranho: por que alguém iria querer manter um problema que realmente quer mudar? Um exemplo pode ser o tabagismo. Alguém realmente quer parar de fumar e não consegue pensar em nenhum motivo para continuar. No entanto, o *tapping* parece não afetar nada, ele continua fumando!

Nesse caso, muitas vezes vale a pena se perguntar qual é o lado positivo do comportamento ou algo associado. Isso é frequentemente chamado de ganho secundário, e pode até ser muito inconsciente (não está em sua consciência). Se você está aplicando o *tapping* de forma diligente e não está notando grandes mudanças, ou sua classificação de SUD de 10 parece não estar diminuindo, você pode fazer a si mesmo estas perguntas para descobrir se há alguma vantagem em continuar com o problema:

- Como seria não ter nenhum dos seus sintomas/problemas?
- Quais benefícios você está recebendo dessa doença/comportamento/problema?
- Do que você teria que desistir se sua doença/problema sumisse?
- Por que você merece essa doença/problema?

MOTIVO 3: PARAR MUITO CEDO (OU NEM MESMO COMEÇAR)

Embora o *tapping* possa ser uma técnica relativamente rápida em comparação com as abordagens tradicionais, e as pessoas possam relatar mudanças dramáticas em um curto período de tempo, isso nem sempre é o caso. O *tapping* pode precisar ser aplicado regularmente e ao longo do tempo, para que padrões, sentimentos ou comportamentos persistentes sejam alterados. Quando alguém relata ter aplicado o *tapping* e nada ter acontecido, muitas vezes vale a pena perguntar por quanto tempo ele aplicou o *tapping* e qual era sua classificação de SUD de 10 quando parou.

Muitas vezes, não persistir e parar antes de chegar a um 0 ou 1 de 10 é uma pista de por que o *tapping* não funcionou naquele momento. Você pode interromper o *tapping* a qualquer momento e retomar posteriormente, mas o importante a ser observado aqui é que você retome o processo e sempre tenha em mente a diminuição na classificação de SUD para um número muito baixo.

Seria justo dizer também que, se você nunca aplicou o *tapping*, ele não vai funcionar. Às vezes as pessoas querem aplicar o *tapping*, mas não sabem por onde começar. Então, não começam. Se elas apenas começassem a aplicar o *tapping* para *qualquer* aspecto da situação, isso já iniciaria o processo.

Parte delas também pode não saber as palavras certas a dizer. É difícil errar com o *tapping*; até mesmo começar com uma afirmação de configuração como "eu tenho medo de errar" ou "eu não sei por onde começar" funciona.

MOTIVO 4: USAR AFIRMAÇÕES POSITIVAS MUITO CEDO

Por causa da abordagem aparentemente contraintuitiva de afirmar o negativo no *tapping*, às vezes as pessoas querem aplicar o *tapping* com palavras ou afirmações positivas. E elas fazem isso cedo demais. Carl Jung disse a famosa frase: "O que você resiste, persiste", o que significa que se há um sentimento, crença ou padrão de comportamento persistente que não é completamente abordado, neste caso com o *tapping*, então é provável que ele persista mesmo que você aplique o *tapping* com palavras positivas.

Pense nisso como se tentasse usar um purificador de ar quando a fonte do cheiro ruim ainda está na sala. Provavelmente você vai sentir o cheiro de novo. O *tapping* positivo realmente tem sua função, mas somente depois que o problema em questão é tratado.

MOTIVO 5: IGNORAR PENSAMENTOS FUGAZES

Às vezes, quando as pessoas começam a aplicar o *tapping* e são novas no processo, quando têm um pensamento aleatório ou um vislumbre fugaz de uma lembrança, elas o ignoram.

Os mais experientes sabem que, se isso acontecer enquanto estiver aplicando o *tapping*, pode ser um sinal de que sua mente inconsciente está permitindo ver o que existe abaixo do problema (ou a origem dele). Mesmo que o pensamento fugaz ou a memória passageira pareça completamente não relacionado, vale a pena examiná-lo.

MOTIVO 6: IGNORAR OS ASPECTOS

No Capítulo 1, discuti a ideia de que os problemas podem ser como um quebra-cabeça. Há muitas peças, e todas essas peças podem precisar de *tapping* ao abordar um problema. Se alguém aplica o *tapping* para um problema e ele parece ter se resolvido, porém, uma semana depois percebe algo em sua vida ou algum comportamento que ainda é o mesmo, pode-se imaginar que o *tapping* não funcionou. Pode ser que tenha funcionado para o aspecto para o qual ele aplicou o *tapping* naquele momento, mas uma semana depois um aspecto um pouco diferente se apresentou. Isso apenas significa aplicar o *tapping* para esse novo aspecto. Pode ser mais rápido resolver na segunda vez.

Um exemplo pode ser alguém que aplica o *tapping* para os sintomas físicos de uma dor de cabeça e se sente bem quando termina. Mas uma semana depois, ele tem outra dor de cabeça. Pode ser muito mais proveitoso aplicar o *tapping* para os problemas centrais emocionais subjacentes, bem como os sintomas físicos. A dor de cabeça pode ser a resposta do corpo ao que está acontecendo emocionalmente em sua vida, e é aí que o *tapping* seria mais bem focado. Também, pode estar relacionada a hidratação ou outros fatores.

MOTIVO 7: MUDAR DEMAIS O FOCO

Quando um problema é muito grande, pode ser sufocante começar a aplicar o *tapping*. Por exemplo, alguém pode ter passado uma vida inteira comendo de forma emocional e, quando começa a aplicar o *tapping*, há uma grande descarga de pensamentos, sentimentos e lembranças. Isso é muito para lidar em uma única sessão de *tapping* (ou até mesmo muitas sessões!).

O risco aqui é que as pessoas comecem a abordar muitas pernas de mesa diferentes, pulando de uma para outra, sem realmente resolver nenhum desses problemas. Então, para eles parece que a EFT não funciona.

É sempre uma boa ideia escrever tudo o que lhe vem à mente, mas permaneça com o foco em apenas uma área até que sua classificação de SUD seja muito baixa (0 ou 1). Isso ocasionará um resultado melhor. Se isso for difícil de fazer sozinho(a), é sempre recomendável trabalhar com alguém treinado e experiente.

MOTIVO 8: TENHO UMA CRENÇA (E SENTIMENTOS)

Esse motivo relaciona-se um pouco com a causa de ganho secundário anterior. As crenças são padrões de pensamento que se tornaram bastante permanentes e são formadas no início da vida. Buscamos confirmação em nossa vida cotidiana de que nossos pensamentos e, em última instância, as crenças e esquemas centrais fazem sentido para nós (caso contrário, não os manteríamos!).

Se aplicar o *tapping* nos faz questionar, isso pode ser desconfortável (e podemos nos tornar defensivos). Algumas pessoas gostam de ser "incuráveis" ou "casos difíceis" e, inconscientemente, gostam que nada as ajude. Elas não querem ser iguais a todo mundo e podem dificultar a ajuda de qualquer um que trabalhe com eles. Parte de abordar isso envolve perguntar se existe uma vantagem em ser um "caso difícil". E o que significa se você não for?

Muitas vezes descobri que pessoas que são muito céticas em relação a abordagens como o *tapping* têm um interesse em *ser cético* (em vez de realmente rejeitar o *tapping*). Para alguns, ser cético é um sinal de inteligência e discernimento, e não ser assim pode significar que são crédulos e ingênuos. Essas ideias podem ser abordadas com a EFT (por exemplo, pode haver memórias de infância em que essas decisões foram tomadas e, embora fossem muito apropriadas, podem não ser úteis para você quando adulto). Eu sempre espero até que o paciente esteja pronto para lidar com isso, pois a resistência pode ocorrer de outra forma.

MOTIVO 9: NÃO MANTER UM REGISTRO

Há algo único no *tapping* chamado Efeito Apex. Depois de todos os meus anos de psicoterapia tradicional, nunca vi nada assim.

Esse fenômeno ocorre quando um paciente aplica o *tapping* para um problema, obtém uma resolução completa e logo se esquece de que foi o *tapping* que fez a diferença. Em meus estudos de compulsões alimentares, quando acompanhamos nossos participantes um ano depois e lhes perguntamos a como estava a compulsão alimentar para a qual haviam aplicado o *tapping*, eles invariavelmente pareciam surpresos. Eles nos dizem que nunca comeram tal comida! Lembramo-lhes que aplicaram o *tapping* para aquela comida no estudo clínico, que estavam comendo várias vezes ao dia. Eles ignoram isso com indiferença e descartam que o *tapping* poderia ter sido o motivo.

Portanto, o efeito Apex refere-se à noção de que as pessoas não atribuem nenhum sucesso à EFT. Eles podem citar outros motivos, como distração, sua própria força de vontade, tempo ou outras coisas aleatórias. Uma maneira de resolver isso é manter um registro para o que você aplica o *tapping*. Manter um diário (por exemplo, Diário do *Tapping*) sobre o problema, afirmações de configuração, classificações de SUD e resultados é uma maneira de poder olhar para trás e ver o que mudou.[200]

Quando trabalho com pacientes, sempre mostro as notas que escrevi semanas e meses antes, quando estavam aplicando o *tapping* para um problema. Eles são constantemente surpreendidos, e isso ajuda a perceber o quão longe eles chegaram e o que realmente mudou.

MOTIVO 10: CONFIAR EM ROTEIROS

Em nosso maravilhoso mundo *on-line*, e com tantas pessoas especializadas em EFT oferecendo recursos e programas, há muita coisa disponível. Não é incomum encontrar exemplos de roteiros ou afirmações de configuração de *tapping* disponíveis *on-line*, para uma variedade de problemas cotidianos. Por exemplo, se eu pesquisar como usar o *tapping* para criar mais riqueza na minha vida, talvez encontre roteiros ou vídeos sugerindo que eu aplique o *tapping* com essas afirmações:

- O dinheiro flui para mim facilmente (ou não).
- Há muito dinheiro para todos (ou não).
- Meu dinheiro é uma expressão dos meus valores espirituais (ou não).

---

200. Mind Heart Connect. "The Tapping Journal." http://www.mindheartconnect.com/product/the-tapping-journal.

- Dinheiro inesperado chega até mim (ou não).
- Eu amo dinheiro, e o dinheiro me ama (ou não).
- Eu vivo em abundância (ou não).

Aplicar o *tapping* para esses tópicos pode me levar a algum lugar, mas também pode não chegar ao cerne do motivo pelo qual tenho preocupações com o dinheiro e não vivo em abundância. A principal coisa a se lembrar é que os vídeos e roteiros do YouTube são um excelente ponto de partida, mas são apenas isto: o ponto de partida. O *tapping* sempre funciona melhor quando é específico para você. Dito isso, conhecemos muitos problemas comuns que precisam ser abordados em relação a problemas ou comportamentos únicos, mas a personalização de tudo isso lhe dá o verdadeiro sucesso. Lembre-se: o *tapping* funciona melhor quando você é muito específico.

Então, observe e leia essas informações, mas sempre preste atenção aos seus próprios pensamentos ou lembranças fugazes que surgem à medida que você aplica o *tapping*. Depois, volte sua atenção para eles e deixe os roteiros em segundo plano.

CRENÇAS EQUIVOCADAS COMUNS DE PRINCIPIANTES

Quero compartilhar uma lista fantástica de pensamentos equivocados comuns sobre a EFT descritos pela profissional experiente e treinadora Valerie Lis, reimpressos aqui com sua permissão.[201] Eu não poderia ter escrito melhor.

Equívoco 1: A EFT atua em suas memórias e pensamentos.

A EFT não atua em suas memórias e pensamentos. Ela atua na *resposta física* associada às suas memórias e pensamentos.

Se você tem medo de aranhas, por exemplo, há uma reação de luta ou fuga (estresse). Sua frequência cardíaca aumenta, a respiração

---

201. Lis, Valerie. "10 Common Mistakes in Tapping: Resolving Them Leads to Exceptional Results." *EFT Universe*. Acessado em 30 de janeiro de 2018. http://www.eftuniverse.com/refinements-to-eft/10-common-mistakes-in-tapping-resolving-them-leads-to-exceptional-results.

acelera, as pupilas dilatam e a digestão para. Esses sintomas ocorrem quando você pensa em uma aranha ou se aproxima de uma. Com o *tapping*, há uma mudança repentina de luta ou fuga para relaxamento profundo. Como resultado, a resposta automatizada do seu corpo a aranhas (conexão condicionada) é interrompida e o medo é libertado permanentemente. A memória em si permanece a mesma. Para evitar esse equívoco, pergunte antes de aplicar o *tapping*: "Onde você sente isso em seu corpo?" Isso garante um ponto de partida preciso para medir seu progresso. Se você tem uma forte resposta física, isso geralmente significa que está pronto para o *tapping*. Isso também facilita a medição das mudanças conforme elas ocorrem.

Equívoco 2: O desconforto emocional deve ser evitado.

Ao trabalhar com a EFT, o desconforto emocional é benéfico. Esse é um dos "segredos" ocultos no mundo do *tapping*. Quando os pacientes choram comigo, sinto-me honrada e feliz. Aplicar o *tapping* entre lágrimas produz uma libertação poderosa. É emocionante conectar e compartilhar essa experiência com meus pacientes.

Em uma escala de 1 a 10, 5 a 10 é o "ponto ideal". Se seu desconforto emocional for muito alto (ou seja, maior que 10 ou "fora de controle"), talvez você queira aplicar o *tapping* em silêncio. Se você não tiver um distúrbio emocional, ou se o nível for muito baixo, pode ser que seja ineficaz aplicar o *tapping*. Para evitar esse equívoco, concentre-se apenas no desconforto emocional. E depois aplique o *tapping*.

Equívoco 3: Problemas "grandes" de muito tempo atrás são mais difíceis de resolver.

A EFT é baseada em evidências para transtorno de estresse pós-traumático (TEPT), fobias e ansiedade generalizada (e muito mais). Isso mostra que a EFT é eficaz em problemas intensos. Eventos em que não há desconforto emocional são realmente mais difíceis de esclarecer. Você deve, no entanto, se proteger. Em vez de tentar aplicar o *tapping* para seus problemas grandes, você pode querer trabalhar com um profissional qualificado.

Equívoco 4: Você deve encontrar as palavras "certas".

Esse é um dos erros mais comuns entre os novos alunos da EFT. Roteiros de *tapping* suportam a crença de que você deve encontrar as palavras certas. Na verdade, é mais importante estar em seu "espaço de sentimento". Para resultados eficazes com a EFT, *é essencial estar em seu espaço de sentimento*.

Equívoco 5: Você deve sempre seguir o procedimento "correto".

Isso inclui declarar a afirmação de configuração três vezes e falar as frases de lembrete nos oito principais pontos de *tapping*. Sim, é importante conhecer os procedimentos corretos. Ao mesmo tempo, você não deve ser controlado por eles. A EFT é um processo de perdão. Em determinadas situações, os passos podem ser ignorados.

O objetivo da afirmação de configuração, por exemplo, é resolver a reversão psicológica. As reversões ocorrem apenas 20% do tempo e estão associadas à falta de emoção.

Então, especialmente quando as emoções são altas, você pode eliminar a configuração.

Além disso, pontos de *tapping* individuais podem ser ignorados ou pulados. Ocasionalmente, as frases de lembrete também podem ser eliminadas. Em vez de seguir cegamente as regras para exatidão, você pode simplesmente tentar focar na carga emocional e aplicar o *tapping* nos pontos.

Equívoco 6: Você deve dizer as frases de lembrete para se concentrar na memória ou na crença.

Em vez de dizer as frases de lembrete para manter o foco na memória ou na crença, é mais importante permanecer em seu espaço de sentimento. Pensar demais, isto é, ficar "preso" em sua cabeça, é contraproducente e desacelera o processo. Dizer as frases de lembrete pode fazer com que você se mova do seu espaço de sentimento de volta para sua cabeça. Em caso afirmativo, as frases de lembrete são uma distração. Especialmente quando há alta intensidade emocional, talvez seja melhor evitar as frases de lembrete e aplicar o *tapping* em silêncio.

Equívoco 7: Você deve percorrer toda a "história" e saber como resolver o problema de apresentação antes de começar o *tapping*.

Nem sempre é necessário entender a história ou o problema. Acredito que as melhores práticas são começar a aplicar o *tapping* o mais rápido possível. A EFT parece aumentar a intuição; as memórias aparecem exatamente quando são necessárias.

A abordagem mais simples é (1) encontrar a carga emocional, (2) aplicar o *tapping*, (3) avaliar, (4) encontrar a carga emocional, (5) aplicar o *tapping*, (6) avaliar... e assim por diante. Seguir esse processo geralmente leva a momentos de "iluminação" mágicos.

Equívoco 8: As frases positivas devem ser evitadas. Ou alternativamente: As frases positivas devem ser encorajadas.

O uso de frases negativas *versus* frases positivas enquanto aplica o *tapping* é um tópico comum de discussão. Acredito que é mais importante determinar se as palavras ou frases possuem carga emocional. Por exemplo, se "eu sou feio(a)" deixa você emotivo(a), essa é a frase correta. Se "eu sou bonito(a)" deixa você emotivo(a), essa é a frase correta.

Encontrei uma relação interessante entre a autofala negativa e as frases positivas com carga emocional. Isso pode fornecer uma pista sobre qual forma deve ser usada. De qualquer maneira, não importa se as palavras são negativas ou positivas. Se você mudar seu foco para frases com carga emocional, suas sessões de *tapping* serão mais produtivas.

Muitos estudantes de EFT gostam de repetir blocos de afirmações enquanto aplicam o *tapping*. Embora isso não forneça mudanças profundas, transitórias e permanentes, pode ser uma boa ferramenta para relaxar.

Equívoco 9: Como há a vantagem de poder aplicar o *tapping* em você mesmo, não é necessário trabalhar com um profissional.

A EFT é uma autoferramenta, por isso pode ser aplicada sozinha. Se você trabalha com um profissional qualificado, no entanto, provavelmente terá melhores resultados.

Equívoco 10: Você precisa ser treinado em EFT. Ou alternativamente: Você não precisa ser treinado em EFT.

A proficiência cai em um *continuum*. De um lado estão aqueles que nunca foram treinados. Como uma ferramenta de autoajuda, é possível obter resultados por conta própria. Esses resultados, no entanto, muitas vezes vêm com limitações.

Mais acima no espectro estão aqueles que foram treinados no currículo básico. Eles obtêm resultados consistentes no trabalho autônomo e na maioria dos problemas ao trabalhar com outras pessoas.

O nível mais alto inclui aqueles que obtêm resultados consistentes no trabalho autônomo e na maioria dos problemas ao trabalhar com outras pessoas. Seus resultados também são mais rápidos, profundos e completos do que outros profissionais de EFT.

Agradecimentos

Essa jornada começou em maio de 2017, quando eu estava tomando café com um colega, e ele disse: "Você deveria escrever um livro". Ri e perguntei: "Escrever um livro sobre o quê?". Ele respondeu alguma coisa sobre a ciência e as pesquisas por trás do *tapping*. Eu ri novamente e disse: "Não tenho tempo para escrever um livro".

Por fim, consegui arrumar tempo. E isso realmente não teria sido possível sem o apoio de muitas pessoas nos bastidores e "em cena". Em nenhuma ordem particular (exceto talvez a primeira), quero enviar meus sinceros agradecimentos a todas as pessoas a seguir:

Para meu marido, Wayde, por entreter as meninas enquanto estava "acampada" em meu escritório nos fins de semana para escrever. Sorte a minha que ele também sabe cozinhar.

Para minhas filhas, Megan e Elise. Eles me ajudaram a relaxar e a rir com toda essa ciência, e não se importaram com as minhas perguntas do tipo: "Como você fala para seus amigos sobre o *tapping*?"

Para toda a equipe da Hay House, especialmente Reid Tracy e Leon Nacson, Patty Gift, Nicolette Young e Sally Mason-Swaab. Eles depositaram total confiança em mim para entregar este livro, e eu sou verdadeiramente grata pela oportunidade. Um agradecimento muito especial e sincero a Louise Hay, que deu início a tudo isso. O que muitas pessoas não sabem (a menos que leiam isso) é que o dia em que assinei o contrato de publicação com a Hay House foi o mesmo em que a Louise morreu. Embora eu não a conhecesse pessoalmente, tive um momento de silêncio quando soube da notícia, e pedi sua bênção para me juntar à sua família editorial. Uma hora depois, ao sair do meu carro, olhei para baixo e vi uma enorme pena branca sobre meu sapato. Sinceramente, não sei de onde ela veio, pois eu estava dirigindo; talvez fosse um sinal da Louise.

Para vários autores da Hay House que se tornaram amigos e constantemente ofereceram seu apoio: Dr. David Hamilton, Nick Ortner e Dr. Joe Dispenza (especialmente pelo prefácio!).

Para as muitas pessoas de minha vida que foram minhas "animadoras de torcida" e que nunca duvidaram que eu pudesse fazer isso (mesmo quando eu estava perdida andando em círculos): minhas irmãs, Kate e Anna, e meu irmão Andrew, minha grande parceira em *Mind Heart Connect*, Kate, a fabulosa Dra. Lori Leyden, Sandy Coventry, por sua magia nas imagens e figuras, e meus pais, que continuam perguntando: "Como está o livro?". Além disso, houve muitos profissionais e terapeutas, líderes e pioneiros da EFT que sempre foram uma fonte de apoio e inspiração, e a todos eles, agradeço.

Para os gigantes do mundo da EFT que sempre respondem aos meus *e-mails* e perguntas (e às vezes são muitas!): Dr. Dawson Church e John Freedom, obrigada!

Para algumas pessoas muito especiais que leram o manuscrito e ofereceram suas opiniões e pensamentos de especialistas: Dr. David Feinstein e Dr. Craig Weiner. Ao escrever, muitas vezes é difícil enxergar o todo, e eu sou verdadeiramente grata por sua sabedoria.

Aos profissionais e pacientes que ofereceram suas histórias; sem eles, a imagem de como e por que a EFT funciona estaria incompleta. São eles que nos permitem conduzir estudos e fazer as mesmas perguntas repetidas vezes para determinar quaisquer mudanças! Para todos os pesquisadores que foram pioneiros na realização de estudos e publicação de seus resultados em uma área de quarta onda nada convencional! Precisamos de líderes que façam isso para fazer uma área avançar, e sinto-me humilde com o que aprendi pelo caminho.

E, finalmente, para Alan, que não está mais conosco, mas foi a pessoa que disse que eu deveria aprender "essa coisa estranha de *tapping*" e me mostrou o caminho, e para J. D., que fez sua parte para que este livro ganhasse vida. Obrigada.